病毒学
临床诊断指南

Guide to
Clinical and
Diagnostic Virology

著　者　［美］瑞蒂·哈雷（Reeti Khare）
主　译　庄学伟　徐素芝　黄　宁

WILEY　　CTS K 湖南科学技术出版社·长沙
国家一级出版社　全国百佳图书出版单位

译者委员会

主　译　庄学伟　山东省立第三医院
　　　　徐素芝　河北省第八人民医院
　　　　黄　宁　山东中医药大学附属医院

副主译　郭经滨　山东大学齐鲁医院德州医院

译　者　赵威云　邢台市人民医院

献给我的丈夫，我的挚友，也是我纷杂繁扰中的一抹平静。
献给我的孩子，是我平凡生活中的一束光。
献给我的父母，给予我始终如一的支持。
献给我的姐妹，是我比肩的榜样。

目 录

前　言　/ 01
致　谢　/ 02
缩写词表　/ 03
作者简介　/ 07

第一部分　临床病毒学基础　/ 1

第一章　病毒简介　/ 3
一、概述　/ 3
二、病毒结构　/ 4
三、生命周期　/ 5
四、病毒基因组　/ 7
五、病毒传播　/ 10
六、病毒分类　/ 12

第二章　病毒感染的实验室诊断　/ 17
一、概述　/ 17
二、标本类型　/ 17
三、采集与运输　/ 20
四、病毒感染诊断的各种检测方法比较　/ 20

第二部分　病毒性病原体及临床表现　/ 25

第三章　呼吸道病毒　/ 27
一、概述　/ 27
二、流感病毒　/ 30
三、呼吸道合胞病毒　/ 35
四、人副流感病毒　/ 37
五、人偏肺病毒　/ 38
六、鼻病毒　/ 39

七、冠状病毒　/ 41
　　八、流行性腮腺炎病毒　/ 43

第四章　病毒与皮肤表现　/ 49
　　一、概述　/ 49
　　二、单纯疱疹病毒 1 型和 2 型　/ 49
　　三、水痘 - 带状疱疹病毒　/ 55
　　四、麻疹病毒　/ 58
　　五、风疹病毒　/ 59
　　六、人类疱疹病毒 6 型和人类疱疹病毒 7 型　/ 61
　　七、传染性软疣病毒　/ 62
　　八、天花病毒　/ 64

第五章　胃肠道和粪口肝炎病毒　/ 71
　　一、概述　/ 71
　　二、轮状病毒　/ 73
　　三、诺如病毒、札幌病毒和星状病毒　/ 74
　　四、甲型肝炎病毒　/ 75
　　五、戊型肝炎病毒　/ 76

第六章　可导致多种综合征的病毒　/ 83
　　一、肠道病毒和副肠孤病毒　/ 83
　　二、腺病毒　/ 88
　　三、细小病毒 B19　/ 92
　　四、人类博卡病毒　/ 94

第七章　与免疫抑制相关的机会性病毒　/ 99
　　一、概述　/ 99
　　二、巨细胞病毒　/ 100
　　三、BK 病毒　/ 103
　　四、JC 病毒　/ 105

第八章　血源性肝炎病毒　/ 111
　　一、概述　/ 111
　　二、乙型肝炎病毒　/ 113
　　三、丁型肝炎病毒　/ 118
　　四、丙型肝炎病毒　/ 119

第九章　人类逆转录病毒　/ 127
　　一、概述　/ 127
　　二、人类免疫缺陷病毒　/ 127

三、人类嗜 T 淋巴细胞病毒　／ 138

第十章　致癌病毒　／ 145
一、概述　／ 145
二、人乳头瘤病毒　／ 145
三、EB 病毒　／ 150
四、人类疱疹病毒 8 型　／ 153

第十一章　人畜共患病病毒　／ 159
一、概述　／ 159
二、狂犬病毒　／ 161
三、埃博拉病毒和马尔堡病毒　／ 163
四、拉沙病毒　／ 165
五、克里米亚 - 刚果出血热病毒　／ 166
六、汉坦病毒　／ 167
七、淋巴细胞脉络丛脑膜炎病毒　／ 168
八、猴痘病毒　／ 170
九、疱疹病毒　／ 171
十、亨德拉病毒和尼帕病毒　／ 172

第十二章　虫媒病毒　／ 177
一、概述　／ 177
二、登革病毒　／ 181
三、黄热病毒　／ 183
四、基孔肯亚病毒　／ 184
五、西尼罗病毒　／ 185
六、寨卡病毒　／ 186
七、东西部马脑炎病毒　／ 187
八、其他重要的虫媒病毒　／ 188

第三部分　诊断检测和技术　／ 193

第十三章　培养和组织诊断技术　／ 195
一、概述　／ 195
二、常规病毒培养　／ 195
三、小瓶培养法　／ 199
四、血细胞吸附　／ 200
五、病毒量化　／ 201
六、组织病理学和细胞病理学　／ 201
七、电子显微镜　／ 204

第十四章　基于免疫相互作用的诊断技术　/ 209
　　一、概述　/ 209
　　二、酶免疫测定　/ 210
　　三、免疫荧光检测　/ 215
　　四、免疫层析分析　/ 216
　　五、抗体定量　/ 217
　　六、血清学检测　/ 218

第十五章　分子技术：核酸扩增　/ 225
　　一、概述　/ 225
　　二、核酸的结构　/ 225
　　三、扩增前样品处理　/ 227
　　四、PCR　/ 228
　　五、实时 PCR　/ 230
　　六、逆转录聚合酶链反应　/ 235
　　七、其他形式的核酸扩增　/ 236
　　八、确保 PCR 质量　/ 239
　　九、污染　/ 241

第十六章　分子技术：测序　/ 247
　　一、概述　/ 247
　　二、测序基础知识　/ 250
　　三、第一代测序法　/ 252
　　四、二代测序　/ 255
　　五、NGS 平台　/ 257
　　六、计算数据分析　/ 263

第四部分　病毒感染的预防和治疗　/ 269

第十七章　生物安全　/ 271
　　一、概述　/ 271
　　二、生物安全分类　/ 271
　　三、隔离检疫　/ 273
　　四、个人防护设备　/ 273
　　五、生物安全柜　/ 274

第十八章　疫　苗　/ 279
　　一、保护性免疫反应的类型　/ 279
　　二、疫苗类型　/ 281
　　三、疫苗接种　/ 284
　　四、接种疫苗的其他后果　/ 287

第十九章　抗病毒药　/ 291

　　一、概述　/ 291
　　二、可以覆盖几种病毒类型的抗病毒药　/ 293
　　三、抗疱疹病毒药　/ 294
　　四、抗人乳头瘤病毒药　/ 296
　　五、抗流感病毒药　/ 297
　　六、抗呼吸道合胞病毒药　/ 298
　　七、抗 HIV 的抗逆转录病毒药　/ 299
　　八、抗乙型肝炎病毒药　/ 302
　　九、抗丙型肝炎病毒药　/ 303

第五部分　实验室检测环境的管理　/ 309

第二十章　管理规定　/ 311

　　一、概述　/ 311
　　二、诊断检测的分类　/ 311
　　三、医疗保险和医疗补助服务中心　/ 313
　　四、CLIA 的 CDC 支持　/ 315
　　五、临床和实验室标准协会　/ 315
　　六、计费与编码　/ 316

第二十一章　检测表现和解读　/ 321

　　一、概述　/ 321
　　二、精度　/ 323
　　三、准确度　/ 324
　　四、报告范围　/ 326
　　五、参考范围　/ 327
　　六、分析灵敏度　/ 327
　　七、分析特异性　/ 327
　　八、预测价值　/ 328
　　九、检测结果解读　/ 328

参考文献　/ 333

参考答案　/ 339

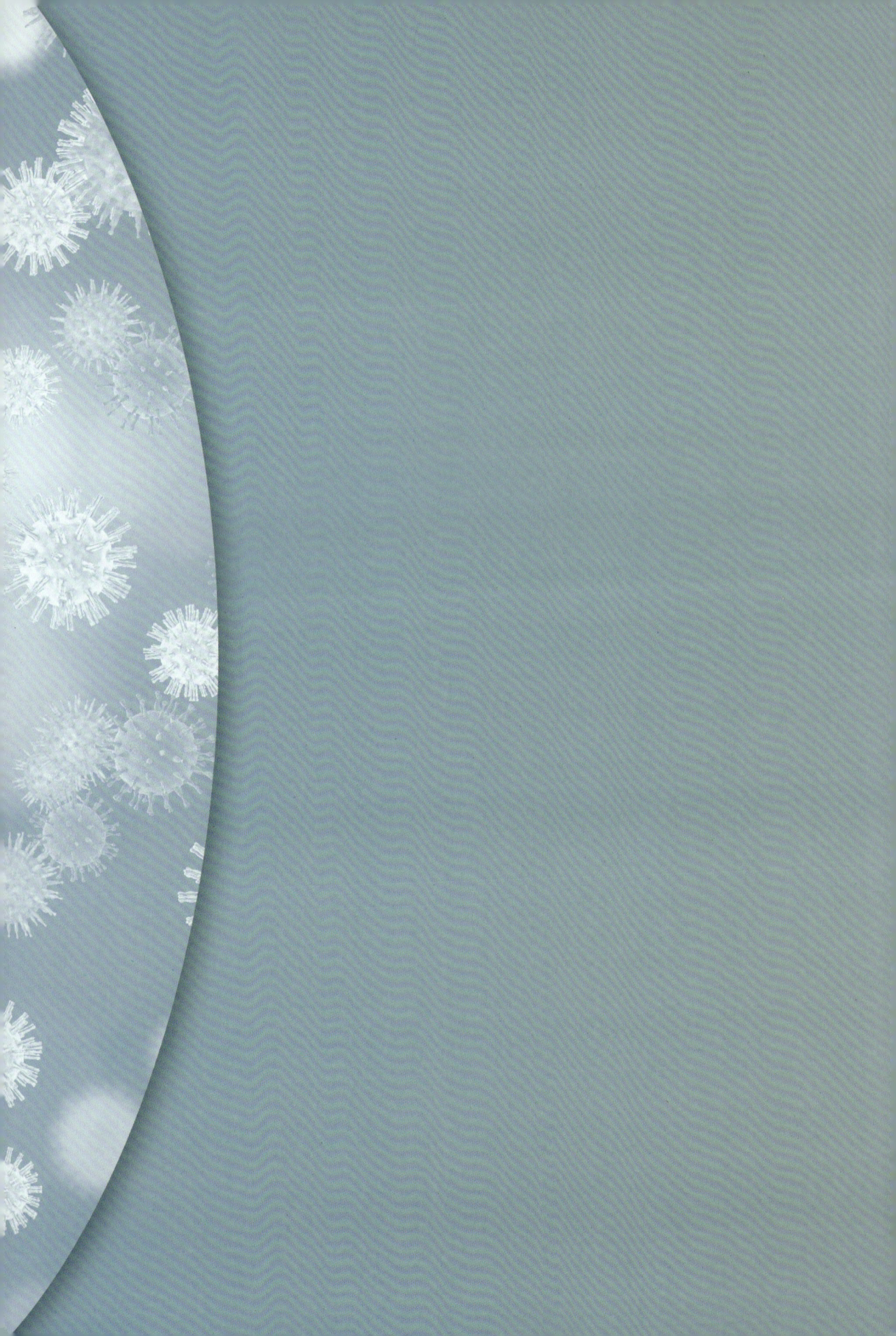

前　言

病毒学临床诊断领域正处在一个显著变化的时期。病毒和病毒感染在现代医学实践中变得越来越重要，但越来越难以跟上它们的步伐。近年发现的具有新的临床表现的病毒，令人眼花缭乱的一系列带有专业术语的新型诊断技术，甚至新的抗病毒药都造成了知识断层。与细菌学几十年的成长过程不同，分子检测的爆炸式增长将疾病的病毒性病因迅速置于突出的位置。当前，临床医师和微生物学家需要将病毒学发展至与其专业术语、诊断技术、临床综合征和治疗方法相匹配的水平。

本指南的目的是为医学和科学专业人士提供一个简单的参考，便于我们在当前这个新时期走得更舒服一些。其目标是总结基本概念，并重点介绍临床和诊断病毒学中的专业术语。它面向的读者很广，包括医学和实验室领域的学生（如传染病研究员、病理学住院医师、医学生、微生物学研究员、医疗技术人员、技术人员和研究生），需要了解其研究领域背景的科学家和病毒学家，以及需要了解该领域研究进展的临床执业医师。

教科书、原始文献和公共卫生网站可以找到病毒学临床诊断相关的详尽资料。本书是这些资料的"精要笔记"版本。书中，作者选出关键性的概念，将其总结为要点，使之变得简单易懂；将关键术语置于页边空白处并加粗显示，像珍珠一样突显出来；每章末尾还设置了一些习题，可以帮助读者巩固重点。

我希望这本指南可以成为一本大有裨益的参考书，希望能让病毒学临床诊断变得更加有趣和通俗易懂。欢迎各种建议、补充或修正，让本书变得更加完善。

瑞蒂·哈雷（Reeti Khare）

致 谢

衷心感谢所有为本书奉献宝贵时间和专业知识的审稿人：

- Neil Anderson，医学博士（MD），美国医学微生物学委员会认证专家［D(ABMM)］，圣路易斯华盛顿大学医学院临床微生物学助理医疗主任
- Esther Babady，博士（PhD），美国医学微生物学委员会认证专家［D(ABMM)］，纪念斯隆－凯特林癌症中心微生物学临床运营总监
- Gregory J. Berry，博士（PhD），美国医学微生物学委员会认证专家［D(ABMM)］，诺斯韦尔健康中心分子诊断学主任
- Matthew J. Binnicker，博士（PhD），美国医学微生物学委员会认证专家［D(ABMM)］，梅奥诊所临床病毒学主任
- Scott Duong，医学博士（MD），诺斯韦尔健康中心传染病诊断部副主任
- Christine C. Ginocchio，博士（PhD），ASCP认证的医学实验室科学家［MT(ASCP)］，生物梅里埃公司微生物学副总裁，BioFire公司科研及全球事务副总裁
- Aya Haghamad，药学博士（PharmD），诺斯韦尔健康中心临床解决方案专家
- Stefan Juretschko，博士（PhD），美国医学微生物学委员会认证专家［D(ABMM)］，诺斯韦尔健康中心传染病诊断学高级总监
- Michael J. Loeffelholz，博士（PhD），美国医学微生物学委员会认证专家［D(ABMM)］，赛沛（Cepheid）公司医疗事务高级总监
- Benjamin Pinsky，医学博士（MD），博士（PhD），斯坦福医疗保健和儿童健康中心临床病毒学医学总监
- Elitza Theel，博士（PhD），美国医学微生物学委员会认证专家［D(ABMM)］，梅奥诊所传染病血清学主任
- Xiomin Zheng，医学博士（MD），博士（PhD），诺斯韦尔健康中心史坦顿岛学院医院病理学住院医师

我还要特别感谢Bobbi Pritt博士、James Crawford博士和Megan Angelini博士在整个项目中给予的支持和鼓励。

缩写词表

下面列举了一些全书中最重要和最常用的缩写词。

（−）ssRNA（negative-sense, single-stranded RNA）：负链单链 RNA
（＋）ssRNA（positive-sense, single-stranded RNA）：正链单链 RNA
ADE（antibody-dependent enhancement）：抗体依赖性增强
AIDS（acquired immunodeficiency syndrome）：艾滋病 / 获得性免疫缺陷综合征
BSL（biological safety level）：生物安全防护等级
CAP（College of American Pathologists）：美国病理学家学会
cccDNA（covalently closed circular DNA）：共价闭合环状 DNA
CCHFV（Crimean-Congo hemorrhagic fever virus）：克里米亚 - 刚果出血热病毒
CDC（Centers for Disease Control and Prevention）：疾病预防控制中心
cDNA（complementary DNA）：互补 DNA
CLSI（Clinical and Laboratory Standards Institute）：临床和实验室标准协会
CNS（central nervous system）：中枢神经系统
CoV（coronavirus）：冠状病毒
CPE（cytopathic effect）：致细胞病变效应
CSF（cerebrospinal fluid）：脑脊液
DAA（direct acting antiviral）：直接作用抗病毒药
dNTP（deoxynucleotide triphosphate）：脱氧核苷三磷酸
dsDNA（double-stranded DNA）：双链 DNA
dsRNA（double-stranded RNA）：双链 RNA
EEEV（eastern equine encephalitis virus）：东部马脑炎病毒
EIA（enzyme immunoassay）：酶免疫分析
ELISA（enzyme-linked immunosorbent assay）：酶联免疫吸附分析
FDA（Food and Drug Administration）：美国食品药品监督管理局
HAV（hepatitis A virus）：甲型肝炎病毒
HBV（hepatitis B virus）：乙型肝炎病毒
HCV（hepatitis C virus）：丙型肝炎病毒
HDV（hepatitis D virus）：丁型肝炎病毒

HEV（hepatitis E virus）：戊型肝炎病毒

HHV-1（human herpes virus 1 / herpes simplex virus 1, HSV-1）：人类疱疹病毒 1 型 / 单纯疱疹病毒 1 型

HHV-2（human herpes virus 2 / herpes simplex virus 2, HSV-2）：人类疱疹病毒 2 型 / 单纯疱疹病毒 2 型

HHV-3（human herpes virus 3 /varicella-zoster virus）：人类疱疹病毒 3 型 / 水痘 – 带状疱疹病毒

HHV-4（human herpes virus 4 / Epstein-Barr virus）：人类疱疹病毒 4 型 /EB 病毒

HHV-5（human herpes virus 5 / cytomegalovirus）：人类疱疹病毒 5 型 / 巨细胞病毒

HHV-6（human herpes virus 6）：人类疱疹病毒 6 型

HHV-7（human herpes virus 7）：人类疱疹病毒 7 型

HHV-8（human herpes virus 8/Kaposi sarcoma-associated virus, KSHV）：人类疱疹病毒 8 型 / 卡波西肉瘤相关疱疹病毒

HIV（human immunodeficiency virus）：人类免疫缺陷病毒

HMPV（human metapneu-movirus）：人偏肺病毒

HPIV（human parainfluenza virus）：人副流感病毒

HPV（human papilloma virus）：人乳头瘤病毒

HTLV（human T-cell lymphotropic virus）：人类嗜 T 淋巴细胞病毒

IHC（immunohistochemistry）：免疫组织化学

ISH（in situ hybridization）：原位杂交

LCMV（lymphocytic choriomeningitis virus）：淋巴细胞脉络丛脑膜炎病毒

MERS（Middle East respiratory syndrome）：中东呼吸综合征

MMR（measles, mumps, rubella）：麻疹 – 腮腺炎 – 风疹

NAAT（nucleic acid amplification testing）：核酸扩增试验

NGS（next-generation sequencing）：二代测序

NNPI（non-nucleoside polymerase inhibitor）：非核苷类聚合酶抑制剂

NNRTI（non-nucleoside reverse transcriptase inhibitor）：非核苷类逆转录酶抑制剂

NPI（nucleoside polymerase inhibitor）：核苷类聚合酶抑制剂

NPV（negative predictive value）：阴性预测值

NRTI（nucleoside reverse transcriptase inhibitor）：核苷类逆转录酶抑制剂

NTP（nucleotide triphosphate）：核苷三磷酸

PCR（polymerase chain reaction）：聚合酶链反应

PI（protease inhibitor）：蛋白酶抑制剂

PPV（positive predictive value）：阳性预测值

RIDT（rapid influenza diagnostic test）：快速流感诊断测试

RSV（respiratory syncytial virus）：呼吸道合胞病毒

RT-PCR（reverse transcription PCR（not real-time PCR）：逆转录聚合酶链反应（非实时聚合酶链反应）

SARS（severe acute respiratory syndrome）：严重急性呼吸综合征
ssDNA（single-stranded DNA）：单链 DNA
ssRNA（single-stranded RNA）：单链 RNA
WEEV（western equine encephalitis virus）：西部马脑炎病毒
WNV（West Nile virus）：西尼罗病毒

作者简介

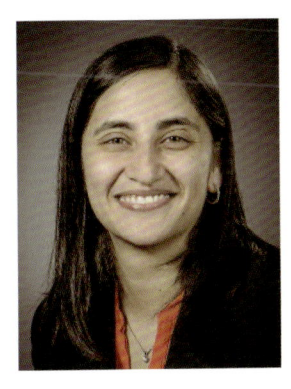

瑞蒂·哈雷（Reeti Khare），博士，美国医学微生物学委员会（ABMM）认证委员，是纽约诺斯韦尔健康（Northwell Health）医疗集团微生物学实验室的负责人。她在梅奥医学中心获得了病毒学和基因治疗博士学位，并在华盛顿大学获得了博士后奖学金。她的研究包括重组病毒载体，开发用于肝脏基因治疗的腺病毒，以及制造针对抗甲氧西林金黄色葡萄球菌（MRSA）的病毒载体疫苗。她在梅奥医学中心获得临床微生物学奖学金，而且是美国医学微生物学委员会的专科医师。瑞蒂喜欢微生物学的教学工作，也喜欢钻研微生物学，还发表了许多作品，撰写了大量章节和综述。在诺斯韦尔健康实验室，她继续从事临床研究和学生教学工作，并负责实验室监督、提高效能、设计工作流程和微生物检测诊断。

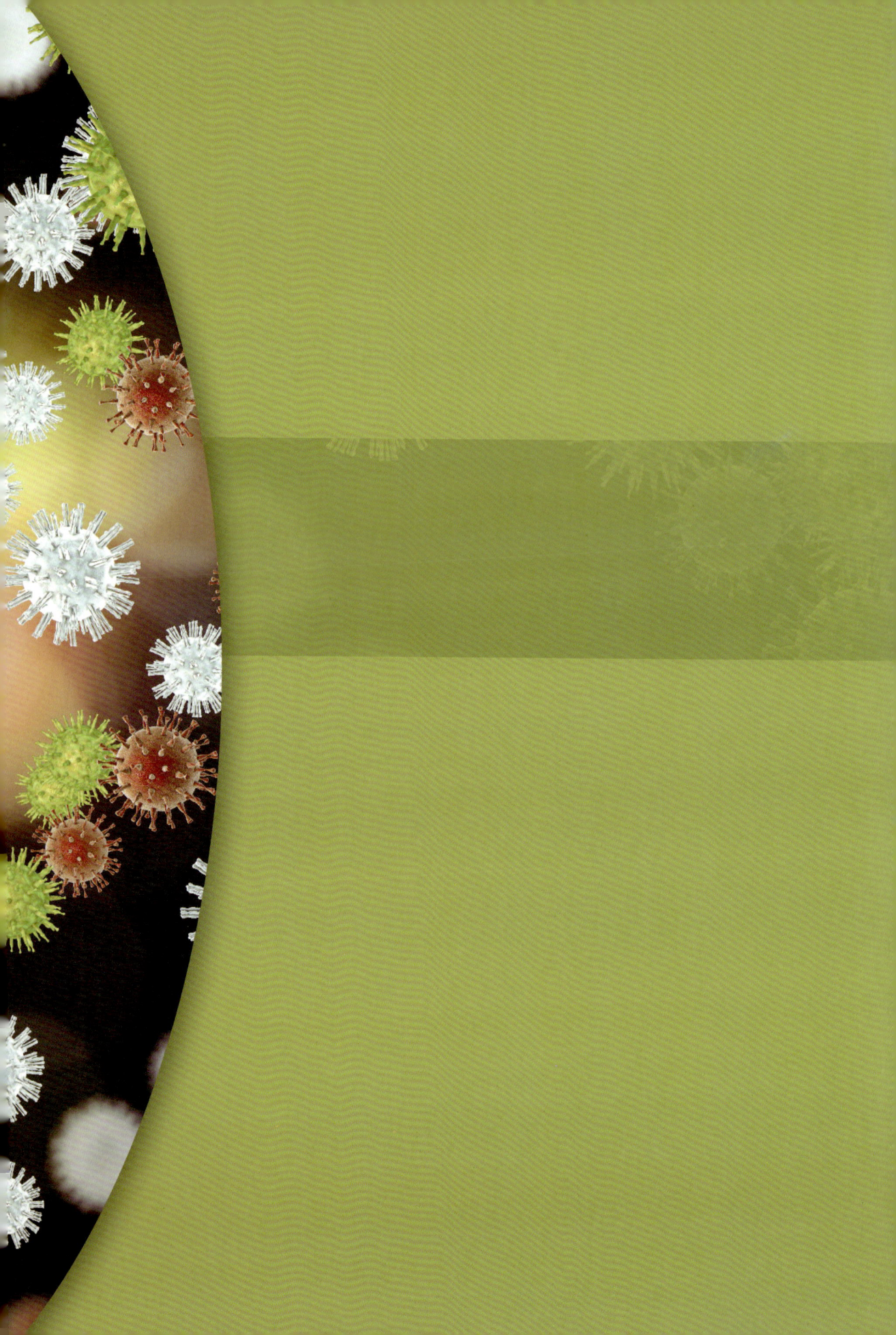

第一部分
临床病毒学基础

FOUNDATIONS OF CLINICAL VIROLOGY

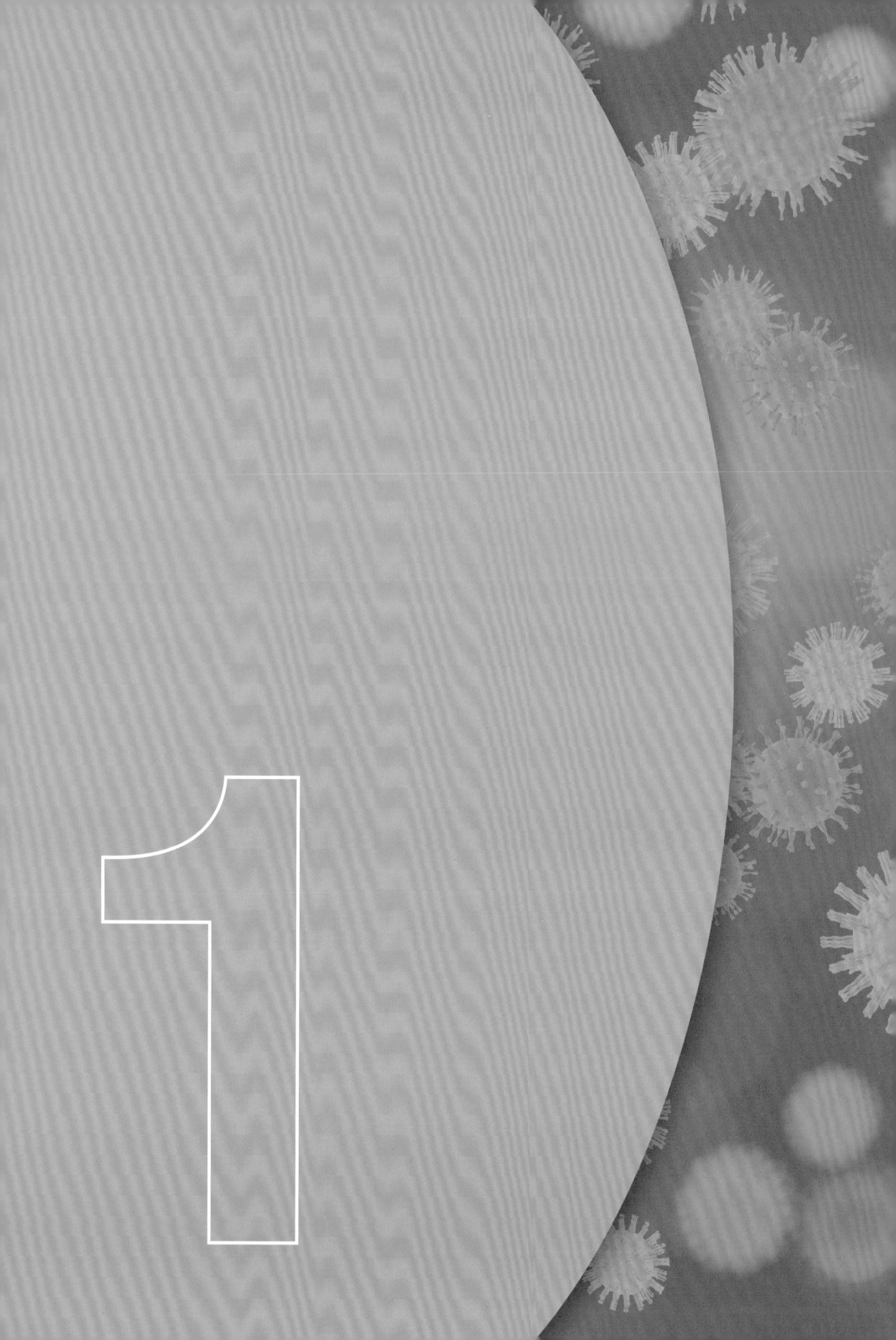

第一章
病毒简介

一、概述

病毒是**专性细胞内**寄生生物。与其他生物体不同，它们不是"活的"，因为它们自身的代谢不活跃。它们也不是"死"的，因为它们与宿主细胞结合时可以代谢和繁殖。相反，它们被称为"活跃的"或"不活跃的"。病毒因其体积极小而难以研究，但它们甚至比细菌更丰富。大多数病毒是正常环境或人类菌群的一部分，而有些病毒与医学相关，它们会引发从无症状到暴发性的任何范围内的感染。一些因素对病毒的致病性有影响。

（一）病毒特异性因素

1. 毒力

一些病毒比其他病毒更具毒力。例如，狂犬病毒具有高致病性，而输血传播病毒在正常菌群中普遍存在，却不会引起疾病。

2. 持久性

像疱疹病毒这样的一些病毒只会引起轻症，但会终身感染人类。

3. 间接影响

像噬菌体这样的病毒只会感染细菌，但对人类仍具有间接致病性。例如，除非感染含有白喉毒素基因的噬菌体，否则白喉棒状杆菌通常不会引起具有临床意义的疾病。

（二）宿主特异性因素

遗传性基因突变会使具有弱致病性的病毒引发严重疾病。例如，已证明人趋化因子受体 5 型（human chemokine receptor 5，CCR5）[人类免疫缺陷病毒（human immunodeficiency virus，HIV）的宿主细胞受体]的一种特异性突变可以预防 HIV 病毒感染。另一方面，其他突变可能导致病毒过度生长。例如，人乳头瘤病毒 2 型（human papillomavirus 2，HPV-2）通常会导致良性疣，但细胞介导免疫基因缺陷的个体可能会出现失控的巨大疣状增生（疣状表皮发育不良，又称树人病）。

（三）免疫抑制

免疫抑制药、病毒诱导的免疫抑制，甚至妊娠都是免疫系统受到抑制的情况。这种情况可能会导致患者易受到特殊的病毒感染。

二、病毒结构

病毒的结构决定了其生命周期、致病性机制以及如何通过实验室检测。病毒粒子由核酸及其周围包裹着的被称为衣壳的保护蛋白外壳构成。核酸和衣壳一起被称为核衣壳。

（一）衣壳

衣壳主要有 3 种类型（图 1-1）。

1. 多面体型衣壳

多面体型衣壳具有多个平面，其在病毒核酸外围形成一层坚硬的外壳，病毒呈现出球形。具有该类型衣壳的病毒高度稳定，具有精确的形状和大小。大多数 DNA 病毒是多面体型的。

2. 螺旋型衣壳

螺旋型衣壳将蛋白质包裹在核酸链周围，形成螺旋形、细长的核衣壳。这种类型的病毒往往在大小和形状上更加多变。大多数 RNA 病毒是螺旋型的。

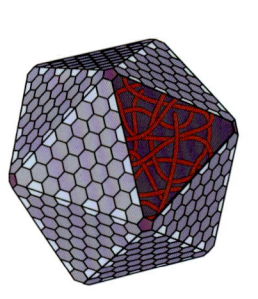
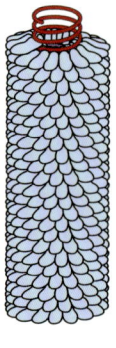
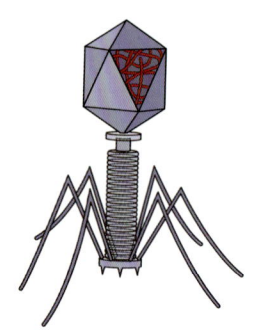

多面体型　　螺旋型　　复合型

图 1-1　病毒衣壳主要有 3 种类型

3. 复合型衣壳

呈现出其他形状或螺旋型和多面体型衣壳的组合。

（二）包膜

有些病毒有包膜，包膜是围绕核衣壳的脂质双分子层。

（1）包膜是从细胞膜上获得的，其可以作为免疫系统的屏障。这些病毒的缺点是易受洗涤剂、干燥和 pH 值变化的影响，通常不能在外面存活很长时间。

> 大多数血液传播的病毒是有包膜的，因为它们必须有效地躲避免疫系统。

（2）非包膜病毒或裸露病毒对恶劣条件更有抵抗力，在环境中往往更稳定。它们对消毒剂（如酒精、稀释漂白剂、季铵化合物，甚至氯水等消毒剂）有相对抗性。因此它们很难从社区和医院环境中消除。

> 大多数胃肠道病毒是裸露的，因为它们必须对胃的酸性环境具有高度的抵抗力。

（三）大小

用光学显微镜无法看到病毒。医学上大部分病毒的长度为 20～500 nm（图 1-2）。

> 经验法则：病毒的大小大约是细菌细胞的 1/10。

三、生命周期

病毒的生命周期包括与宿主细胞结合，复制其核酸，然后传播到新细胞的过程。了解每种病毒的生命周期，对于了解身体的哪个部位会受到影响、感染会持续多长时间、如何检测以及使用哪种有效抗病毒药至关重要。

> 复制：合成新的基因组。
> 转录：从基因组中合成信使 RNA（mRNA）。
> 翻译：从 mRNA 中合成蛋白质。

（一）潜伏期

病毒感染目标宿主细胞并进行复制。由于感染初期病毒水平较低，患者通常无症状。

（二）传播

病毒通过感染相邻细胞、跟随迁移细胞转移、血液（病毒血症）散播以及体液扩散的方式在宿主中传播。病毒血症可以通过检测血液中的病毒核酸和 / 或抗原来鉴定。

（1）病毒通过与特定的细胞受体结合感染细胞，没有其受体的细胞则不会被感染。向性是指病毒对某些细胞类型具有亲和性，而对其他细胞没有。

（2）一旦与细胞受体结合，病毒粒子即

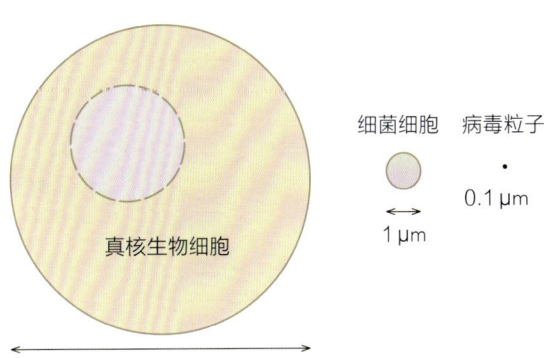

图 1-2　大小对照

病毒大小是细菌的 1/10，是真核细胞的 1/100。

通过胞吞或融合进入细胞。在内吞过程中，宿主细胞膜内陷并吞噬病毒。在融合过程中，病毒包膜与细胞膜融合，将病毒核衣壳释放到细胞中。

（三）前驱期

病毒复制时会产生早期的非特异性症状，如发热、隐痛、疼痛和恶心。

（1）一旦进入细胞，病毒会复制、转录 mRNA 并将其翻译成病毒蛋白质。这些蛋白质和核酸在细胞核或细胞质中组装成具有传染性的病毒颗粒。

（2）这些病毒聚集物有时可以看作病毒包涵体。

（四）活跃的疾病

病毒引起细胞内即刻的或长期的感染。

（1）裂解性病毒在复制后立即溶解（破坏）宿主细胞而逸出，其呈现为急性感染，患者可能表现出病毒感染的典型体征。

（2）溶原性病毒通过整合到宿主基因组中导致长期潜在的感染，其临床症状通常不明显。环境触发可以导致整合病毒被切除并进入裂解周期。整合的病毒基因组被称为原病毒。原病毒 DNA 跟随宿主细胞复制而复制。因此它们寿命很长，而且基本上不会被免疫系统发现。

> 潜伏的病毒处于休眠状态。它们不会主动产生病毒粒子或触发免疫系统，因此会形成一个持久的病毒库。
>
> 原病毒 = 整合的病毒基因组
> 附加体 = 不整合的、存留的病毒基因组

（3）假溶原性或附加体病毒长期存在于宿主细胞中而不整合。它们的核酸作为附加体独立于宿主细胞的基因组。细胞分裂时，它们被稀释；细胞死亡时，它们被从生命周期循环中移除（图1-3）。

（4）根据病毒的类型，新的病毒颗粒主要通过4种方法离开细胞（图1-4）。①裂解：宿主细胞破裂。②出芽：病毒侵入细胞外围，夺取部分细胞膜。很多包膜病毒用宿主的质膜包裹它们的核衣壳，以逃避免疫系统的检测。③胞吐：病毒粒子被包裹在细胞囊泡中，囊泡与质膜融合，将病毒粒子释放到细胞外。④细胞间运输：有些病毒能使宿主细胞融合在一起（合胞体）。这使得新病毒可以不必暴露于免疫系统而直接进入邻近的细胞。

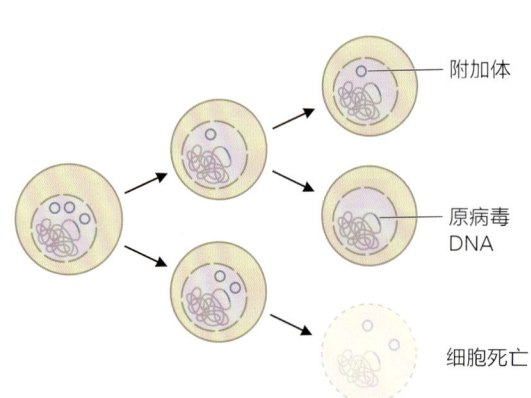

图1-3　整合基因与附加体的持久性的对比

当细胞复制时，附加体被稀释；而当细胞复制时，整合病毒繁殖。

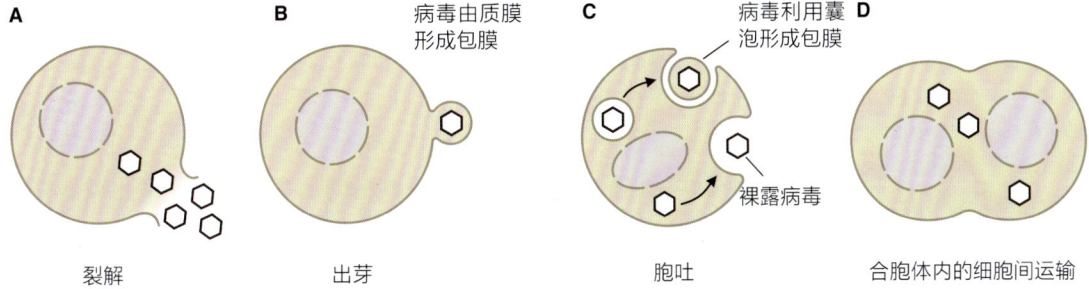

图 1-4　从细胞中释放病毒的方法

（五）疾病消退

固有免疫应答和适应性免疫应答共同参与清除或抑制病毒感染。

1. 固有免疫应答

能够迅速抑制病毒感染。

（1）产生抗病毒细胞因子，如干扰素。它们激活淋巴细胞并上调抑制病毒复制的蛋白质。

（2）自然杀伤细胞（natural killer cell，NK cell）是专门杀死病毒感染细胞或癌细胞的淋巴细胞。

（3）$CD8^+$ 杀伤 T 细胞也能摧毁感染细胞，$CD4^+$ 辅助 T 细胞可以激活记忆反应。

2. 适应性免疫应答

需要数周的时间来形成，但能产生持久高效的、特异性针对病原体的免疫球蛋白（抗体）。免疫球蛋白分为 5 类：IgA、IgD、IgE、IgG 和 IgM。

（1）IgM 在接触后 1～2 周首先产生。

（2）IgG 在接触后 2～4 周产生，终生免疫。

（3）IgA 局限于黏膜，提供对呼吸道和胃肠道病原体的免疫力。

（4）IgE 提供对寄生虫的免疫力。

（5）IgD 存在于 B 细胞中。

四、病毒基因组

病毒只携带感染和复制所必需的少量基因。与原核生物和真核生物不同，病毒的基因组结构差异很大——它们有不同的形状、结构、拷贝数和基因组序列。重点是，它们既可以由脱氧核糖核酸（DNA）组成，也可以由核糖核酸（RNA）组成。

"BeHAPPPPy！"可用来记忆 DNA 病毒：乙型肝炎病毒（hepatitis **B** virus）、疱疹病毒（**h**erpesvirus group）、腺病毒（**a**denovirus）、痘病毒（**p**oxvirus）、细小病毒（**p**arvovirus）、乳头瘤病毒（**p**apillomavirus）、多瘤病毒（**p**olyomavirus）。

由于 RNA 所带来的高突变率作用显著，大多数医学相关病毒都含有 RNA。

蛋白质可以直接从（+）ssRNA（Ⅳ类）病毒基因组翻译。因此，Ⅳ类基因组的病毒即使没有衣壳包裹，也具有直接传染性。

（一）巴尔的摩分类系统

根据病毒所含核酸类型及其转录成 mRNA 的方式，该分类方案将病毒分为Ⅰ~Ⅶ类（图 1-5 和表 1-1）。病毒生成 mRNA 的方式很重要，因为它们生成 mRNA 的速度越快，合成蛋白质的速度就越快，将蛋白质组装成新的病毒粒子的速度也就越快。

（二）DNA 病毒（图 1-6）

DNA 复制具有高精确度，复制错误很少。DNA 病毒由于其高度的稳定性和在宿主细胞中长时间存活而具有优势。它们还可以将细胞自身的聚合酶和其他酶类导向复制更多的病毒颗粒。

（三）RNA 病毒（图 1-7）

RNA 复制机制明显更容易出错，突变合并率更高。正因为如此，具有 RNA 基因组的病毒突变迅速，使得它们在适应新环境中更具优势。经过多轮的复制，病毒可能会产生很多新的突变，因此在一个患者体内存在不同的病毒种群。这些准物种能逃避记忆免疫反应，并且由于其多样性而难以治疗。

（四）核酸链的意义

病毒核酸通常是单链或双链（产生如 ssRNA 或 dsDNA），但有些是部分单链和双链。单链基因组有正性和负性之分。

1. 负性（-）序列

负性（-）序列是由后到前的（即 3'→5'方向，或"无意义"方向），因此它们可作为 mRNA 产生的模板。

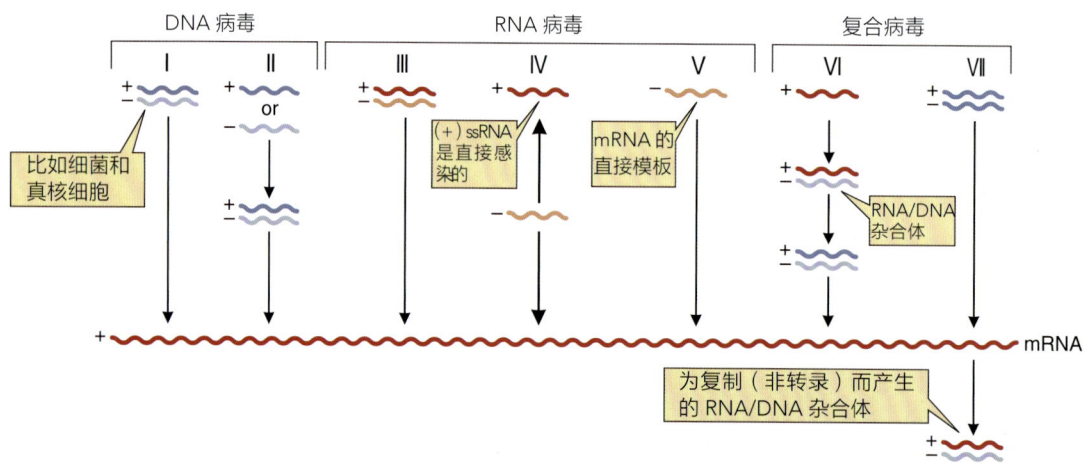

图 1-5 巴尔的摩系统根据病毒核酸及其 mRNA 合成方法对病毒进行分类
蓝色代表 DNA，红色代表 RNA。

表 1-1 各巴尔的摩类别的病毒特征

巴尔的摩类别	核酸	描述	示例
Ⅰ	dsDNA (double-stranded DNA, 双链 DNA)	该类病毒制造 DNA 和 mRNA 的方式与细胞一致,所以它们可以利用细胞自身的机制,将其资源转向制造更多的病毒颗粒。此外, dsDNA 基因组是稳定的,可以在宿主细胞中长期存在	疱疹病毒、腺病毒
Ⅱ	ssDNA (single-stranded DNA, 单链 DNA)	和Ⅰ类病毒一样,该类病毒也可以利用细胞自身的机制转向制造更多的病毒 DNA 和 mRNA。由于它们是单链的,它们比 dsDNA 更容易突变和重组。此外,它们只含有一半的 DNA(单链,而非双链),所以它们可以被包装成非常小的颗粒	细小病毒 B19
Ⅲ	dsRNA (double-stranded RNA, 双链 RNA)	该类病毒具有致突变性。由于细胞蛋白质的生产机制不能作用于 RNA 模板, RNA 病毒必须编码并生产自己的聚合酶	轮状病毒
Ⅳ	(+)ssRNA (positive-sense, single-stranded RNA, 正链单链 RNA)	这类病毒在生物安全性方面具有重要意义,因为其基因组相当于是 mRNA。因此,即使病毒没有组装,它们的基因组也具有直接的传染性和高度的致突变性。然而,哺乳动物细胞无法产生可以复制 RNA 的聚合酶,所以这些病毒需要编码并生产自己的病毒 RNA 聚合酶	脊髓灰质炎病毒、西尼罗病毒、诺如病毒、丙型肝炎病毒
Ⅴ	(−)ssRNA (negative-sense, single-stranded RNA, 负链单链 RNA)	由于(−)ssRNA 是 mRNA 的模板,这类病毒在医学相关病毒中非常常见。其基因组不具有传染性,但可以直接转录成 mRNA。这类病毒也是不稳定的,需要编码并生产自己的病毒 RNA 聚合酶	流感病毒、埃博拉病毒
Ⅵ	(+)ssRNA	与同样含有(+)ssRNA 的Ⅳ类病毒不同,这类病毒需要通过逆转录酶生成 DNA 中间体。尽管这一过程耗费了病毒的时间和资源,但 DNA 中间体可以整合到宿主基因组中而导致潜在感染。之后,整合的原病毒中转录出更多的 mRNA。逆转录病毒属于这一类	人类免疫缺陷病毒(HIV)
Ⅶ	dsDNA	这类病毒生产 mRNA 的方式同Ⅰ类病毒一样,但在复制过程中它们会产生 RNA 中间产物,然后逆转录酶将其转换回 DNA。同样,这一过程耗费了病毒的时间和资源,但也能让它整合到宿主基因组中	乙型肝炎病毒

2. 正性(+)序列

正性(+)序列是正确的 5'→3' 方向(即它们的方向与 mRNA 相同)。

负链核酸由于与 mRNA 互补可以作为 mRNA 的模板。正链核酸与 mRNA 方向相同。

(五)结构

病毒核酸也有结构。它们呈线状或圆形,可以形成发夹环,也可以分段。基因组分段病毒能将多个病毒株的片段在一起重新洗牌(即重组),然后产生全新的病毒株(见第三章)。

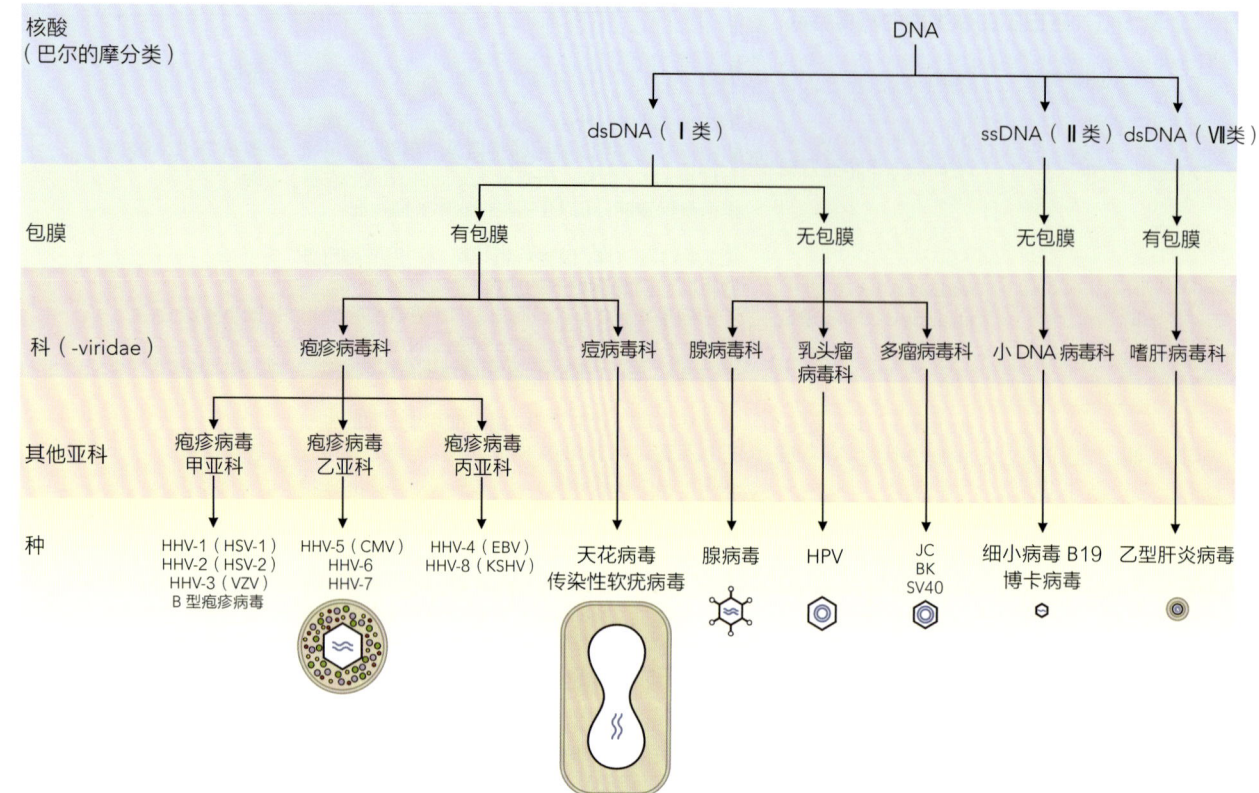

图1-6 临床相关DNA病毒构架

病毒图像：蓝色表示DNA，黑色表示衣壳，棕色双线表示包膜。
HHV-1（human herpes virus 1）：人类疱疹病毒1型；HSV-1（herpes simplex virus 1）：单纯疱疹病毒1型；HHV-2（human herpes virus 2）：人类疱疹病毒2型；HSV-2（herpes simplex virus 2）：单纯疱疹病毒2型；HHV-3（human herpes virus 3）：人类疱疹病毒3型；VZV（varicella-zoster virus）：水痘-带状疱疹病毒。
HHV-5（human herpes virus 5）：人类疱疹病毒5型；CMV（cytomegalovirus）：巨细胞病毒；HHV-6（human herpes virus 6）：人类疱疹病毒6型；HHV-7（human herpes virus 7）：人类疱疹病毒7型。
HHV-4（human herpes virus 4）：人类疱疹病毒4型；EBV（Epstein-Barr virus）：EB病毒；HHV-8（human herpes virus 8）：人类疱疹病毒8型；KSHV（Kaposi sarcoma-associated herpesvirus）：卡波西肉瘤相关疱疹病毒。
JC：JC病毒；BK：BK病毒；SV40：猿猴空泡病毒40。

五、病毒传播

了解不同病毒的传播方式有助于预防新的感染和控制疫情。病毒可以通过各种途径传播。

（一）直接接触

感染的组织，性交时接触黏膜。

（二）接触体液

感染的血液、唾液、呼吸道分泌物、精液、粪便等。

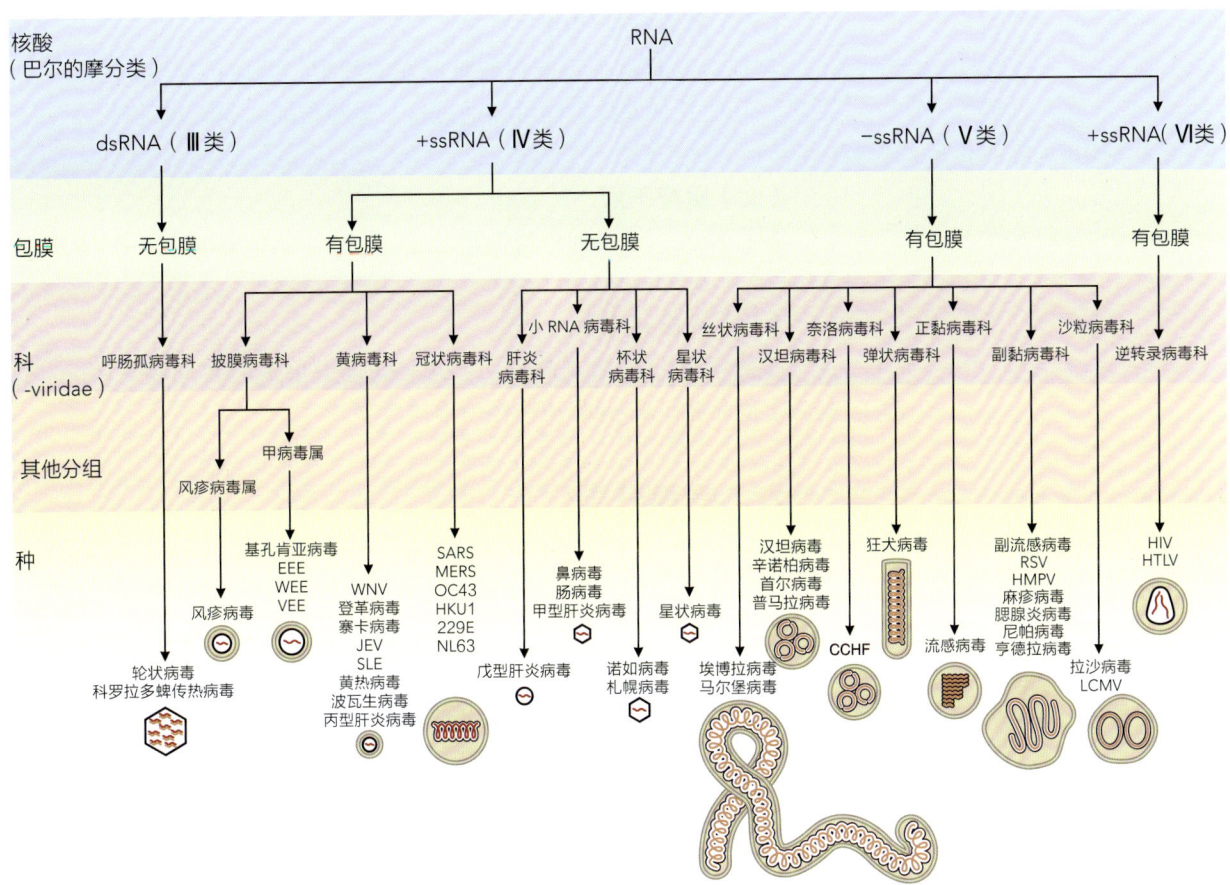

图 1-7 临床相关 RNA 病毒构架

病毒图像：红色表示 RNA，黑色表示衣壳，棕色双线表示包膜。
EEE（eastern equine encephalitis）：东部马脑炎病毒；WEE（western equine encepha-litis）：西部马脑炎病毒；VEE（Venezuelan equine encephalitis）：委内瑞拉马脑炎病毒；WNV（West Nile virus）：西尼罗病毒。
JEV（Japanese encephalitis virus）：日本脑炎病毒；SLE（systemic lupus erythematosus）：系统性红斑狼疮病毒。
SARS（severe acute respiratory syndrome）：严重急性呼吸综合征病毒；MERS（Middle East respiratory syndrome）：中东呼吸综合征病毒；OC43、HKU1、229E、NL63：均为冠状病毒分型。
CCHF（Crimean-Congo hemorrhagic fever）：克里米亚 – 刚果出血热病毒。
RSV（respiratory syncytial virus）：呼吸道合胞病毒；HMPV（human metapenu-moviru）：人偏肺病毒。
LCMV（lymphocytic choriomeningitis virus）：淋巴细胞脉络丛脑膜炎病毒；HIV（human immunodeficiency virus）：人类免疫缺陷病毒；HTLV（human T-cell lymphotropic virus）：人类嗜 T 淋巴细胞病毒。

（三）接触物体（污染物）

受污染的表面、个人物品（如牙刷）和其他受感染的材料。

（四）垂直传播

母亲可以通过胎盘、产道或母乳直接传给婴儿。

（五）暴露于雾化飞沫

大多数含有病毒的飞沫（例如咳嗽）传播范围在半径 3 英尺（约 0.9m）内，也可传播 10 英尺（约 3m）或更远。

许多病毒甚至在症状出现之前就通过体液和分泌物排出了（在潜伏期）。这一现象对病毒传播有重大影响，因为在症状出现后再对患者进行隔离对阻断病毒的传播不一定起作用。

（六）暴露在空气中

含有病毒的微小飞沫仍然悬浮在空气中，可以传播更远的距离。但是只有少数生物可以通过这一途径传播。

（七）医疗干预

器官移植、输血和免疫抑制。

（八）人畜共患病

接触动物分泌物或被咬伤。这类病毒中很多不会直接在人与人之间传播，都需要动物作为传播媒介。

六、病毒分类

病毒的分类和命名规则比其他生物的分类更复杂。国际病毒分类委员会将病毒分为 5 个等级，但其中并非包含所有的病毒。命名不是基于一定的标准，而是根据地点、发现者、首次被提取时存在的身体部位或症状来命名。奇怪的是，大多数人使用病毒的通用名称而不用正式的物种名称。当然，两者可能相同，也有可能不同（表 1-2）。

（一）规范的物种名称

规范用名通常用于特定病毒的分类。种名为斜体字，首字母大写（及其他专有名词），与细菌的种属名[1]相同。例如，人类呼吸道合胞病毒（*Human respiratory syncytial virus*）属于副黏病毒目（Paramyxoviridae）。

（二）通用名称

这类名称比正式的物种名称更常用。通用名称不用斜体，当其是专有名词时首字母才用大写。例如，爱泼斯坦-巴尔病毒（Epstein-Barr virus）首字母是大写的，因为它是以人的名字命名的，而单纯疱疹病毒（herpes simplex virus）的首字母则是小写。常用的名称没有统一形式，它和物种名称可能是一致的，也可能不一致。例如，流行性腮腺炎病毒的通用名称与物种名称一致，而甲型肝炎病毒的通用名称与物种名称不一致。

> 通常人们使用病毒的通用名称。这种名称不用斜体，当其是专有名词时，首字母应该大写。

（三）缩写

病毒的缩写也是不统一的。通用名称通常采用每个单词的首字母缩写，包括单词"virus"［例如，"HSV"代表"herpes simplex virus（单纯疱疹病毒）"]。有时为了更清晰易懂，用名称的一部分字母作缩写，有的用大写字母［例如，"CHIKV"代表"chikungunya virus（基孔肯亚病毒）"］，有的不用大写字母［例如，"Ad"或"AdV"代表"adenovirus（腺病毒）"］。

（四）亚型

病毒的种可进一步分为亚型。血清学技术最初是用来区分菌株的类别，这种方式称为血清型分类。新型测序技术可以将病毒按照基因型进行分类。基因型和血清型分类方式总体走向是一致的，但也有例外。

（五）其他描述

有些病毒有包含特别信息的其他命名方式，如流感病毒（见第三章）。

表 1-2 病毒分类学命名法

类别	命名法	示例 1	示例 2
		规范分类	
目	以 -virale 作后缀	疱疹病毒目（Herpesvirales）	无
科	以 -viridae 作后缀	疱疹病毒科（Herpesviridae）	正黏病毒
亚科	以 -virinae 作后缀	丙疱疹病毒亚科（Gammaherpesvirinae）	无
属	以 -virus 作后缀	淋巴滤泡病毒属（*Lymphocryptovirus*）	甲型流感病毒属
种	多种类型；可能包含多个单词，可能包含也可能不包含"virus"	人类疱疹病毒 4 型（*Human herpes virus 4*）	甲型流感病毒
子类型	多种类型；可能包含"基因型（genotype）""血清型（serotype）"或其他标签	无	甲型 H1N1 流感
		其他命名方法	
通用名称（比种属名称更常用）	［名字］+ 病毒	EB 病毒	流感病毒
常用名称的缩写	多种类型；通常是每个单词的首字母	EBV	无或"流感（flu）"
其他	病毒的具体描述	无	A/ 密歇根 /45/2015

多项选择题

1. 有些病毒周围有一层脂质层。它叫什么名字?
    a. 胶囊
    b. 衣壳
    c. 包膜
    d. 被膜
2. 所有病毒都具有的部件是?
    a. 包膜和衣壳
    b. 病毒聚合酶和核酸
    c. 胶囊和包膜
    d. 衣壳和核酸
3. 关于巴尔的摩Ⅰ类病毒,下列哪项是正确的?
    a. 它们含有 DNA,并且能够在细胞外复制
    b. 它们含有 DNA,能够利用宿主细胞的复制机制
    c. 它们含有 RNA,并且能够重组
    d. 它们含有 RNA,能够迅速突变
4. 以下哪项是巴尔的摩Ⅳ类病毒的优势?
    a. 它们的核酸具有直接传染性
    b. 它们的核酸能够整合
    c. 它们无须携带任何病毒蛋白
    d. 无致突变性
5. 哪类病毒在环境中最稳定?
    a. 有包膜病毒,由于有额外的保护层
    b. 裸露病毒
    c. RNA 病毒
    d. 整合病毒
6. 许多与医学相关的病毒属于巴尔的摩Ⅴ类,是什么原因?
    a. 都能重组,产生新的高毒性菌株
    b. 稳定性高,能够整合
    c. 可以快速复制,且为高突变型
    d. 通过直接接触传播
7. 下列哪个专有名词是正确的?
    a. 人乳头瘤病毒(human papilloma virus)
    b. 人乳头瘤病毒(Human Papilloma Virus)
    c. 人乳头瘤病毒(Human Papilloma virus)
    d. 人乳头瘤病毒(Human papilloma Virus)
8. 病毒用于躲避免疫系统的机制,以下哪种不属于其中?
    a. 合胞体

b. 包膜

c. 整合到宿主细胞染色体中的病毒

d. 宿主细胞的裂解

9. 巴尔的摩Ⅵ类病毒与Ⅳ类病毒有何不同？

a. 它们本质上更具有致病性

b. 它们都将 RNA 或 DNA 包裹在衣壳内

c. 它们能编码逆转录酶

d. 它们都通过直接接触传播

10. 大多数游离病毒含有哪种核酸？

a. dsDNA

b. dsRNA

c.（+）ssRNA

d.（-）ssRNA

11. 以下哪些病毒属于同一科？

a. 登革病毒和基孔肯亚病毒

b. 副流感病毒和流感病毒

c. 拉沙病毒和马尔堡病毒

d. 西尼罗病毒和丙型肝炎病毒

12. 以下哪些病毒不属于同一科？

a. 呼吸道合胞病毒和腮腺炎病毒

b. 甲型肝炎病毒和鼻病毒

c. 乙型肝炎病毒和丙型肝炎病毒

d. 单纯疱疹病毒和水痘-带状疱疹病毒

将下面的选项进行匹配。每个答案只用一次。

13. **病毒形状**

子弹状	A. 埃博拉病毒
哑铃形核	B. HIV
丝状	C. 狂犬病毒
圆锥状病毒粒子	D. 天花病毒

判断对错

14. 只有整合的病毒才能导致终生感染。　　　　T　F

15. 免疫抑制会加剧病毒感染。　　　　T　F

16. 合胞体保护病毒免受免疫系统的侵害。　　　　T　F

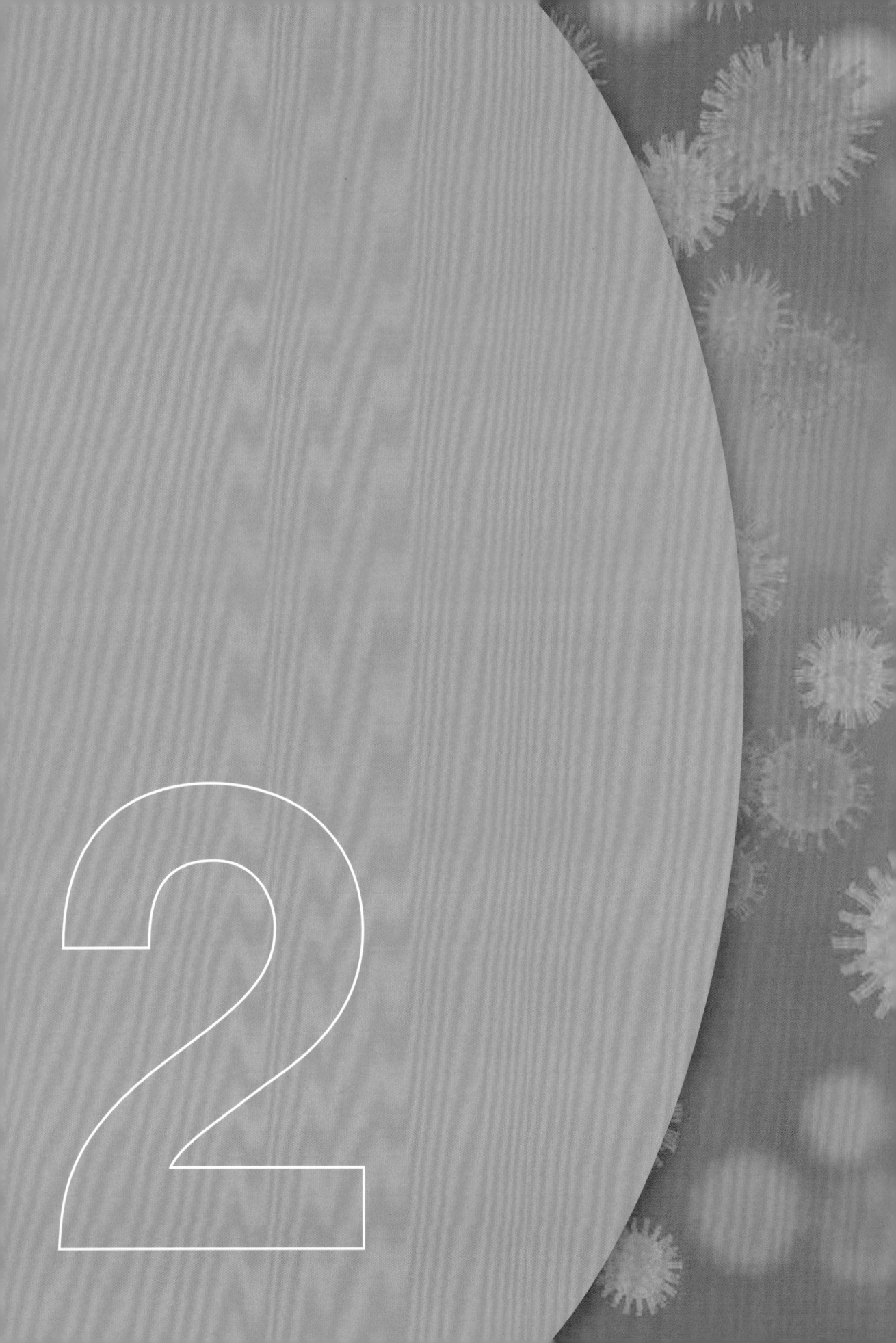

第二章
病毒感染的实验室诊断

一、概述

病毒可以引起广泛的临床表现,从无症状感染到潜伏的、急性的、局部的和全身的感染,甚至是癌症。不同的病毒与不同的疾病有关(图 2-1)。要诊断感染的病因,必须准确采集标本并进行合适的检测。感染位置、患者类型、采集设备、感染阶段和疾病预测概率决定了合适的标本类型。选择正确的检测方法也很重要,因为这会影响病原体检测的准确性、结果周转时间以及需要采集的标本类型。

二、标本类型

病毒是细胞内的微生物,因此鉴定病毒的最佳标本取决于感染发生的地方。这一点很重要,因为有些病毒可能会在未引起活跃症状的标本中检测到。

(一)组织

病毒生活在细胞中,所以对于聚合酶链反应(polymerase chain reaction,PCR)、细胞培养、小瓶培养法(shell vial)和组织学方法检测病毒,组织和活检标本通常是首选的样本。福尔马林固定、石蜡包埋的组织可用于组织学研究,但不能进行细胞培养,因为经过该处理的有机体是灭活的。固定也会使 DNA 交联,除了某些情况下,DNA 交联会抑制 PCR。

(二)脑脊液

脑脊液(cerebrospinal fluid,CSF)用于诊断中枢神经系统(central nervous system,CNS)感染,如脑膜炎。病毒性脑膜

呼吸道	中枢神经系统	皮肤病体征	肝炎
• 流感病毒 • 副流感病毒 • 呼吸道合胞病毒 • 人偏肺病毒 • 鼻病毒 • 肠病毒 • 冠状病毒 • 腺病毒 • 腮腺炎病毒 • 麻疹病毒 • 风疹病毒 • 辛诺柏病毒 • 人类博卡病毒	• 单纯疱疹病毒1型或2型 • 巨细胞病毒 • EB 病毒 • 人类疱疹病毒6型 • 肠道病毒（例如 D68、脊髓灰质炎病毒） • 副肠弧病毒 • 狂犬病毒 • 淋巴细胞脉络丛脑膜炎病毒 • 东部马脑炎病毒 • 委内瑞拉马脑炎病毒 • 西部马脑炎病毒 • 尼帕病毒 • 亨德拉病毒 • 西尼罗病毒 • 乙型脑炎病毒 • 麻疹病毒 • JC 病毒 • 人类免疫缺陷病毒 • 蜱媒脑炎病毒	• 单纯疱疹病毒1型或2型 • 水痘-带状疱疹病毒 • 人类疱疹病毒6型 • 人类疱疹病毒7型 • 人类疱疹病毒8型 • 肠道病毒（如柯萨奇病毒） • 人头瘤病毒 • 天花病毒 • 传染性软疣（病毒） • 麻疹病毒 • 风疹病毒 • 细小病毒 B19 • 虫媒病毒	• 甲型肝炎病毒 • 乙型肝炎病毒 • 丙型肝炎病毒 • 丁型肝炎病毒 • 戊型肝炎病毒 • EB 病毒 • 巨细胞病毒 • 黄热病毒
			单核细胞增多症 • EB 病毒 • 巨细胞病毒 • 人类免疫缺陷病毒
		机会性感染 • 单纯疱疹病毒 • 巨细胞病毒 • 水痘-带状疱疹病毒 • EB 病毒 • 人类疱疹病毒6型 • 人类疱疹病毒8型 • BK 病毒 • JC 病毒 • 人乳头瘤病毒	**出血** • 埃博拉病毒 • 马尔堡病毒 • 拉沙病毒 • 登革病毒 • 汉坦病毒 • 黄热病毒 • 克里米亚-刚果出血热病毒
胃肠道 • 诺如病毒 • 札幌病毒 • 星状病毒 • 腺病毒 40/41 • 轮状病毒 • 巨细胞病毒 • 甲型肝炎病毒 • 戊型肝炎病毒 • 人类博卡病毒	**性传播** • 单纯疱疹病毒1型或2型 • 人类免疫缺陷病毒 • 人乳头瘤病毒	**心肌炎** • 腺病毒 • 肠道病毒（如柯萨奇病毒） • 巨细胞病毒 • 人类免疫缺陷病毒 • 细小病毒 B19	**出血性膀胱炎** • 腺病毒 • BK 病毒
新生儿疾病/先天性疾病 • 风疹病毒 • 细小病毒 B19 • 寨卡病毒 • 单纯疱疹病毒 • 巨细胞病毒 • 水痘-带状疱疹病毒 • 戊型肝炎病毒 • 淋巴细胞脉络丛脑膜炎病毒	**眼** • 腺病毒 • 单纯疱疹病毒 • 巨细胞病毒 • EB 病毒 • 肠道病毒 **食管炎** • 单纯疱疹病毒1型或2型 • 巨细胞病毒 • 水痘-带状疱疹病毒	**关节痛和关节炎** • EB 病毒 • 细小病毒 B19 • 基孔肯亚病毒 • 登革病毒 • 风疹病毒 • 乙型肝炎病毒 • 丙型肝炎病毒 • 人类免疫缺陷病毒	**致癌** • EB 病毒 • 人乳头瘤病毒 • 人类疱疹病毒8型 • 人类嗜T淋巴细胞病毒1型 • 乙型肝炎病毒 • 丙型肝炎病毒

图 2-1 与各种临床综合征相关的病毒

炎有时被称为"无菌性脑膜炎"，以区别于细菌性脑膜炎。但由于其他非细菌性原因也可能引起脑膜炎，该专业名词已经不再使用了。

（1）总的来说，细胞培养对 CSF 的灵敏度较差。

（2）PCR 或血清学检测通常是首选的诊断方法。

（3）其他实验室检查结果也可提示感染（表 2-1）。

（三）血液

在从血液中鉴别病毒之前，探讨病毒的生命周期很有必要，因为并非所有病毒都是血液传播的。

（1）血液并非总是一个优质诊断源，因为病毒是细胞内存活的。一些病毒引起的病毒血症期很短（例如虫媒病毒的病毒血症期只有几天），而其他的病毒在细胞间传播而非血液传播（例如疱疹病毒）。

表 2-1　与不同类型的病原体相关的脑脊液实验室检查结果

生物类型	葡萄糖	蛋白质	白细胞
病毒	正常	正常或偏高	正常或偏高
细菌	低	高	高，主要是多形核细胞
分枝杆菌	低	高	高，主要是淋巴细胞
真菌	低	高	高

（2）血液是诊断和检验某些血源性病毒感染的良好来源，例如，HIV、乙型肝炎病毒（HBV）和丙型肝炎病毒（HCV），以及全身（而非局部）巨细胞病毒（CMV）或 EB 病毒（EBV）感染。

（3）血清通常是血清学检测的首选标本，不过在某些情况下也可以使用血浆或全血。血清学检测并不是许多人类常见病毒的首选诊断检测方法。但是对于罕见病毒（如寨卡病毒）或需要追踪阳性结果（如 HCV）的病毒，血清学检测是非常有用的。

（四）呼吸标本

呼吸标本用于检测和诊断呼吸道病原体。标本包括鼻腔、鼻咽、颊和咽喉拭子，以及支气管肺泡灌洗液和痰标本。

（五）尿和粪便

胃肠道病毒（如诺如病毒）和泌尿生殖系统病毒（如 BK 病毒）通常会随着粪便和尿液排出，粪便和尿液中的病毒滴度很高。但是从这些标本中鉴定病毒会很难，主要有以下几种原因。

（1）在身体其他部位引起疾病的病毒可通过尿液和 / 或粪便排出（例如，可在粪便中检测到引起呼吸道疾病的肠道病毒）。

（2）尿液和粪便中含有在细胞培养过程中过度生长的菌群、对细胞单分子层有毒的成分以及 PCR 抑制剂。

（3）一些胃肠道或泌尿生殖系统病原体无法通过某些方法识别（例如，诺如病毒很难在细胞培养中生长）。另一方面，健康人体也可能排出含有这类病原体的尿液和粪便（例如 BK 病毒）。

（4）一些病毒可能在症状消失后数天或数月才会传播，因此从这些标本中检测到的病毒可能与疾病无关。

（六）其他常见标本

其他常见标本包括体液（阴道分泌物、精液、唾液、眼液、关节液和羊水）和病变细胞。

三、采集与运输

（一）拭子

拭子是一种方便的采集工具，但采集到的样本很少。

（1）传统的棉签是一个末端缠有长纤维的木棍。

（2）植绒棉签由尼龙制成。它像刷子一样增加了采集的表面积，是标本采集的首选。

（3）木轴拭子和带有海藻酸钙或棉签的拭子会抑制病毒复苏，所以不建议使用。

（二）常用的病毒转移溶剂

这是一种含有抗生素和抗真菌药的pH缓冲液，可以抑制细菌和真菌的过度生长。

（1）通常将拭子、组织和刮屑等标本收集到转移溶剂中，以保存样本的完整性。

（2）血液、脑脊液等液体标本不能加入转移溶剂中，以免标本稀释。

（三）储存条件

（1）对于运输和短期存储（< 30 天），标本通常置于冷藏温度（2～8℃）下。

（2）对于长期存储，标本可以依据实验的存储要求冷冻在 -70 ℃。核酸提取液可在 -70 ℃冷冻或冷藏（约 4℃）。

四、病毒感染诊断的各种检测方法比较

目前最常用的病毒检测方法有抗原或抗体检测、血清学检测、细胞培养、核酸扩增等。这些测试各有优点和缺陷，例如，在灵敏度/特异性、易用性和成本方面的差异。表 2-2 大致列举了这些检测方法的对比，本书的第三部分将进行更详细的介绍。

表 2-2 常用病毒鉴定技术的比较

参数	细胞培养试验		分子、核酸扩增试验	免疫学试验	
	细胞培养	小瓶培养		抗体检测	快速抗原检测
周转时间	慢（2~14天）	适中（2~3天）	快（几分钟到几小时）	快（约1天）	非常快（几秒到几分钟）
检测目标	细胞形态改变（致细胞病变效应）	在细胞中复制后生产的病毒蛋白	核酸	宿主抗体	病毒蛋白
工作量	高	适中	低（新的试验方法）或适中（旧的试验方法）	低（如果是自动化操作）或适中（如果是手动操作）	低
诊断灵敏度	差到适中	适中	高	易变化（免疫抑制的人可能无法产生足够的抗体反应）	差（HIV检测除外）
诊断特异性	低（病毒之间的细胞病理效应会叠加）	适中。单克隆抗体具有特异性，但也可能与其他蛋白质发生交叉反应。但是，该说明具有主观性	高	适中（交叉反应抗体会降低特异性）	易变化
检测的广泛性	适中（5~10种病毒）	有限（每瓶1种）	广泛（新的分析方法可检测目标>20个）或有限（旧的分析方法可检测1~3个目标）	有限（一些交叉反应抗体可以检测到密切相关的病毒）	有限
可分别检测的标本类型	多	多	有限。不同的标本类型必须进行验证	血液成分或CSF	不同
试剂的成本	低	适中	高	低到适中	低
实验室获得性感染的风险	中度。其他更危险的病毒可能会意外生长	低到中度	低	低	低

多项选择题

1. 关于病毒的诊断试验,下列哪项是正确的?
   a. 它总是必要的
   b. 检测可以区分引起类似疾病的病毒
   c. 测试不依赖于分析前因素
   d. 以上所有

2. 一个有呼吸道症状的患者在急诊室问诊。流感病毒的抗原测试为阴性,但细胞培养结果为阳性。下列哪项是正确的?
   a. 患者感染了流感病毒
   b. 应进行血清学检测确认
   c. 进行 PCR 确认
   d. 由于抗原检测呈阴性,患者可能需要进行更多的病毒和细菌病原体检测

3. 对于一个通过呼吸道分泌物传播病毒的患者,以下哪一项是最准确的?
   a. 只要有病毒传播,患者就会有症状
   b. 这个患者可能具有传染性
   c. 在病毒停止传播之前,患者不会产生针对病毒的抗体
   d. 任何传播病毒的患者一定有活跃疾病

4. 以下哪项是 PCR 检测的缺陷?
   a. 无法在血清中进行
   b. 它很便宜
   c. 通常是假阴性
   d. 阳性结果并不一定说明患者有活动性疾病

5. 以下哪项是细胞培养的优势?
   a. 它能从单一标本中检测出多种病毒
   b. 对大多数标本具有高灵敏度
   c. 很容易操作
   d. 以上所有

6. 在粪便中鉴别呼吸道病毒有什么危险?
   a. 粪便中的检测可能与引起呼吸道疾病的病毒无关
   b. 由于血红蛋白的存在而造成的假阳性
   c. 呼吸道病毒不能存在于粪便中
   d. 以上所有

判断对错

7. 血液是检测所有病毒病原体的理想标本。　　　　T　F

8. CSF 进行的细胞培养可以检测到大多数引起 CNS
   疾病的病毒。　　　　　　　　　　　　　　　T　F
9. 细胞培养的阳性结果表明疾病（即细胞培养具有
   临床特异性）。　　　　　　　　　　　　　　T　F
10. 含海藻酸钙的拭子不应用于病毒检测。　　　　T　F

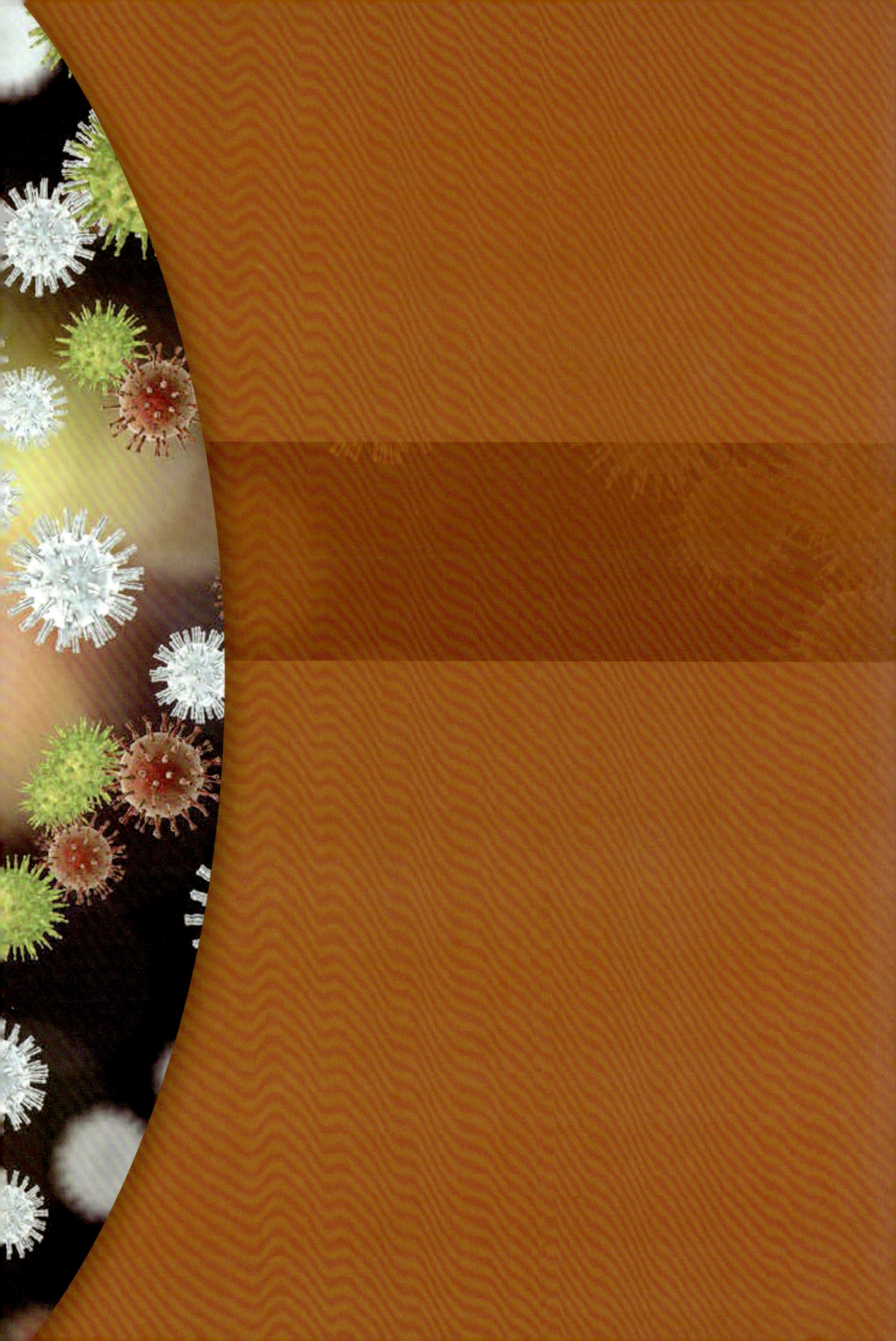

第二部分
病毒性病原体及临床表现

VIRAL PATHOGENS AND
CLINICAL PRESENTATION

3

第三章
呼吸道病毒

一、概述

许多病毒会引起呼吸系统症状，从轻微的咳嗽和感冒到严重的下呼吸道感染。

（一）背景

大多数呼吸道感染是由 RNA 病毒引起的，其中大多数病毒有包膜（表 3-1）。

> 大多数呼吸道病毒含有 RNA 基因组。

（二）传播

呼吸道病毒具有高度传染性，主要通过呼吸道分泌物传播。一些人长时间无症状地传播病毒，另一些人（如儿童）传播大量病毒。常见的传播方式包括以下几种。

（1）吸入呼吸道飞沫（如咳嗽或打喷嚏）。

（2）直接接触呼吸道分泌物。

（3）接触被污染物体（污染物）。病毒可以在环境表面存活数天至数周，尤其是坚硬、无孔的表面，如金属和塑料[2]。

表 3-1 常见和/或重要呼吸道病毒

包膜的存在	(-)ssRNA	(+)ssRNA	dsDNA
有包膜	正黏病毒科（流感病毒）、副黏病毒科（副流感病毒、RSV、HMPV、麻疹病毒、流行性腮腺炎病毒、风疹病毒）	冠状病毒科（轻度冠状病毒、SARS、MERS）	
无包膜		鼻病毒	腺病毒

（4）许多呼吸道病毒具有明显的季节性（图3-1）。季节性受各种因素的影响，如密切接触的数量、温度、湿度和降水。例如，温带气候下，季节性流感在冬季暴发，可能是因为人们花更多的时间待在室内（例如，通过密切接触传播）。而在热带气候中，流行性感冒（流感）全年发生或者在雨季[3]发生。

（三）临床表现

呼吸道病毒可引起临床症状重叠。疾病范围包括从上到下、由轻到重的呼吸道症状，如流鼻涕、咳嗽、感冒、发热、哮吼、毛细支气管炎、肺炎和急性呼吸窘迫综合征[4]。

（1）病毒在出现症状之前有不同的潜伏期（图3-2）。

（2）大多数呼吸道病毒的症状持续时间为7～14天。

（3）免疫抑制患者（例如，移植受者）或有基础肺部疾病的患者（例如，慢性阻塞性肺疾病或哮喘患者）有长期感染、严重呼吸道疾病和持续排毒的高风险。

> 哮吼（喉气管支气管炎）表现为典型的吸气性喘鸣或"海豹吠咳嗽"。

（四）诊断性检测

在存在潜在风险因素或非常严重感染的情况下，可以进行广泛的"综合征"检测来识别引起症状重叠的多种病原体，或者可以对可治疗的病原体［如细菌感染、流感病毒或呼吸道合胞病毒（respiratory syncytial virus，RSV）感染］进行狭义检测。

1. 无须检测

大多数非复杂呼吸道感染是自限性的，无须检测。

2. 核酸扩增试验（nucleic acid amplification test，NAAT）

因为其可以快速出结果，而成为一种常用的方法。一些新型PCR检测可同时检测多种呼吸道病原体。

冬	春	夏	秋
流感病毒			
RSV			
冠状病毒			
HMPV			
	HPIV-3		HPIV-1 HPIV-2
鼻病毒、肠道病毒和副肠孤病毒			
腺病毒			

图3-1 温带地区呼吸道病毒的季节性

HPIV（human parainfluenza virus）：人副流感病毒。

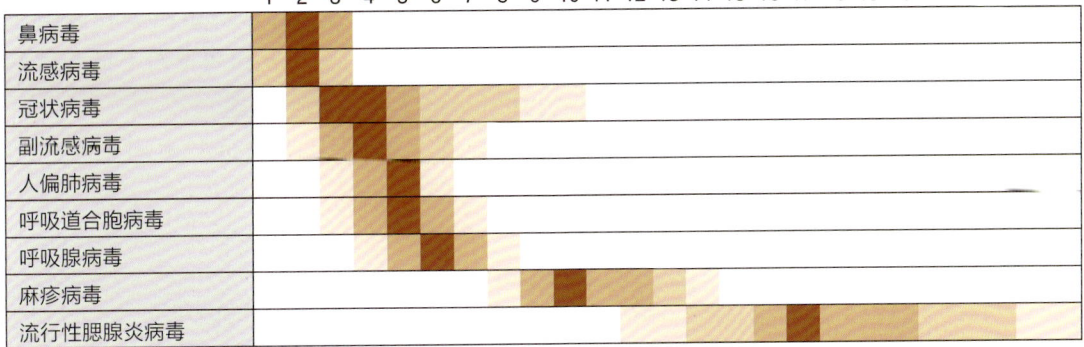

图 3-2　呼吸道病毒有不同的潜伏期（症状出现前的时间）

不同颜色的方块代表范围；暗橙色表示最常见的潜伏期。

3. 细胞培养

可同时检测多种呼吸道病原体，但工作强度大，周转时间长。因此这种方法难以诊断急性感染。小瓶培养法工作强度也大，但周转时间更短一些。

4. 抗原检测

快速抗原检测和直接荧光抗原（direct fluorescence antigen，DFA）检测灵敏度相对较低，但有时用于一些呼吸道病原体的快速筛查。

5. 血清学检测

不常用。呼吸道病毒引起急性疾病，其抗体 1~2 周后才形成。此外，这些病毒在人群中很常见，所以很难区分当前还是过去接触过的病毒。

6. 标本

呼吸道病原体的理想标本是呼吸道分泌物。应在病毒脱落最大的时间（即发病 10 天内）进行标本采集。标本包括以下几种。

（1）鼻拭子、鼻咽拭子、抽吸物或洗涤液。

（2）气管抽吸物、支气管肺泡灌洗液、痰、咽拭子和肺组织。

（五）预防和治疗

1. 预防

（1）洗手。

（2）接种一些呼吸道病毒疫苗。

（3）戴口罩。

（4）感染患者的接触隔离和/或飞沫隔离。

（5）RSV 预防治疗。

> 大多数呼吸道病毒是有包膜的，所以用肥皂洗手可以使其灭活。

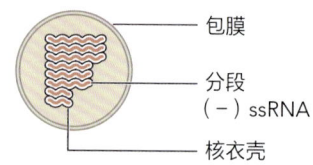

图 3-3　流感病毒

2. 治疗

（1）大多数呼吸道病毒不需要治疗。严重感染一般给予支持性护理，不过有时使用广谱抗病毒药也可取得不同程度的效果。

（2）只有流感病毒和一些 RSV 感染可以采用抗病毒药治疗。

二、流感病毒

流感病毒是人类健康和生产力的巨大负担。每年，流感的暴发会导致严重的发病率和病死率（仅在美国就有 20 000 ~ 40 000 人死亡）的增长以及缺勤、住院和住院率的增长。

（一）背景

流感病毒中等大小（直径约 100 nm），呈圆形，有包膜（图 3-3）。它们属于正黏病毒科。

（1）它们的基因组是（-）ssRNA（巴尔的摩分类法 V 类），分为 8 个片段。

（2）感染人类的主要有 3 种病毒属：甲型、乙型和丙型流感病毒。这 3 种病毒有不同的结构、宿主范围和临床表现（表 3-2）。

（3）甲型流感病毒可以根据两种主要的表面蛋白——血细胞凝集素（简称血凝素）和神经氨酸酶分为 2 个亚型。①已知的血凝素类型有 18 种。在人类中，流行率如下：H1 > H3 > H2。②有 11 种已知的神经氨酸酶类型。在人类中，流行率如下：N1 > N2。

表 3-2　流感病毒产生的重要蛋白质

蛋白质功能	甲型流感病毒	乙型流感病毒	丙型流感病毒
与宿主细胞上的唾液酸结合，开始进入细胞	血凝素	血凝素	血凝素酯酶融合蛋白
当病毒从细胞中出芽时释放病毒粒子	神经氨酸酶	神经氨酸酶	
病毒组装和核运输	基质蛋白 1		基质蛋白 1
通道蛋白解开病毒外壳使其进行复制	基质蛋白 2	BM2 蛋白	

（4）甲型流感病毒和乙型流感病毒的毒株是根据流感病毒特有的命名惯例命名的[5]：属/动物宿主（如果适用）/地理来源/株数/分离年份（甲型流感的血凝素/神经氨酸酶类型）。例1，来自鸭子的甲型流感病毒——A/duck/Alberta/35/76（H1N1）。例2，来自人类的甲型流感病毒——A/Perth/16/2009（H3N2）。例3，乙型流感病毒——B/Yama-gata/16/88。

> 与其他病毒不同，流感病毒有扩展命名的惯例。

（二）传播

流感病毒通过呼吸道飞沫和分泌物在人与人或动物之间传播。

（1）病毒在接触后24小时内开始进入呼吸道。因此，患者甚至在症状出现之前就具有传染性。

（2）甲型和乙型流感病毒在温带地区具有明显的季节性，每年在冬季暴发（图3-1）。丙型流感不是季节性的。

> 流感病毒具有明显的季节性，感染发生在冬季。

（3）抗原漂移：季节性感染是毒株逐渐变异的结果，称为抗原漂移。流感病毒基因组可以通过在复制过程中缓慢积累突变而发生改变（即随着时间的推移，基因组的变异会"漂移"）。久而久之，新的变异体产生，在免疫系统看来，它与以前的毒株明显不同。这一过程导致了每年都会产生新的季节性流感病毒株（图3-4）。

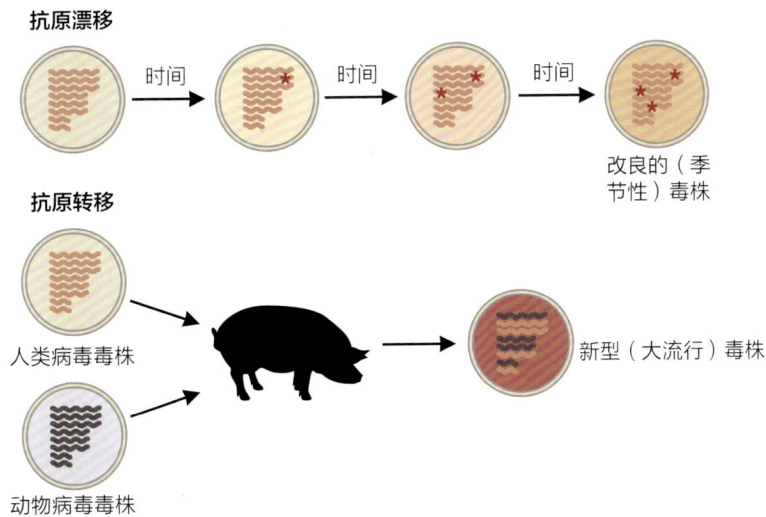

图3-4 抗原转移和抗原漂移的区别

在抗原漂移（上图）中，随着时间的推移，突变的积累产生新的病毒株。在抗原转移（下图）中，病毒基因组片段的重组产生了一个出乎意料的新毒株。

> 活禽市场是种间流感基因组重组的一个风险因素。

（4）抗原转移：流感病毒基因组可以通过与其他毒株重组进行"转移"（即突然且大幅度地改变），在人类免疫系统中看起来完全是新的毒株。由于在人群中缺乏免疫力，这些新毒株可能比缓慢进化的毒株引起更高的发病率和病死率（图3-4）。大流行流感通常由抗原转移引起（表3-3）。①抗原转移只发生在分段病毒中。这是因为当新的病毒粒子被组装时，来自不同毒株的片段进行混合和匹配（重新分配）。由此产生了一种全新的病毒株。②当人类毒株与其他物种毒株重新组合时，其产生的全新病毒风险最高。如果中间宿主（如猪或鸡）被2种不同的病毒感染，就可能发生这种情况。在动物和人的密切接触地区，种间感染的风险增加。③甲型流感病毒更有可能产生全新的大流行病毒株，因为它感染的物种非常广泛（人类、鸟类、猪、鲸、马、海豹和猫）。乙型和丙型流感病毒感染主要限于人类（但乙型流感病毒也可以感染海豹和马），所以不同病毒株之间的重组比较少见。④大流行毒株在幸存人群中会诱发免疫力，因

> 大流行疾病通常是由甲型流感病毒的抗原转移引起的。

表3-3 由甲型流感病毒引起的著名流行病[6-8]

大流行流感	年份	亚型	传播源	全世界接近死亡人数	说明
西班牙流感	1918	H1N1	人类（适应人类传播的禽类毒株）	>4 000万	高度致命的毒株。与大多数流行病不同，年轻健康人群（20~50岁）的病死率高于孩童和老人。其往往与细菌重复感染有关
亚洲流感	1957	H2N2	人类（禽类和人类毒株之间的重组）	>400万	主要影响有基础性肺部或心脏疾病的人
香港流感	1968	H3N2	人类（禽类和人类毒株之间的重组）	>100万	与以前的病毒大流行相比，发病率高，但病死率低
禽流感	1997	H5N1	禽鸟。有限的人际传播	<10	没有传播到像其他大流行毒株那样的程度。但其特点在于，它可以直接从鸟类传播到人类
猪流感	2009	H1N1	人类（猪是源头，但接触猪不是一个风险因素）	>50万	由于其主要在年轻健康的人群（25岁以下）中引起疾病，需引起重视
禽流感	2013—2016	H7N9	禽鸟（活禽市场）。有限的人际传播	约300	高病死率。它会导致严重的肺炎和死亡。目前仅限于中国

此在感染过的地区其后暴发的疫情要温和得多。事实上，在大流行之后，病毒毒株通常会作为季节性毒株开始传播。

（5）从动物到人类直接传播疾病（即不通过基因重组）是极其罕见的。这是因为流感病毒株的结合部位一般略有不同。例如，禽流感病毒与唾液酸结合，而唾液酸与半乳糖通过 α-2,3 连接。人类流感病毒与唾液酸结合，唾液酸与半乳糖通过 α-2,6 连接。

（三）临床表现

（1）潜伏期约 2 天（范围 1～4 天）。

（2）症状持续 1～2 周。通常老年人和婴幼儿患者的症状最严重（＞65 岁和＜2 岁）。

事实：发热、疼痛、发冷、疲劳。

（3）甲型和乙型流感病毒会导致发热（温度可能非常高，高达 106 °F/41.1℃）和持续 3～4 天的寒战、头痛、不适、肌痛、干咳、严重咽炎和流鼻涕。有些患者，尤其是儿童，会出现呕吐或腹泻。丙型流感病毒会引起轻微的呼吸道症状。血清学阳性研究表明大多数人在童年时期就接触过这种病毒。

（4）病毒性肺炎：甲型或乙型流感病毒感染可能会从普通感染进展为严重感染，发病率和病死率都很高。①这一现象与潜在的心血管疾病或妊娠有关。②这也是 1918 年疫情暴发期间许多年轻健康患者死亡的原因。

（5）继发性细菌性肺炎：细菌重复感染是指在病毒感染的同时发生细菌疾病。这会大大增加病死率。①常见的细菌性病原体包括肺炎链球菌、金黄色葡萄球菌和流感嗜血杆菌。②与 65 岁以上人群和有基础疾病（如肺部疾病）的人群相关。③细菌重复感染可采用抗生素治疗。

（6）瑞氏综合征：服用阿司匹林后感染流感病毒或水痘-带状疱疹病毒（varicella-zoster virus，VZV）引起的罕见疾病。它会影响大脑和肝脏，而且会导致精神状态的改变，如嗜睡、癫痫、谵妄和死亡。它主要在儿童和青少年中发生。

（7）其他：基础性肺部或心脏疾病的恶化，如慢性肺部疾病、哮喘、囊性纤维化、肌炎、心肌炎和心包炎。罕见神经系统并发症。

（四）诊断检测

在临床上，诊断检测很有用，因为流感的确诊会影响患者的治疗。

1. 抗原检测

该检测可以区分甲型和乙型流感病毒（取决于测试），其操作简单，并且能快速产生阳性或阴性结果（<30分钟）。该快速流感诊断测试（rapid influenza diagnostic test，RIDT）可即时检测[9]。

（1）重要提示：基于抗原的 RIDT 的灵敏度非常有限。因此，阴性结果必须由另一种实验室方法加以确认，以确保不会遗漏病例。特异性为中等至良好（范围为85%~100%）。

（2）患病率高时（即当患者在暴发期间出现明显临床症状时），RIDT 的阳性预测值是可以接受的。

> RIDT 一般灵敏度较差，仅在流行率高时使用。

（3）注意：旧的检测方法的灵敏度低至40%~80%。2018年1月，美国食品药品监督管理局（Food and Drug Administration，FDA）改进了抗原的 RIDT 标准，使其与 NAAT 相比必须保持至少80%的灵敏度。

2. NAAT

PCR 和 NAAT 是检测流感病毒最灵敏、最特异的方法，且其速度较快。一些检测方法还能检测和区分几种甲型流感病毒亚型和乙型流感病毒。

（1）一些分子检测可作为即时（≤15分钟）检测。

（2）大多数检测耗时1~2小时，在实验室内进行。当考虑到分析前的因素，如标本的运输，仍可以在24小时内出结果。

（3）用 NAAT 对新型流感病毒株检测，其灵敏度可能需要核查。流感病毒经常发生突变，目标序列内发生的突变可能导致假阴性结果。

3. 细胞培养/小瓶培养法

该检测方法不常用于流感，因为它的速度太慢。

（1）在临床实验室中，流感病毒的致细胞病变效应（cytopathic effect，CPE）通常发生在2~5天（见第十三章）。

> 病毒散播只会在症状开始出现后1周内持续。最好在前4天内采集标本，否则可能会出现假阴性。

（2）CPE 不一定都出现或者易于识别，所以可以通过血细胞吸附来确认。在4℃和20℃条件下，豚鼠红细胞对恒河猴肾（rhesus monkey kidney，RMK）细胞的吸附能力应该是相同的。

（五）预防和治疗

1. 预防

（1）建议年龄6个月以上人群每年接种1次疫苗。

（2）大多数疫苗株是在鸡蛋中生长的，所以鸡蛋短缺会影响疫苗的供应。细胞培养的重组亚单位疫苗株也可用。

> 由于抗原漂移，建议每年进行季节性疫苗接种。

（3）疫苗规划：美国的疫苗含有预计将在即将到来的季

节传播的毒株，而且通常是基于目前在世界其他地区传播的毒株。因此，它们可能不包括在流感季节实际传播的毒株（见表18-1）。

2. 三价疫苗

两株甲型流感病毒和一株乙型流感病毒。

（1）灭活病毒。

（2）通常肌内注射。

（3）标准剂量：适用于大多数人。

（4）高剂量：适用于≥65岁人群。

（5）重组亚单位疫苗：适用于≥18岁的鸡蛋过敏人群。

3. 四价疫苗

两株甲型流感病毒和两株乙型流感病毒。几种配方的生产和管理的途径如下。

（1）鼻内喷雾：①减毒活病毒；②孕妇或免疫功能低下者不可服用。适用于2～49岁。

（2）肌内注射。

（3）皮内注射：适用于18～64岁。

4. 治疗

抗病毒药可用于流感（见表19-4）。

（1）奥司他韦是最常用的抗流感抗病毒药。在症状出现后48小时内服用最有效。重症患者（住院患者或有并发症患者）建议治疗。

奥司他韦应在症状出现后48小时内服用。

（2）其他抗流感的抗病毒药有扎那米韦、帕拉米韦和巴洛沙韦。

三、呼吸道合胞病毒

呼吸道合胞病毒（RSV）是一种常见的病毒，大多数人在2岁之前就感染了。初次接触是婴幼儿时期严重下呼吸道感染的主要原因。然而，免疫并不持久，人类在一生中会多次被感染。

（一）背景

形状不规则的包膜（-）ssRNA病毒（巴尔的摩V类），属于副黏病毒科（图3-5）。

（1）F蛋白参与病毒与靶细胞的结合或融合。它还会导致被感染的细胞融合在一起（称为合胞体）。合胞体能使病毒在细胞间传播而不暴露于免疫系统。

（2）有两个主要的组群：甲型和乙型。它们还可以分为子

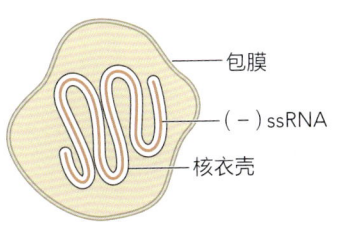

图3-5 RSV

类型，用数字表示。这两个亚群同时传播，但 RSV 甲型通常更流行（2∶1 的比例），并可能导致更严重的疾病[10]。

（3）温度不稳定病毒。

（二）传播

易通过接触呼吸道分泌物传播。

（1）初次接触通常发生在 2 岁之前。

（2）RSV 不引起记忆反应，因此再感染很常见。

（3）重要的传播风险：①院内传播，尤其在儿童和老年患者中；②长期护理中的老年人。

（4）散播。①婴儿：最多 4 周。②老年人：几天。③免疫受损的宿主：长达几个月。

（三）临床表现

（1）潜伏期：2～6 天。

（2）婴儿：大多数人在 2 岁之前就接触到了 RSV。这种病通常症状较轻，表现像普通感冒一样。但它可能引发某些婴儿严重的下呼吸道疾病，需要住院治疗。①症状包括呼吸困难、哮吼、支气管炎、细支气管炎、肺炎和低氧血症。②严重疾病的风险：A. 年龄＜2 岁，尤其是＜6 月龄；B. 早产；C. 肺、心脏和神经肌肉疾病。

人可以多次感染 RSV。

（3）儿童和成人 RSV 再感染在一生中很常见。其出现在上呼吸道，一般比原发感染更轻。症状与普通感冒类似，如咳嗽、鼻塞、气喘、乏力和低热。

RSV 是引起 2 岁以下儿童细支气管炎和肺炎的主要原因。

（4）其他可能导致严重疾病（如呼吸短促和肺炎）的风险因素包括：①高龄以及长期与医疗机构打交道。②基础性肺部疾病，如哮喘和慢性阻塞性肺疾病（chronic obstructive pulmonary disease，COPD）。③慢性心脏病。④香烟烟雾接触。

（四）诊断

1. 快速直接抗原检测

与快速流感检测类似，RSV 的快速诊断可能影响患者的管理并防止医院传播。

（1）可在＜30 分钟内完成。

（2）该检测具有良好的特异性（＞90%），但灵敏度较低（50%～90%），所以阴性结果的患者必须进行额外的检测。

2. NAAT

最灵敏、最特异的方法。

3. 细胞培养

RSV 在多个细胞系中生长良好。它会产生特征性的 CPE，包含折射细胞和合胞体。当生长介质中含有钙和谷氨酰胺时，合胞体形成。

4. 小瓶培养法

减少细胞培养的周转时间。

> 呼吸道合胞病毒产生合胞体（单个细胞融合在一起形成更大的多核细胞）。其他副黏病毒也能产生合胞体。

（五）预防和治疗

1. 预防

（1）高风险婴儿/患者（如早产儿）可采取预防措施。

（2）静脉注射免疫球蛋白。

（3）帕利珠单抗：病毒 F 蛋白的单克隆抗体。静脉注射（见第十九章）。

2. 治疗

（1）支持治疗（吸氧、输液、雾化等）。

（2）有时也使用皮质类固醇和支气管扩张药，但其成效不确定。

（3）不推荐利巴韦林雾化和口服治疗儿童严重下呼吸道感染（见第十九章），因为其疗效、费用和对医护人员的风险尚不明确。不过可用于治疗免疫缺陷成人 RSV 感染。

> 因为保护性免疫不是持久的，所以目前还没有针对 RSV 的疫苗。

四、人副流感病毒

人类副流感病毒（human parainfluenza vivus，HPIV）引起婴幼儿和 5 岁以下儿童上、下呼吸道症状（如哮喘）的常见原因。

（一）背景

有包膜的（-）ssRNA 病毒（巴尔的摩 V 类），属于副黏病毒科。其大小和形状是可变的（图 3-6）。主要有 4 种类型，从 HPIV-1 到 HPIV-4。

（1）与流感病毒一样，HPIV 也与唾液酸结合。

（2）HPIV 的表面有一种血凝素-神经氨酸酶结合蛋白。像流感血凝素一样，它能导致红细胞发生血凝。

（二）传播

易通过接触呼吸道分泌物传播。

（1）有 4 种具有季节性感染模式的 HPIV 类型。①秋季：HPIV-1、HPIV-2，通常年份交替出现（HPIV-1 在奇数年份，

> 与流感病毒不同，副黏病毒科不是分段的。

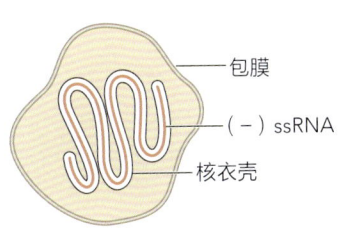

图 3-6 HPIV

HPIV-2 在偶数年份）。②春季：HPIV-3，也可能全年发生。该毒株与更严重的感染有关。③ HPIV-4 的季节性还不明确。由于其无法在细胞培养中生长，所以不易以传统方式识别。

（2）可能通过医院传播（尤其是 HPIV-3）。

（三）临床表现

（1）人类副流感病毒通常引起自限性呼吸道感染（发热、咳嗽、咽炎和鼻炎），比流感症状轻。它们也可能引起中耳炎。

（2）可能导致类似严重 RSV 感染的严重下呼吸道疾病：①支气管炎、细支气管炎和肺炎；②导致婴儿/儿童出现哮吼。

（3）再感染在儿童和成人中很常见。再感染通常是类似感冒的轻度上呼吸道感染。

（4）婴儿、免疫抑制人群或老年人发生严重疾病的风险更大。

（四）诊断

（1）人类副流感病毒是不耐热的，因此应迅速处理标本。

（2）NAAT（通常是 PCR）：所有 4 种 HPIV 类型都容易检测，具有高灵敏度和特异性。

（3）细胞培养：① HPIV-1、HPIV-2 和 HPIV-3 在原代细胞培养株系（如 RMK）中生长良好，HPIV-4 无法生长。它们可能像 RSV 和其他副黏病毒一样产生合胞体。②副流感病毒血细胞吸附反应表现阳性，在 4 ℃时与豚鼠红细胞结合更强。

（4）DFA：该检测方法不像其他检测方法那么敏感。如果要用此方法，则应使用在病毒散播最严重的最初几天内采集的鼻拭子或咽拭子进行检测。

（5）血清学检测：对急性感染是无效的，因为接触很常见。但是可以通过急性期和恢复期血清中 4 倍 IgG 滴度来识别最近的感染。

（五）预防和治疗

（1）没有针对人副流感病毒的疫苗。

（2）抗病毒药利巴韦林已用于严重感染。有些研究显示有效果，也有些研究显示没有效果。

五、人偏肺病毒

人偏肺病毒（HMPV）是一种极为常见的病毒，几乎所有人都在儿童时期（< 10 岁）接触过。

（一）背景
副黏病毒科的包膜（-）ssRNA 病毒（巴尔的摩 V 类）。它在大小和形状上变化很大（图 3-7）。

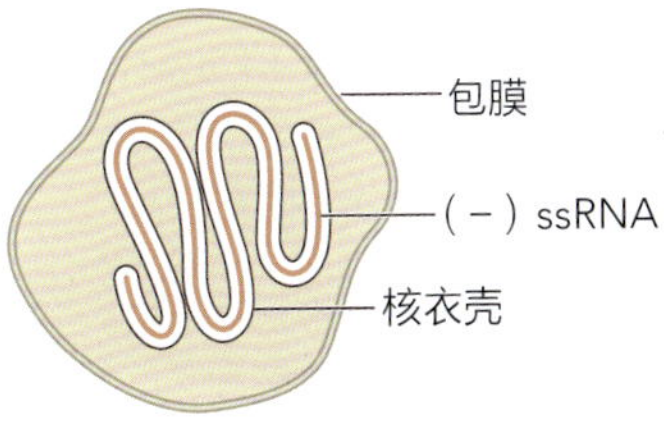

图 3-7　HMPV

（二）传播
易通过接触呼吸道分泌物传播。

（三）临床表现
（1）与 RSV 和 HPIV 一样，HMPV 会引起发热、咳嗽、咽炎、鼻炎、哮鸣等上呼吸道症状。再感染比较常见。

（2）重症下呼吸道感染主要发生在婴儿和儿童，但也有免疫抑制人群和老年患者。

（3）HMPV 是细支气管炎的重要病因。它也可以引起哮吼、支气管炎和肺炎。

（四）诊断
1. 细胞培养

HMPV 可以在细胞培养中生长，但生长缓慢，且由于其在常用细胞系上不能产生 CPE 而难以检测。

2. NAAT

首选检测方法。应当将其设计为检测 HMPV 的 4 个主要谱系。

（五）预防和治疗
（1）没有疫苗或已批准的治疗方法。

（2）支持性护理。

六、鼻病毒

鼻病毒是一种肠道病毒，可以在鼻子里复制。它们是最常见的感冒原因，也是人类健康的一个巨大负担。不过，感染通常并不严重，病死率也很低。

（一）背景
非常小（约 25 nm），无包膜，(+) ssRNA 病毒（图 3-8）。

（1）小 RNA 病毒科，肠病毒属，A 型鼻病毒、B 型鼻病毒

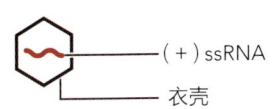

图 3-8　鼻病毒

小 RNA 病毒（Picornaviruses）= 小（pico）RNA（rna）病毒

鼻病毒是肠道病毒的一个分支。鼻病毒在酸性条件下不稳定，而其他肠道病毒在酸性条件下稳定。

和 C 型鼻病毒种。这三种鼻病毒中有 100 多种血清型。

（2）不同血清型之间几乎没有交叉免疫保护，因此再感染其他毒株是常见的。

（3）鼻病毒在结构和基因序列上与非鼻病毒肠道病毒极其相似，即使常用的 NAAT 检测也很难与它们区分。但是，鼻病毒易受低 pH 值（pH < 6）的影响，所以它们不会感染胃肠道。非鼻病毒肠道病毒在低 pH 值条件下稳定，可感染胃肠道，并可通过粪 – 口途径传播（见第六章）。

（二）传播

鼻病毒很容易通过鼻分泌物传播到手、眼睛和鼻黏膜。也可以通过飞沫和气溶胶进行传播[11]。

（三）临床表现

（1）潜伏期 2～3 天。

（2）感冒的常见原因。

（3）可发生无症状感染，但上呼吸道症状最常见。①大量流鼻涕、鼻塞、打喷嚏、轻度头痛、咽炎、咳嗽、发热是常见的。②症状持续 10～14 天。③病毒散播发生在症状活跃期（即在出现症状的头几天散播量最高）。

（4）中耳炎和鼻窦炎。

（5）严重的下呼吸道症状不常见，其通常与免疫功能受损人群、有基础性肺部疾病人群以及年轻人或老年人相关。

（四）诊断

临床上，鼻病毒看起来和其他引起感冒的病毒没有什么不同。不过，由于感染较轻且主要是自限性的，所以没有必要进行诊断性检测。

1. 标本

呼吸道标本，如鼻拭子、鼻咽拭子和咽喉拭子、支气管冲洗液和支气管肺泡灌洗标本。

2. 细胞培养

鼻病毒 A 型和 B 型（而不是 C 型）在细胞培养中生长良好。

（1）MRC5 细胞中生长良好，速度适中（2～6 天）。

（2）最适生长温度：33～34 ℃。

（3）典型的 CPE 为圆形折射细胞。CPE 很难与其他肠道病毒区分。

（4）酸不稳定性测试：可能有助于区分鼻病毒和肠道病毒

种类。该检测是将未知病毒添加到酸性缓冲液中（例如柠檬酸缓冲液），然后在细胞单层上以几种稀释度培养。鼻病毒被灭活或滴度降低，CPE 降低。

3. NAAT

鼻病毒和肠道病毒由于太相似可能无法区分开。

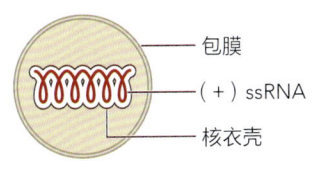

图 3-9 冠状病毒

（五）预防和治疗

（1）支持性护理。

（2）一般不需要治疗。

（3）可以联合使用抗组胺药和非甾体抗炎药。

七、冠状病毒

大多数人类冠状病毒（coronavirus，CoV）感染是轻微的，由不需要诊断检测的常见物种引起。然而，最近发现的 2 种病毒，严重急性呼吸综合征（SARS-CoV）和中东呼吸综合征（MERS-CoV）冠状病毒会导致严重疾病。这些毒株很罕见，一般限于某些地理区域。

（一）背景

冠状病毒科的成员是中等大小的包膜（+）ssRNA 病毒（图 3-9）。已知感染人类的毒株有 6 种（表 3-4）。

表 3-4 感染人类的冠状病毒的比较

参数	OC43、HKU1、229E、NL63	SARS-COV	MERS-COV
患病率	常见	罕见。它只在 2003—2004 年的一次全球疫情中被发现，此后再未被发现	罕见
风险因素	非常普遍，尤其是在儿童中	• 到中国旅游 • 职业性接触（实验室工作人员）	• 旅行（或与去过沙特阿拉伯或其他中东国家的人有过密切接触） • 接触骆驼
症状	普通感冒	严重急性呼吸系统综合征	严重急性呼吸系统综合征
病死率	非常低；病情一般较轻	约 10%；儿童的病情较轻；老年人的死亡风险更高	约 35%；有基础性疾病的患者通常更严重

1. 常见毒株

OC43、HKU1、229E 和 NL63。

2. 稀有毒株

SARS-CoV 和 MERS-CoV。

(二) 传播

（1）呼吸道飞沫。

（2）被呼吸道飞沫或其他分泌物污染的污染物。

（3）常见的冠状病毒是季节性的，在冬季达到高峰。

（4）其他风险因素。① 与感染者密切、长时间接触。② MERS-CoV：接触骆驼，前往中东旅行。③ SARS-CoV：前往亚洲旅行，在高风险地区或暴发环境中工作的医护人员。

(三) 临床表现

1. OC43、HKU1、229E 和 NL63

（1）常见感冒样症状（流鼻涕、咽炎、咳嗽、发热）。

（2）通常较轻且具有自限性。

（3）也可引起较严重的下呼吸道感染（支气管炎、哮吼、细支气管炎和肺炎）。

（4）可能发生再感染。

2. SARS 和 MERS

（1）潜伏期：约 5 天。

（2）高热、头痛、肌痛、气短、干咳。

（3）胃肠道症状（腹泻、呕吐和恶心）很常见。

（4）鼻漏和咽炎并不常见。

（5）出现症状 7 天后：淋巴细胞减少、白细胞减少和肺炎（或急性呼吸窘迫综合征）。

(四) 诊断

OC43、HKU1、229E、NL63 为轻度病毒，无须鉴定。SARS-CoV 和 MERS-CoV 都是罕见病毒，因此应根据患者前往暴发地区的旅行情况以及在没有其他潜在原因（尤其是在聚集时产生）的情况下的肺炎诊断来进行临床怀疑和检测。其检测应在公共卫生实验室进行，由于流行率低，应仅限于该环境中。

1. 标本

（1）呼吸道标本最适合于常见冠状病毒，如鼻咽拭子、气管抽吸和支气管抽吸/灌洗样本。

（2）呼吸道标本、其他体液和粪便可用于检测 SARS 和

MERS。

2. NAAT

首选测试方法。

(1) 由于长时间的病毒散播,样本可以在数周至数月内保持 PCR 阳性。

(2) 对于 SARS,PCR 灵敏度较低,阴性结果不能排除感染。阳性结果也应该得到确认。由于患病率低,阳性结果可能是假阳性[12]。

3. 血清学检测

有助于确定是否接触过 SARS 和 MERS。酶免疫分析(enzyme immunoassay,EIA)可用于急性期和恢复期成对的血液/血清样本检测。

4. 细胞培养

无法在诊断实验室进行。

(1) 大多数冠状病毒无法在常规细胞系中很好地生长。

(2) 为了保护实验室工作人员免受意外接触,不应对疑似 SARS 和 MERS 的标本进行细胞培养。其细胞培养必须在生物安全 3 级(biosafety level 3,BSL3)实验室中进行。

(五)预防和治疗

没有疫苗或批准的治疗方法。(2019 年底新型冠状病毒暴发后已有多款疫苗上市。——译者注)

八、流行性腮腺炎病毒

流行性腮腺炎病毒像其他呼吸道病毒一样传播,但流行性腮腺炎病毒不引起流感或感冒样综合征,而是引起流行性腮腺炎。

(一)背景

流行性腮腺炎病毒是副黏病毒科的一种螺旋型包膜(−)ssRNA 病毒(图 3-10)。共有 12 种基因型(G 型在美国最为常见)。基因型测序在疫情研究中可能是有用的。

(二)传播

(1) 呼吸道飞沫(咳嗽或打喷嚏)。

(2) 被污染的物品(共用的杯子或表面)。

(3) 症状出现之前的几天或消失之后的几天可传播。

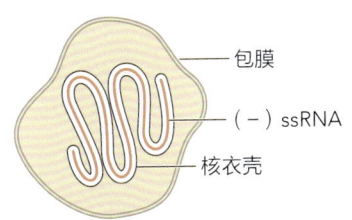

图 3-10 流行性腮腺炎病毒

（三）临床表现

（1）通常为轻度或无症状；或者会发热、头痛和不适。

（2）腮腺炎典型特征（一侧或两侧的腮腺唾液腺肿胀和疼痛）。肿胀使下颌线模糊（图3-11）。

（3）并发症：永久性耳聋、脑炎/脑膜炎、胰腺炎、睾丸炎（睾丸肿胀）、心肌炎。

（4）死亡很罕见。

（四）诊断

1. 标本

口腔拭子或颊拭子进行PCR或细胞培养。也可以采集尿液，但灵敏度可能降低。

2. 血清学检测

常用。使用急性期和恢复期的成对血清来识别IgM反应或IgG升高4倍。

3. NAAT

早期采集的标本具有较高的灵敏度和特异性。

4. 细胞培养

（1）流行性腮腺炎病毒能在RMK细胞上较快生长。

（2）可形成合胞体。

（3）显示出阳性的血细胞吸附反应，在20℃下更好地结合豚鼠红细胞。

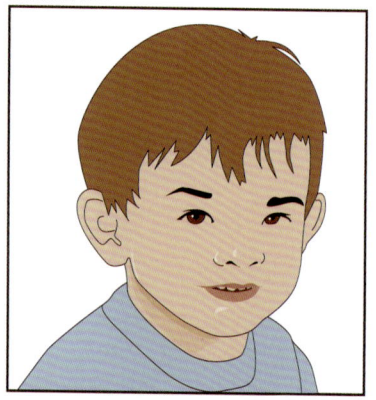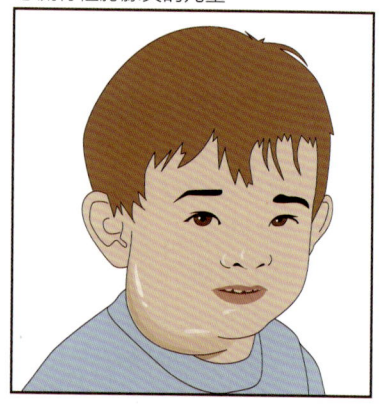

图3-11 流行性腮腺炎

腮腺出现肿胀、疼痛，下颌线模糊。

(五)预防和治疗

1. 预防

(1)该疫苗是麻疹-腮腺炎-风疹(measles-mumps-rubella,MMR)疫苗的一部分,MMR 是儿童常规疫苗接种计划的一部分。

(2)腮腺炎疫苗是有效的,但即使是完整的两剂疫苗也可能无法提供完全的保护。疫情暴发期间通常会实行强化免疫。

(3)目前,在疫苗接种率高的地区流行性腮腺炎并不常见。去没有接种疫苗的国家旅行会增加感染的风险。

(4)人群中较高的疫苗接种率可提供群体免疫,而且能防止疫情暴发(见第十八章)。

2. 治疗

支持治疗;冷敷或暖敷肿胀的腮腺或睾丸。

多项选择题

1. 下列哪种病毒不属于副黏病毒科?
   a. 流感病毒
   b. 流行性腮腺炎病毒
   c. 副流感病毒
   d. RSV

2. 以下哪种病毒不是在诊断实验室培养的?
   a. 冠状病毒
   b. 流感病毒
   c. 流行性腮腺炎病毒
   d. 鼻病毒

3. 以下哪种呼吸道病毒是无包膜的?
   a. 流感病毒
   b. RSV
   c. HPIV
   d. HMPV
   e. 鼻病毒
   f. 冠状病毒
   g. 流行性腮腺炎病毒

4. 关于呼吸道病毒的季节性,下列哪项是正确的?
   a. 大多数呼吸道病毒在冬季达到高峰,因为它们在寒冷的环境中更具传染性
   b. 流感只在冬季发生
   c. 在非温带气候中,病毒也可能是季节性的

d. 所有呼吸道病毒都是季节性的

5. 下列哪种病毒的血细胞吸附反应为阴性？
   a. HMPV
   b. 流感病毒
   c. 副流感病毒
   d. 流行性腮腺炎病毒

6. 哪些人群最容易受到严重 RSV 感染？
   a. CD4 计数 < 200 /μL 的 HIV 患者
   b. 2 岁以下儿童
   c. 移植患者
   d. 女性

7. 尽管快速抗原检测的周转时间很快，但它并不是流感检测的首选方法，尤其是在流感季节以外。其中最重要的原因是什么？
   a. 它只检测流感病毒，而不识别其他感染原因
   b. 灵敏度较差
   c. 费用贵，因为其操作快速且简单
   d. 一般传统的 PCR 出结果更快

8. 以下哪种病毒可以用抗病毒药治疗？
   a. 流感病毒
   b. 副流感病毒
   c. 冠状病毒
   d. 鼻病毒

9. 抗原转移只发生在什么时机？
   a. 在分段病毒中
   b. 当随着时间积累了足够的突变时
   c. 当神经氨酸酶被重组时
   d. 在冬天

10. 下列哪种病毒与流行性腮腺炎有关？
    a. 鼻病毒
    b. 腺病毒
    c. 冠状病毒
    d. 流行性腮腺炎病毒

判断对错

11. 一种新型呼吸道病毒被发现。它更可能包含 RNA。   T   F
12. 大多数呼吸道病毒需要采取空气隔离措施（可能需要阅读本章以外的内容）。   T   F

13. 呼吸道病毒可通过接触传播。　　　　　　T　F
14. 群体免疫是用来描述在动物中接种疫苗以消除储存
    宿主的术语（可能需要阅读本章以外的内容）。　T　F
15. MERS 可以在人与人之间传播。　　　　　T　F

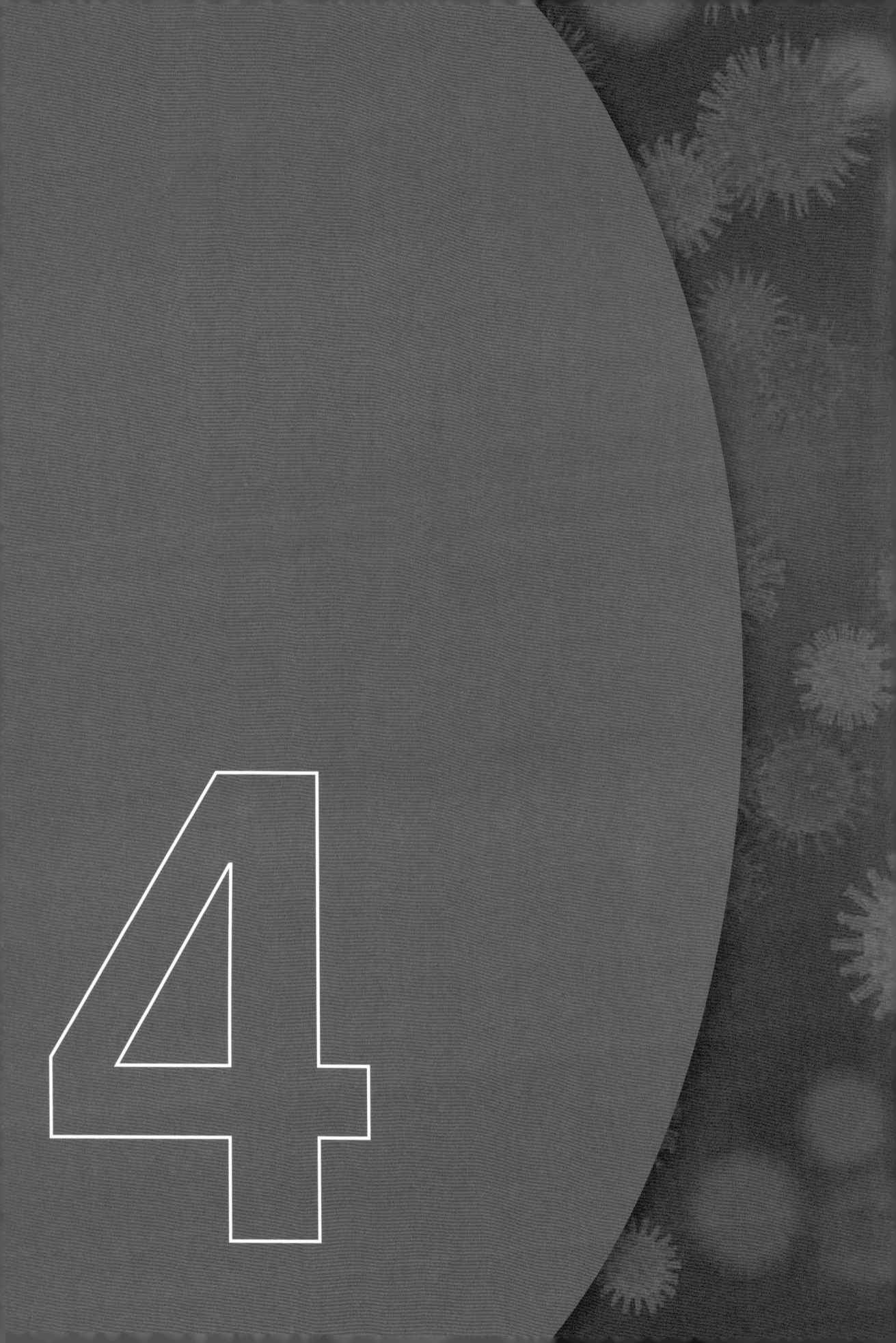

第四章
病毒与皮肤表现

一、概述

许多病毒感染会导致皮疹。本章所述的病毒会引发特征性的皮肤表现。这些皮疹通常对于感染的诊断有帮助（图4-11）。包括非特异性皮疹（如虫媒病毒发热）在内的病毒综合征也覆盖在其他地方。

二、单纯疱疹病毒1型和2型

单纯疱疹病毒（HSV）在人群中高度流行，尤其是HSV-1。它们通过接触黏膜分泌物传播，并在神经元中引起终身潜伏感染。感染通常无症状，但可表现为周期性复发的口腔或生殖器损伤。但是，在免疫抑制的个体或新生儿中，HSV可导致严重的中枢神经系统或播散性疾病。

（一）背景
（1）HSV-1和HSV-2是大型dsDNA包膜病毒（图4-1）。
（2）它们是疱疹病毒科和疱疹病毒甲亚科的成员（表4-1，框4-1）。
（3）HSV-1和HSV-2只有50%的序列同源性，但它们感染的细胞类型相似，而且引起类似的症状（表4-2）。

（二）传播
HSV-1和HSV-2感染通常由接触黏膜分泌物引发。可通过以下途径接触这些分泌物。

1. 直接接触
口 – 口、生殖器 – 生殖器或口 – 生殖器。

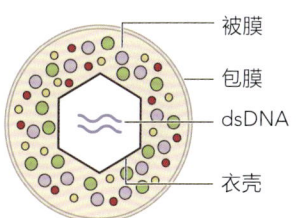

图4-1 HSV

框 4-1　疱疹病毒科病毒的特征

- 疱疹病毒引起终生潜伏感染，伴随无症状或有症状的再激活。
- 病毒粒子有一个被膜（在包膜和衣壳之间的额外空间，里面充满病毒蛋白质，病毒在复制和生长过程中使用这些蛋白质）。
- 症状通常包括一些皮肤表现。重要的是，这些病毒还可以引起广泛的其他症状。
- 一些病种从母亲垂直传播给孩子，并引起先天性疾病 ["TORCH"：弓形虫病（toxoplasmosis）、其他（梅毒、细小病毒和VZV）、风疹（rubella）、CMV感染和HSV感染]。

表 4-1　疱疹病毒的重要特征

病毒缩写	病毒名称	其他缩写	在人类中流行	新生儿疾病	疫苗	宿主类型	皮肤表现	致癌
疱疹病毒甲亚科								
HHV-1	人类疱疹病毒1型，单纯疱疹病毒1型	HSV-1	高（>60%）	有	无	具有免疫能力/免疫功能不全	有	无
HHV-2	人类疱疹病毒2型，单纯疱疹病毒2型	HSV-2	中度（<30%）	有	无	具有免疫能力/免疫功能不全	有	无
HHV-3	人类疱疹病毒3型，水痘-带状疱疹病毒	VZV	在接种疫苗的地区低，在全球高	有	有	具有免疫能力/免疫功能不全	有	无
疱疹病毒乙亚科								
HHV-5	人类疱疹病毒5型，巨细胞病毒	CMV	高（>60%）	有	无	免疫功能不全	无（见第七章）	无
HHV-6	人类疱疹病毒6型		高	无，但可以通过生殖系统传播	无	免疫功能不全	有	无
HHV-7	人类疱疹病毒7型		高	无	无	免疫功能不全	有	无
疱疹病毒丙亚科								
HHV-4	人类疱疹病毒4型，EB病毒	EBV	高（>65%）	无	无	具有免疫能力/免疫功能不全	无（见第十章）	有
HHV-8	人类疱疹病毒8型，卡波西肉瘤病毒	KSHV	很少，除了某些地区	无	无	免疫功能不全	有（见第十章）	有

表 4-2　HSV-1 和 HSV-2 的区别

参数	HSV-1	HSV-2
潜伏部位	三叉神经节	骶神经根神经节
人口患病率[13, 14]	高（> 60%）	中度（11%～30%）
主要感染部位	口腔黏膜 生殖器黏膜（约占生殖器感染的 40%；它的复发率比 HSV-2 低）	生殖器黏膜（占生殖器感染的 60%；它的复发率比 HSV-1 高）
CNS 感染的主要类型	脑炎	脑膜炎

2. 垂直传播

这种情况最常发生在阴道分娩期间，尤其是当母亲有原发活动性病灶而不是复发性病灶或无症状感染时。剖宫产可降低传播的风险。

3. 接触分泌物

大量病毒通过唾液、皮肤 / 生殖器 / 口腔病变和撕裂散播。在有症状的时期散播量最高，但是 HSV 可在无症状散播时传播。

4. HSV 不是从环境中获得的

（1）生殖器疱疹不会通过被污染的表面（床单、毛巾等）获得。

（2）由于 HSV 在环境中存活时间不长（只有几小时），感染皮肤或口腔疱疹的风险很低。而且，通过唾液或皮肤严重污染的污染物很少能传播口腔 HSV。

> 生殖器疱疹不是通过污染物传播的。

（三）临床表现

HSV-1 和 HSV-2 可以感染多种不同类型的细胞，但主要在口咽或生殖器黏膜的上皮细胞中复制。尽管在某些具有免疫能力和免疫抑制的个体中会引发严重症状，大多数原发感染是无症状的。在初次感染后，这些病毒被运送到神经元，在那里它们潜伏下来。它们可以在人的一生中被重新激活（未知的触发因素），并被从神经元运送回皮肤和黏膜表面。

1. 原发感染

通常无症状，但也可能引起不同严重程度的症状。通过以下途径获得 HSV 时，可能会出现几种典型的感染。

（1）口咽。①龈口炎：伴有肿胀、牙龈红肿、高热、乏力、肌痛和颈部淋巴结肿大。口腔黏膜出现病变，可导致疼痛和吞咽困难。其主要发生在儿童中。②咽炎和扁桃体炎：咽喉痛、发热、乏力、咽部肿胀、颈部淋巴结肿大、扁桃体和咽部溃疡性病变。

（2）皮肤。①疱疹性化脓性指头炎：局部感染（通常在手指上）是由于病毒创伤性接种进入皮肤所致。这在职业接触者中很常见，如卫生保健工作者和牙医。②疱疹性皮炎：由皮肤接触引发身体疼痛性水疱性病变簇（例如，摔跤选手得"角斗士疱疹"或"垫子疱疹"）。③疱疹性湿疹：疼痛、发痒的水疱，常出现在面部和颈部。可出现在有皮肤潜在病变的情况下（如烧伤和湿疹）。

（3）生殖器黏膜。①病变：生殖器区域（阴茎、阴道、外阴、肛门）多发水疱或疼痛性病变、瘙痒、生殖器分泌物、腹股沟淋巴结病变。②女性比男性更容易得生殖器疱疹。

> HSV-1 和 HSV-2 都能引起口腔和／或生殖器疱疹。HSV-1 经常与口腔疱疹有关，而 HSV-2 经常与生殖器疱疹有关。

2. 再激活疾病

（1）口腔。①唇疱疹：嘴唇边缘和皮肤呈红色、瘙痒和水疱状病变（图 4-11）。这些也被称为感冒疮或热水疱。②病变前常有刺痛感。

（2）生殖器（图 4-11）：①病变通常持续时间较短，不像原发性发作那么严重，随着时间的推移发生的频率也较低。② HSV-2 的复发率比 HSV-1 高（未经治疗每年约 4 次）。

3. 并发症

（1）免疫功能低下者出现更严重、更频繁和持续的症状。

（2）角膜炎／角膜结膜炎：眼痛，视力丧失，恐光，角膜上皮上的特征性树突状溃疡。这种情况通常在 1～3 周内自然消失。

> 单纯疱疹病毒是引起病毒性脑炎最常见的原因。肠道病毒是引起病毒性脑膜炎最常见的原因。

（3）中枢神经系统感染：可表现为头痛、发热、癫痫发作和颞叶退变。① HSV 是引起病毒性脑炎的最常见原因。② HSV-1 比 HSV-2 更容易引起脑炎。HSV-2 比 HSV-1 更容易引起脑膜炎。

4. 新生儿疱疹

在婴儿< 30 天时发生，其发病率和病死率很高。更严重的（即弥散性的或 CNS）疾病可导致长期后遗症和神经发育异常的风险。更多信息请参见框 4-2。

主要有 3 类疾病。

（1）皮肤、眼睛和口腔疾病：局限性水疱簇。

（2）CNS 疾病：癫痫和脑损伤。

（3）播散性疾病：发热、皮疹、多器官介入（特别是肺和肝）、脉络膜视网膜炎。

（四）诊断

1. 标本

（1）病灶：通常为水疱状液体或病灶边缘和基部的细胞刮痕。

（2）新生儿感染：结膜、口腔、鼻咽、肛门等表面单独或联合拭子。

（3）CNS 疾病：CSF。由于 CSF 病毒培养的灵敏度很差，因此应对该标本进行 PCR。

CSF 的病毒培养不敏感。

（4）由于病毒血症可能与感染无关，所以血液是典型的不适于检测成人 HSV 的样本。另一方面，血液有助于诊断新生儿播散性疾病。①病毒主要存在于上皮细胞或神经元中，因此在活跃感染期间血液可能呈阴性。②即使是在无症状人群中，病毒在重新激活期间血液中的流动是短暂的，并且不代表当前症状的真正来源。

即使没有症状，病毒也会传播。HSV 的单独检测或存在（即使在血液或 CSF 中）并不一定表明是活跃性感染。

（5）用于眼部感染、玻璃体积液和角膜擦伤。

2. NAAT

NAAT 是诊断病灶和脑脊液中 HSV-1 和 HSV-2 的首选试验。它是最灵敏、最特异、最快速的检测方法。

3. 细胞培养

HSV 在细胞中生长良好且迅速（约 2 天）。

（1）在 MRC5 和 A549 细胞中生长。

（2）CPE 呈现圆形折射细胞聚集在一起。细胞也可能融合在一起。

（3）酶联病毒诱导系统（enzyme-linked virus-inducible system，ELVIS）细胞系在 HSV 存在时变蓝（见第十三章）。

（4）具有很高的特异性，但比 PCR 灵敏度低。

4. Tzanck 涂片

病灶刮屑或液体显示有多核巨细胞。该方法快速，但灵敏度和特异性较差。

Tzanck 涂片灵敏度和特异性较差。

5. 组织学检测

HSV 感染的细胞在组织活检中表现为典型的"3M"：染色质边集（margination，细胞核边缘的染色质簇使细胞核看起来像有一个轮廓）、细胞成型（molding，感染细胞围绕其他细胞生长）和多核化（multinucleation）（见图 13-6）。

6. 血清学检测

血清学检测可用于筛查有复发或非典型症状的高危孕妇，或用于筛查感染者的性伴侣。它也可以用来区分 HSV-1 和 HSV-2 感染。

框 4-2　新生儿 HSV 的诊断与治疗

> HSV 是在分娩过程中传播的，因此高危孕妇应进行筛查。有复发性生殖器疱疹或活动性病变的母亲应进行预防治疗并进行剖宫产（C-section）分娩。被感染的新生儿有高发病率、长期后遗症和高病死率，应接受阿昔洛韦治疗。新生儿通过细胞培养和/或 PCR 检测全表面拭子、血液、脑脊液以及任何病变。血清学检测对诊断新生儿 HSV 没有帮助，因为其 HSV 抗体可能是从母体转移过来的。

（1）可在血清或脑脊液中进行（用于 CNS 感染，如脑炎）。
（2）IgG 滴度增加 4 倍可能表明最近有感染。
（3）反复发作时抗体可能不会增加。
（4）检测到抗糖蛋白 G1 和 G2 的抗体。

新生儿不应进行血清学检查，因为可能存在母体的 HSV 抗体。

（五）预防和治疗

1. 预防
（1）目前没有针对 HSV-1 或 HSV-2 的疫苗。
（2）尽量减少密切接触，特别是有活动性病变时。
（3）性交过程中的屏障保护。
（4）生殖器活跃性病变的母亲行剖宫产。

2. 生殖器疱疹治疗
（1）预防：口服阿昔洛韦。用于未感染的性伴侣，但治疗时间没有界定。
（2）治疗：阿昔洛韦、泛昔洛韦或万昔洛韦用于活动性病变。①抗病毒药不能消除病毒，但可以降低传播、减轻症状和减少疾病持续时间。②轻症不需要治疗。频繁、严重的复发表明需要长期治疗。对于复发较少的患者，应间歇性治疗（仅在复发时）。③妊娠期任何时候病变活跃的孕妇应在 36 周开始进行抑制治疗，以防止分娩时复发。

3. 治疗口腔疱疹
（1）抗病毒药不一定是必需的，但可以提供。其可能包括口服（如阿昔洛韦）或外用（如喷昔洛韦）制剂。
（2）局部止痛也可以使用。

4. 治疗新生儿感染
静脉注射阿昔洛韦。

5. CNS 感染的治疗
静脉注射阿昔洛韦。

三、水痘-带状疱疹病毒

水痘-带状疱疹病毒（VZV）是一种高度传染性的疱疹病毒，在初次感染时可引起水痘。它引起终身潜伏感染，可能会重新激活且表现为带状疱疹。VZV通常不致命，但在新生儿或免疫抑制个体中可能致命。

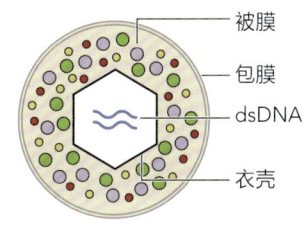

图4-2　VZV

（一）背景

（1）VZV是一种有包膜的dsDNA病毒，属于疱疹病毒科和疱疹病毒甲亚科（图4-2）。

（2）它又称人类疱疹病毒3型（HHV-3）、带状疱疹病毒和水痘病毒（表4-1，框4-1）。

（二）传播

VZV具有高度传染性，可通过多种途径感染。

（1）接触：如直接接触病灶或囊泡液，以及接触污染物（如床上用品）。

（2）空降：当患者出现播散性感染（仅接触局部感染）时，可采用空气隔离[15]。

（3）经胎盘。

（三）临床表现

VZV的原发和继发感染会引起不同症状。在原发感染期间，VZV感染可引起水痘。之后，病毒引起终身感染并潜伏在背根神经节中。尤其是在老年患者中，它可能重新激活（未知诱因）并导致带状疱疹（图4-3）。

1. 原发感染：水痘

在疫苗接种之前，水痘是一种常见的儿童疾病；它的病死率低，且表现为典型的皮疹。

（1）潜伏期：2~3周。

（2）发热，头痛，不适。

（3）病变（图4-10、图4-11）：①红色斑疹丘疹小疱（像"玫瑰花瓣上的露珠"）不到5天形成；②病灶呈向心分布（多发生于面部和躯干，肢体极少）；③在皮肤或黏膜的任何部位，病灶呈现出发展的所有阶段（一些是新的，一些是部分结痂，一些是全部结痂）。它们通常在1~2周内结痂和消退。④在所有病灶结痂之前，患者是有传染性。

（4）大多数病例发生在儿童身上。成年期患水痘比儿童期

免疫系统不成熟的人如果接触了带状疱疹，就会得水痘。

原发感染：水痘。
再激活：带状疱疹。
免疫系统不成熟的人如果接触了带状疱疹，就会得水痘。

患水痘更严重。

2. 再活化：带状疱疹

带状疱疹是一种疼痛的水疱性皮疹，其特征是表现在躯干上。病变通常单侧发生，呈带状分布（图 4-3，图 4-11）。

（1）只有 20% 的人患有带状疱疹。

（2）疼痛在有皮肤症状之前就出现了，它会使人虚弱。带状疱疹引起的神经损伤会引起疼痛、敏感和瘙痒，甚至在损伤消失后仍可能持续。这叫作带状疱疹后神经痛。

（3）大多数病例发生在成年人，尤其是老年人。带状疱疹通常在 4～6 周内消失。

3. 再活化：眼带状疱疹

（1）VZV 在三叉神经被重新激活。

（2）症状包括额头出现皮疹和刺痛，眼睑肿胀，剧烈的眼痛以及视力丧失。它会造成长期的后遗症和永久性失明。

4. 妊娠期感染

妊娠期感染可导致母亲和新生儿严重疾病。

> 水痘：病灶向心分布。
> 带状疱疹：病灶带状分布。

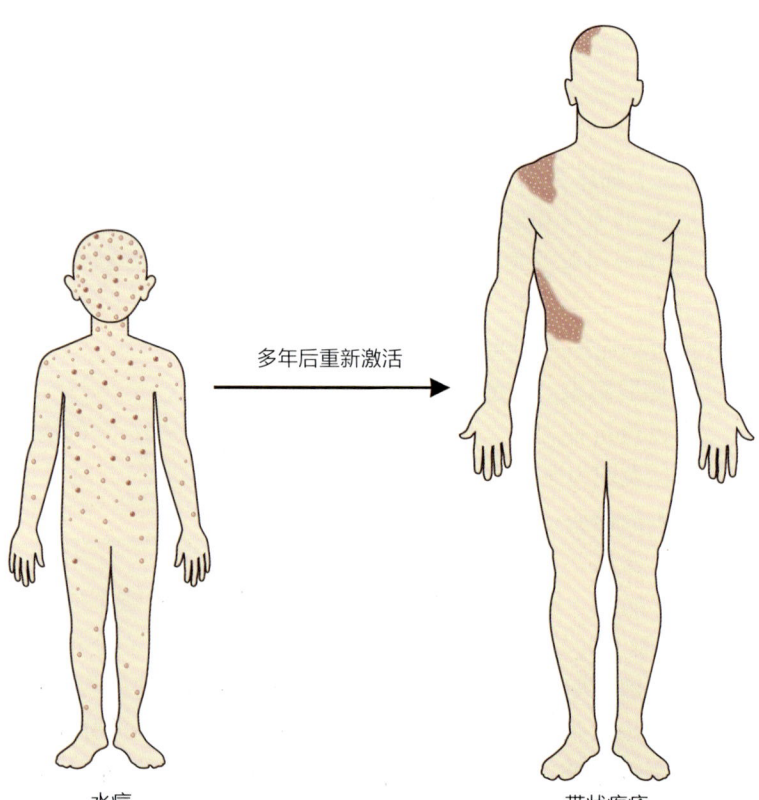

图 4-3　VZV 在儿童时期表现为水痘（成熟小水疱）

它可以在多年后以带状疱疹（单侧皮疹伴带状分布）的形式复发。

（1）先天性水痘综合征：妊娠早期（<20周）母亲原发VZV感染后胎儿感染。这是一种罕见的情况。受影响的婴儿出生时可能没有症状，也可能有特征性的出生缺陷，包括皮肤瘢痕、肢体发育不良以及神经、眼部、生长和其他异常。这些婴儿通常在1年内患上带状疱疹。

（2）新生儿水痘：当妊娠晚期（分娩前后）或出生后不久VZV传染给婴儿时发生。它有很高的病死率，而且能引起播散性感染。

（3）母亲水痘肺炎：孕妇原发性VZV的严重并发症。它可能需要机械通气和抗病毒治疗，而且可能导致孕产妇死亡。

5. 并发症

免疫功能低下的宿主病毒传播和严重感染的风险较高，如以下情况。

（1）脑炎、脑膜炎、小脑共济失调。VZV再激活往往比原发感染更容易引起CNS并发症。

（2）肝炎。

（3）弥散性血管内凝血。

（4）瑞氏综合征，在感染期间服用阿司匹林。

（5）运动麻痹。

先天性水痘综合征 = 早孕
新生儿水痘 = 妊娠晚期或产后

（四）诊断

对于简单常规的水痘和带状疱疹，可以通过临床诊断，不建议进行实验室检测。在某些情况下可以进行检测，如新生儿、免疫功能低下者或有不寻常/复杂表现的病例。

1. 标本

（1）水疱液、裸露病灶的细胞刮屑或皮肤病灶的活检样本。生殖器损伤很少，但也可能发生。

（2）CSF用于CNS状况的检测。

（3）血液作为VZV病毒粒子的检测来源并不理想，因为病毒血症是否存在与活动性感染之间相关性不大。

2. NAAT

首选方法。像PCR这样的检测方法很容易从多种标本类型中检测出VZV，具有很高的灵敏度和特异性。

3. 细胞培养

不是首选，因为VZV在MRC5细胞中生长非常缓慢（6~14天）。

4. Tzanck涂片

操作简单，但由于灵敏度和特异性差（不能区分HSV和

VZV）不再推荐。

5. 血清学检测

用于确认接种疫苗或暴露于 VZV（妊娠期或卫生保健工作者）。

（五）预防和治疗

1. 预防

减毒活疫苗非常有效，是儿童常规疫苗接种的一部分。

（1）水痘疫苗（Oka 株）可以单独接种，也可以与麻疹、腮腺炎和风疹（MMR）联合接种。

（2）无论是否患过水痘或带状疱疹，建议 ≥ 60 岁的人群接种带状疱疹疫苗。①减毒活疫苗：含有较大剂量的水痘疫苗。②亚单位：包含重组水痘蛋白和佐剂。

2. 治疗

（1）皮肤病症状通常是自限性的，不需要治疗（仅支持护理）。

（2）严重疾病患者、免疫功能低下患者和新生儿：阿昔洛韦、万昔洛韦和泛昔洛韦。

四、麻疹病毒

麻疹病毒是一种高度传染性的病毒，表现为典型的麻疹样皮疹。它可以导致严重感染和死亡，不过，在接种疫苗的国家病例数量非常低。

> 与其他副黏病毒一样，麻疹病毒也会引起呼吸道感染。由于其继发的特征性皮肤表现，本文在此处陈述。

（一）背景

麻疹病毒是一种包膜 ssRNA 病毒，是副黏病毒科的一部分。它只感染人类（图 4-4）。

> 麻疹具有高度传染性，与大多数病毒不同，它是通过空气传播的（可以悬浮在医师办公室、健身房等的空气中）。

（二）传播

麻疹病毒通过接触呼吸道分泌物或吸入大大小小的呼吸道飞沫传播。患者在出现症状之前、期间、之后（之前或之后 4 天）都具有传染性。

（三）临床表现

（1）潜伏期：约 14 天。

（2）总病程：7～10 天。

（3）初始症状：类似严重的上呼吸道感染，伴有高热（高

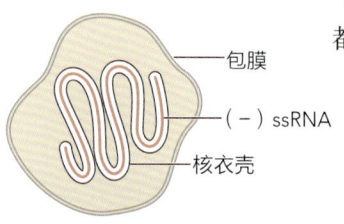

图 4-4　麻疹病毒

达 40.6℃）、流鼻涕（鼻炎）、眼睛发红（结膜炎）。

（4）柯氏斑：颊黏膜上的白色小病变，基底红斑，中心带蓝色，这是麻疹病毒感染的典型特征（"红色底色上的盐粒"）。这些特征在最初症状开始后不久（2~3天）就会出现。

（5）麻疹样皮疹：在柯氏斑后不久出现红色斑点状斑丘疹；它开始于面部，然后向下扩散到身体的其他部位（图4-11）。

（6）白细胞减少症。

（7）不会引起先天性畸形，但可能导致自然流产。

（8）并发症。①常见：腹泻、肺炎、麻疹病毒本身或由于细菌重复感染引起的耳部感染。②罕见：亚急性硬化性全脑炎（subacute sclerosing panencephalitis，SSPE）。病毒有时在幼年（通常小于2岁）感染后仍然潜伏。6~15年后，可引起慢性SSPE（约2年），通常是致命的神经退行性疾病。症状包括易怒、精神和运动变化、癫痫发作和吞咽困难。

> 3C's：咳嗽（cough）、鼻炎（coryza）、结膜炎（conjunctivitis）。

（四）诊断

1. 血清学检测

最常见的诊断方法。EIA用于检测IgM或IgG滴度4倍升高。

2. NAAT

由于麻疹不常见，在美国除了在一些公共卫生实验室外，该方法不是常规检测手段。

（五）预防和治疗

（1）疫苗含有减毒活病毒，非常有效。然而，偶发病例仍然出现在未接种疫苗个体中。

（2）该疫苗由腮腺炎和风疹（MMR）减毒活疫苗配制而成，并作为儿童常规系列的一部分进行接种。

（3）有感染风险的人群是未接种疫苗的婴儿和未接种疫苗并前往麻疹流行地区的旅行者。

（4）常见副作用：暂时性发热，接种疫苗后约1周出现皮疹。

五、风疹病毒

风疹病毒引起的疾病与麻疹类似，但通常较温和。妊娠期的感染会导致先天性风疹综合征，该病能引起新生儿高发病率，还有听力丧失。风疹病例在人群接种疫苗的国家极为罕见。

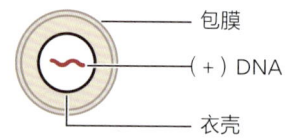

图 4-5 风疹病毒

风疹病毒引起的疾病与麻疹相似,不同之处在于它的传染性要小得多(预防的是飞沫传播,而不是空气传播),而且风疹病毒更温和,病程也更短。它有时被称为德国麻疹或三日麻疹。

(一)背景

风疹病毒有包膜,具有(+)ssRNA。它是披膜病毒科的一员(图 4-5)。

(二)传播

吸入呼吸道飞沫和分泌物(咳嗽/打喷嚏)。

(1)与呼吸道病毒一样,风疹病毒很容易在社区、家庭、监狱和学校传播。

(2)它在疫苗接种覆盖率不高的国家流行。

(3)它在美国不是地区性疾病,但确实出现了输入性病例。

(三)临床表现

除新生儿外,症状不严重。

1. 产后感染

超过 50% 的病例出现症状。

(1)潜伏期:约 2 周。

(2)红疹:一种始于面部和/或口腔的点状斑丘疹,持续约 3 天(图 4-11)。在皮疹出现前后患者可能具有传染性。

(3)淋巴结病。

(4)低热。

(5)女性关节炎。

(6)其他:咽喉痛、结膜炎、短暂关节痛。

2. 先天性风疹综合征

(1)当孕妇感染时发生,特别是在妊娠头 3 个月。

(2)受影响的新生儿可能有严重的出生缺陷(耳聋、心脏缺陷、白内障、智力迟钝和小头畸形)。

(3)癫痫。

(4)严重皮疹("蓝莓松饼"状,类似先天性 CMV 感染)。

(5)进行性风疹全脑炎。

(6)可导致流产或死产。

3. 儿童和成人的并发症

脑炎。

(四)诊断

1. 血清学检测

通过血清或 CSF 检测 IgM〔如酶联免疫吸附分析(enzyme-linked immunosorbent assay,ELISA)〕是首选的诊断方法。细小病毒、EBV 和类风湿因子可导致假阳性结果。

2. 细胞培养

除公共卫生实验室外一般不使用，因为风疹不常见，CPE 轻微且不明显。

3. NAAT

由于风疹不常见，在美国除一些公共卫生实验室外不常规使用。用于分离或核酸检测的标本包括：

（1）病毒血症期（暴露后约 7 天）获得的血液或新生儿血液。

（2）鼻拭子、鼻咽拭子、咽拭子、抽吸物。

（3）CSF 和尿液。

（五）预防和治疗

（1）支持治疗。

（2）疫苗：高效减毒活疫苗可对风疹提供长期免疫力。它作为 MMR 疫苗的一部分，在儿童疫苗系列中常规接种。

六、人类疱疹病毒 6 型和人类疱疹病毒 7 型

HHV-6 和 HHV-7 是高度流行的疱疹病毒，会导致终身感染。它们对免疫能力强的人通常无症状或引发轻微疾病，但可能对移植受者和其他免疫功能低下的患者造成更严重的疾病。

（一）背景

这些病毒属于较为温和的机会性疱疹病毒乙亚科（框 4-1，表 4-1）。它们体积较大且有包膜，含有 dsDNA，并引起终身感染（图 4-6）。

HHV-6A 和 HHV-6B 整合到宿主染色体中（溶原性）。其他疱疹病毒保持游离基因状态（假溶原性）。

（二）传播

这两种病毒在人群中高度流行，且在儿童时期获得。

（1）可能通过唾液传播。

（2）与其他疱疹病毒不同，HHV-6 可以整合到宿主细胞染色体中，并通过生殖细胞系垂直传播。不过它不会引起新生儿疾病。

（三）临床表现

（1）HHV-6 有两种变种。HHV-6A 不会引起疾病。HHV-6B 引起无症状或自限性的轻微疾病（有时称为"第六种疾病"）。

（2）HHV-7 会导致无症状感染或比 HHV-6B 更轻微的疾病。

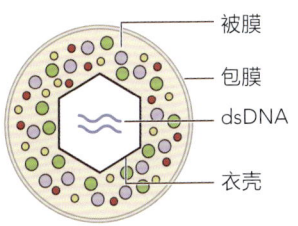

图 4-6　HHV-6 和 HHV-7

（3）原发感染：≤ 20% 的 3 岁以下儿童和免疫功能低下者出现症状。①高热、淋巴结肿大以及发热消退时躯干和四肢出现的红色皮疹（幼儿急疹）（图 4-11）。②发热引起的痉挛。③可引起某些成年人单核细胞增多症。④罕见：脑炎。

（4）再激活：免疫抑制患者尤其是移植患者有很高的再激活风险。症状包括：①病毒血症；②脑炎、肺炎、肝脏疾病；③皮疹；④移植物抗宿主病和器官排斥。

（四）诊断

检测用于检查移植患者与其他免疫功能低下患者，不过免疫能力强的人不需要。

1. NAAT

检测活性感染的最佳方法。然而，与其他疱疹病毒一样，检测到 HHV-6 和 HHV-7 并不一定意味着疾病。

（1）这些病毒可以在没有相关症状的人类标本中周期性地传播。

（2）整合型 HHV-6 可在剪下的头发/毛囊中检测到（这些细胞中不存在非整合型 HHV-6），或使用定量方法（如飞沫数字 PCR）显示病毒 DNA 和染色体 DNA 以 1:1 比例存在。

约 1% 的人 HHV-6 被整合到染色体中。所以即使不会导致疾病症状，高水平的病毒也可能会被检测到。

（3）如果怀疑处在真正风险因素下的患者患有疾病，应使用定量 PCR 监测病毒载量增加的趋势。

2. 血清学检测

没有用，因为这两种病毒都很常见。

（五）预防和治疗

（1）目前还没有针对 HHV-6 的抗病毒药或疫苗。

（2）免疫能力强的患者感染不需要治疗。

（3）在免疫功能不全的患者中，尽可能减少免疫抑制。巨细胞病毒治疗选择更昔洛韦、西多福韦和膦甲酸酯可能有用。

七、传染性软疣病毒

传染性软疣病毒在结构上与天花病毒相似，也会产生病灶。不过，传染性软疣症状温和，分布广泛，可引起自限性疾病，无明显的长期后遗症。

(一)背景

传染性软疣病毒是一种有包膜的大型 dsDNA 病毒,属于痘病毒科(图 4-7)。

(二)传播

感染皮肤的上皮层,通过与被感染的活跃细胞接触传播。它不会引起潜伏性感染。

(1)直接接触受感染的病灶是最常见的传播方式。

(2)在身体的另一个部位进行自体接种。

(3)污染物(如衣服、毛巾等个人物品)。病毒感染与温暖潮湿的环境有关,如健身房和游泳池。

(4)性接触。

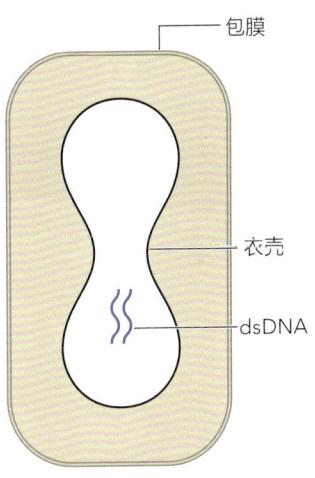

图 4-7 传染性软疣病毒

(三)临床表现

传染性软疣病毒感染可引起光滑、坚硬的肉色小丘疹,有珍珠样外观(有时会变红、发炎和发痒)。

(1)病变是脐状的,类似天花病灶。

(2)病变为良性,可自行消退。消退很慢(平均几个月;范围在 2 周到 4 年)。

(3)除手掌和脚掌外,病灶簇可出现在皮肤的任何地方。

(4)在儿童中症状更为常见。

(5)危险因素:特应性皮炎、免疫抑制和 HIV。

(四)诊断

由于特征性病灶的出现,通常是临床诊断。

(1)皮肤感染可以通过切除活检的组织学检测来确认。表皮细胞细胞质内含有特征性巨大包涵体,称为软疣小体(图 4-8)。

(2)这种病毒不能在细胞培养液中生长。

(五)预防和治疗

1. 预防

避免直接接触患处,不要共用衣物/毛巾。

2. 治疗

通常不需要。

(1)可以物理移除病灶。

(2)可以使用口服(西咪替丁)和局部(鬼臼毒素或水杨酸)治疗。

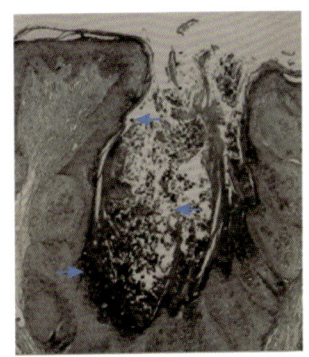

图 4-8 传染性软疣病灶的组织学检测

病灶内有许多软疣小体;箭头指向病灶表面、中间和底部。参见图 13-6。

八、天花病毒

天花病毒于 1980 年从全球环境中根除。仅存的小瓶储存在两个实验室（在美国和俄罗斯）。它们有可能被用作生物战的药剂。

天花病毒是一种高度传染性的病毒，会导致全身的损伤和遗留的瘢痕。它的致死率很高，但自 1978 年以来世界范围内没有任何感染报告。1980 年，世界卫生组织宣布在全球范围内消灭天花。

（一）背景

天花病毒是一种大型包膜（约 300 nm）砖状病毒，具有哑铃状核。它包含 dsDNA，是痘病毒科的一员（图 4-9）。

天花有两种变种。

1. 大天花

病死率高（高达 50%）。

2. 小天花

症状较轻，病死率低（1%）。

（二）传播

（1）通过呼吸道分泌物（咳嗽/打喷嚏）。

（2）能够空气传播。

（3）接触水疱状液体（直接接触或接触污染物，如衣服上的液体）。

（4）病变结痂前都具有传染性。

（三）临床表现

（1）潜伏期：长（2~3 周）。

（2）高热、头痛、背痛、疲劳、呕吐、腹泻、虚脱。

（3）病灶具有特征性（图 4-10，图 4-11）。①呈离心分布（面部、口腔、四肢病变较多；躯干较少）。②开始时是皮疹，逐渐发展为边界清晰、充满液体的固着脓疱。它们通常是红色的或呈肤色（天花又被称为"红色鼠疫"），并且是脐状的。大约 10 天后，脓疱结皮然后结痂。③病灶呈现同一阶段（即所有病灶同时由黄斑到丘疹，再到小疱、结节然后结痂。这与水痘不同，水痘同时呈现出所有阶段的病灶）。④麻子：愈合后的瘢痕。这些色素在浅色皮肤上表现为色素沉着，在深色皮肤上表现为色素减退。

（4）严重疾病的风险：①随着病灶融合程度的增加而增高；②婴儿、老年人、未接种疫苗者和免疫抑制者；③孕妇。这些患者有较高的皮肤损伤和黏膜出血的风险。

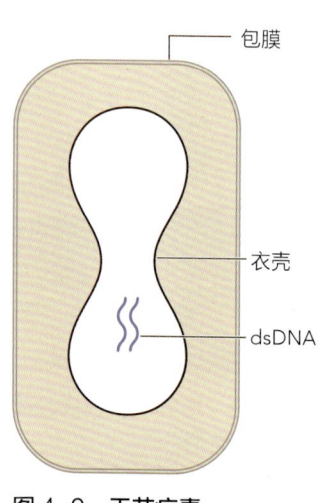

图 4-9　天花病毒

水痘 天花

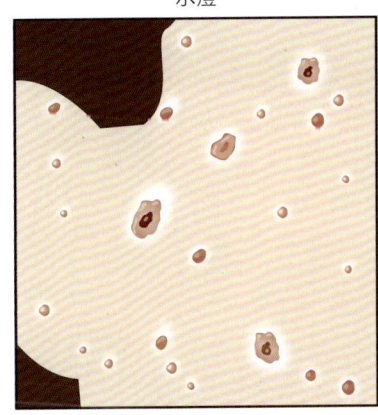
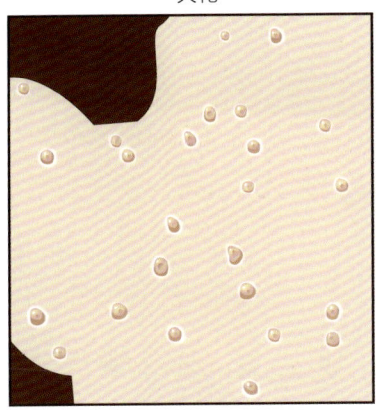

图 4-10　水痘和天花病灶对比

水痘病灶呈红色,可同时处于不同阶段(新发、成熟、结痂和痊愈);天花病灶呈脐状和肤色,都处于消退的同一阶段。

(四)诊断

目前还没有针对天花的常规检测方法,因为几十年来没有诊断出新的病例。如果有强烈的临床怀疑,一些公共卫生实验室可以检测天花。

(1)标本:皮损处或囊泡抽吸物。

(2)鸡胚绒毛膜尿囊膜上的麻点形态。

(3)病灶活检或压片制备中的软疣小体。

(4)苏木精-伊红染色(HE染色):特征性内含物称为瓜尔涅里小体。

(5)电子显微镜。

(五)预防和治疗

1. 预防

现有含有牛痘病毒的活疫苗。这种病毒与天花病毒密切相关,毒性较弱,不通过呼吸道分泌物传播。

(1)为能达到最理想的保护作用,需进行加强免疫。

(2)并发症:疫苗可引起牛痘病毒感染。①发热、头痛、疲劳、肌痛、水疱疹、心脏感染和脑炎。②免疫抑制者引发进行性牛痘(广泛的组织坏死可导致死亡)。③牛痘免疫球蛋白可用于治疗疫苗相关感染。

(3)除在某些情况下(如紧急情况、军事、急救人员等)外,不再接种疫苗。

(4)实施划痕注射(将疫苗多次注射到表皮)。

> 天花疫苗=减毒活牛痘病毒。其很少会引起疾病。

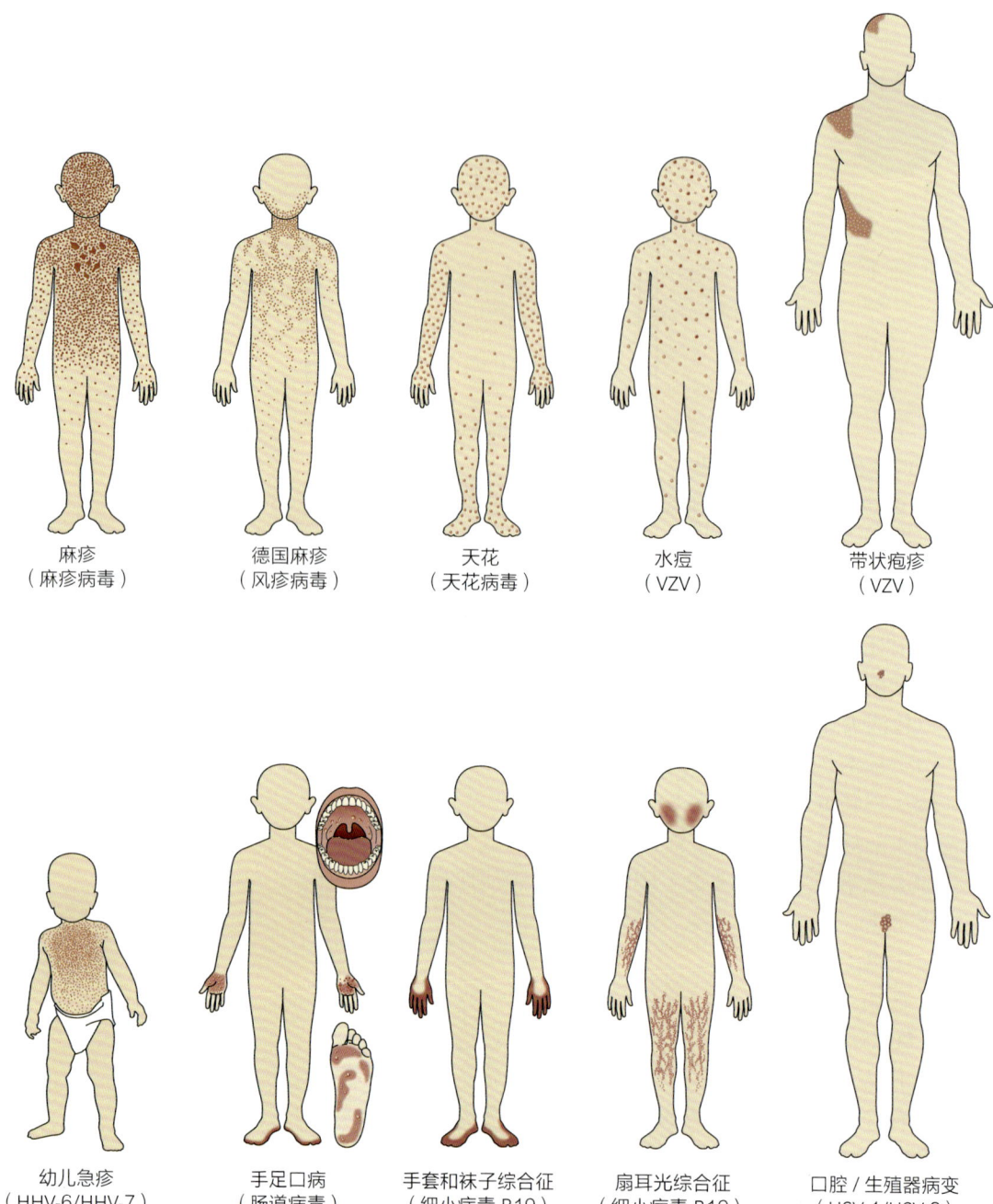

图 4-11 不同病毒性皮疹对比

麻疹（麻疹病毒）：从面部"倾泻"到脚的红色扁平状皮疹，有时融合了麻疹。德国麻疹（风疹病毒）：从面部向下"倾泻"的粉色到红色的皮疹。天花（天花病毒）：处在同一成熟阶段向心性分布的脐状丘疹，四肢的病灶比躯干多。水痘（VZV）：发痒的红色水疱状病灶，分期多，向心性分布，躯干病灶多，四肢病灶少。带状疱疹（VZV）：疼痛的水疱状红色病灶，呈带状分布，通常发生于老年人。幼儿急疹（HHV-6 和 HHV-7）：躯干和腿部呈粉红色到红色的弥漫性皮疹，通常发生在婴儿身上。手足口病（肠道病毒）：在手掌、脚掌和口腔内出现疼痛的红色水疱疹。传染性红斑或第五病（细小病毒 B19）：面颊像被掌掴了似的呈鲜红色，几天后在胳膊和腿上出现带花边的融合皮疹。口腔/生殖器病变（HSV-1 和 HSV-2）：在口腔或生殖器周围或内部出现疼痛的红色水疱。

2. 治疗

（1）症状支持性治疗。

（2）抗病毒药：特考韦瑞和西多福韦[16]。

（3）牛痘疫苗免疫球蛋白：静脉注射用于治疗牛痘疫苗引起的并发症。

多项选择题

1. 以下哪种疱疹病毒通常与先天性感染无关？

    a. HSV-2

    b. VZV

    c. EBV

    d. CMV

2. 以下哪项不是 HSV-1 和 HSV-2 的传播途径？

    a. 接触复发病灶

    b. 性交

    c. 人类咬伤

    d. 床单

3. 以下哪项会导致终身感染？

    a. VZV

    b. 风疹病毒

    c. 传染性软疣病毒

    d. 天花病毒

4. 以下哪种是检测活动性生殖器疱疹的最佳标本？

    a. 病灶拭子

    b. 血液

    c. 尿液，淋病和衣原体检测

    d. 阴道分泌物

5. 带状疱疹和水痘有什么区别？

    a. 水痘由 VZV 引起，带状疱疹由 Oka 引起

    b. 原发性感染导致水痘，而继发性感染导致带状疱疹

    c. 水痘引起疼痛性病变，而带状疱疹引起无痛性病变

    d. 以上都不是

6. 以下哪种病毒的培养相对较快（≤2 天）？

    a. 传染性软疣病毒

    b. HSV

    c. VZV

    d. 没有。病毒在培养液中生长至少需要 7 天

7. 以下哪种病毒都是通过空气传播的，需要通过空气隔离来防止传播？
   a. HSV，细小病毒，天花病毒
   b. VZV，麻疹病毒，风疹病毒
   c. 肠道病毒、细小病毒、传染性软疣病毒
   d. 麻疹病毒，VZV，天花病毒
8. 传染性软疣病毒最有用的诊断方法是什么？
   a. 细胞培养
   b. PCR
   c. 组织学检测
   d. 血清学检测

将下面的选项进行匹配。每个答案只用一次。

9. 疱疹病灶类型

角斗士疱疹	A. 新生儿
皮肤耳口病	B. 特应性皮炎
白疱疹	C. 摔跤手
疱疹湿疹	D. 口腔病变
唇疱疹	E. 牙医

10. 皮疹的类型

麻疹	A. VZV
露珠疹	B. 风疹病毒
扇耳光疹	C. 天花病毒
脐状病灶	D. 细小病毒 B19
蓝莓松饼样病灶	E. 麻疹病毒

判断对错

11. HSV-2 会引起生殖器感染，而不会引起口腔感染。　　T　F
12. 麻疹病毒可引起潜伏性感染。　　T　F
13. 天花是一种可以导致毁容和死亡的严重疾病。　　T　F
14. 无症状患者脑脊液中可检测到 HHV-6。　　T　F
15. 孕妇应接种 MMR 疫苗以预防先天性风疹感染（可能需要阅读本章以外的内容）。　　T　F

第五章
胃肠道和粪口肝炎病毒

一、概述

病毒是传染性肠胃炎最常见的病原体。它们会引起急性和自限性疾病，这些疾病通过摄取污染的食物和水进行传播。即使在具有免疫活性的宿主中，存活于胃肠道的病毒也会引起相关的胃肠道症状。其他病毒，如巨细胞病毒（详见第七章）、腺病毒（详见第六章）在具有免疫活性的宿主中一般引起的胃肠道症状较轻，但对于免疫功能低下的患者胃肠道症状会相对加重。

（一）背景
为了在胃肠道的低 pH 下生存，大多数胃肠道病毒都是无包膜的。

> 大多数胃肠道病毒是无包膜的，在环境中稳定性高。

（二）传播途径
（1）粪–口途径：最常见的传染源是被污染的水和食物。
（2）接触无孔表面和物体等污染物。
（3）这些病毒在环境中有很高的稳定性，对用于消毒饮用水的氯具有相对抵抗力。
（4）胃肠道病毒一年四季都会出现，其中一些胃肠道病毒会呈现季节性高峰（图5-1）。

（三）临床表现
病毒性肠胃炎表现为急性、自限性、非血性、水样腹泻，可持续 1~8 天。病毒性肠胃炎有发生再感染的可能。其他症状包括：①腹痛；②一些病毒会引起呕吐；③脱水。

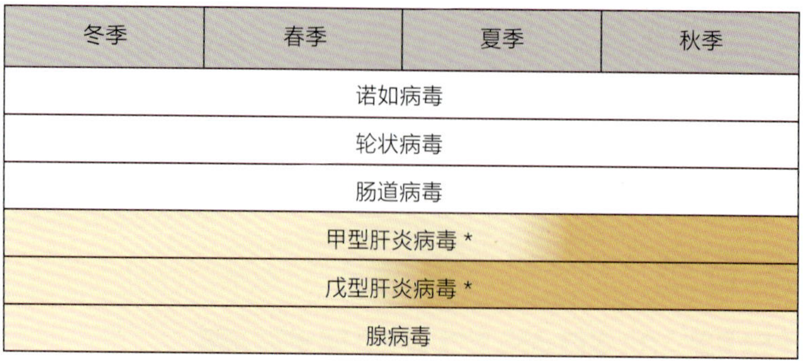

冬季	春季	夏季	秋季
诺如病毒			
轮状病毒			
肠道病毒			
甲型肝炎病毒*			
戊型肝炎病毒*			
腺病毒			

图 5-1　胃肠道病毒的季节性

* 这些病毒可能具有不同的季节性模式，具体取决于地理区域。

（四）检验诊断

1. 标本检测

粪便是被接受的最常使用的检测标本，但胃肠道病毒也可以从呕吐物中检测出来。在患者症状出现的前 2 天，粪便中的病毒滴度很高。即使在症状消失后，病毒滴度也会持续数周，在免疫功能低下的患者中，可以持续数年。

2. NAAT

通常是检测胃肠道病毒的首选方法。核酸扩增试验具有高度特异性，并且比抗原或电子显微镜方法更敏感。

（1）针对病毒、细菌和寄生虫病原体，可用广泛性复合聚合酶链式反应检测多种疾病的病因。

（2）不区分活动性感染和既往感染（即仍在释放的非活动性病毒）。

3. 抗原检测

酶联免疫吸附试验和乳胶凝集法用于检测粪便中的病毒抗原。抗原的存在可以表明是活动性感染。

4. 血清检测

检测针对胃肠道病毒的循环抗体是无用的，因为这些病毒很常见。

5. 培养基

（1）一般不使用培养基。

（2）对于急性疾病，培养的周转时间很慢。

（3）巨细胞病毒、腺病毒和一些肠道病毒可以在细胞培养基中生长，但诺如病毒、札幌病毒和轮状病毒不生长。

（4）由于细胞的毒性和正常菌群的过度生长，粪便样本难以用于细胞培养。

> 胃肠道病毒以非常高的水平传播。令人担忧的是非常"热"的阳性样本对阴性样本的污染。

（五）预防和治疗

（1）洗手是必不可少的，因为大多数传播是通过粪便污染发生的。

（2）补液支持疗法。

（3）通常不使用抗病毒药，因为大多数病毒感染是自限性的。

（4）抗生素不适用。

病毒性肠胃炎是否治愈由临床决定，不应重新检测，因为即使患者不再出现症状，病毒排毒可能仍会持续数周（如果患者免疫功能低下，可能持续数年）。

二、轮状病毒

在世界范围内，轮状病毒是 5 岁以下儿童肠胃炎最常见的病毒性病原体之一。它会导致发病率和病死率的升高，尤其是在发展中国家，但可以通过接种疫苗有效地缓解。

（一）背景

轮状病毒是一种无包膜病毒，属于呼肠孤病毒科。它是少数与医学相关的 dsRNA 病毒之一（图 5-2）；它在电子显微镜下具有轮辐外观。

（1）它的基因组是分段的，这意味着它可以进行抗原转变，但与重组的流感病毒不同，重组的轮状病毒株是温和的。

（2）血清群 A～G 包括人和非人毒株（轮状病毒也是一种主要的兽医病原体）。胃肠道病毒以非常高的水平排出，令人担忧的是非常"热"的阳性样本对阴性样本的污染。

（二）传播途径

（1）轮状病毒主要通过粪-口接触传播。它在环境中非常稳定，因此，它通常可以直接在人与人之间传播或通过污染物传播，而不是通过受污染的食物和水传播。

（2）与日托相关：托儿所存在院内传播。

（3）季节性：冬春季节发病率高。

（三）临床表现

（1）培养：约 2 天。

（2）轻度至重度腹泻，大便无血液或黏液。

（3）腹痛和发热，可能会伴有呕吐。

（4）脱水会导致心脏骤停而死亡。

（5）持续 3～8 天。

（6）成人的原发性感染更可能是轻微或无症状的，然而免

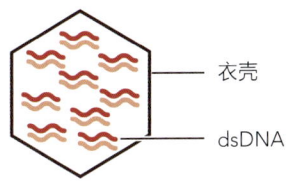

图 5-2 轮状病毒

疫抑制可能引发更严重的疾病。

（四）诊断
（1）抗原检测通常是轮状病毒最常见的检测方法。
（2）核酸扩增试验是最敏感和最具体的检测方法，目前应用越来越广泛。

（五）预防与治疗
1. 预防

（1）口服减毒活疫苗是儿童常规疫苗接种系列的一部分。
（2）疫苗并发症：婴儿肠套叠，通常在接种疫苗后 1~2 周内发生。这是罕见的。

2. 治疗

支持治疗。

三、诺如病毒、札幌病毒和星状病毒

诺如病毒和相关病毒是胃肠道症状的常见原因。它们具有高度传染性，可导致严重的呕吐和腹泻，但往往会在 2~3 天内消退。这些病毒在实验室中很难检测到，直到核酸扩增试验在临床广泛应用。

（一）背景
巴尔的摩Ⅳ类中的小型（约 50nm）、无包膜（+）ssRNA 病毒（图 5-3）。

1. 诺如病毒

诺如病毒属于杯状病毒科（具有带有"圣杯状"凹痕的衣壳）。有许多不同的诺如病毒株被归类为基因组Ⅰ~Ⅵ（GⅠ~GⅥ）。只有 GⅠ、GⅡ和 GⅣ能感染人类。

2. 札幌病毒

札幌病毒是另一种杯状病毒。它也是肠胃炎的病原体，但对其知之甚少。

3. 星状病毒

星状病毒（Astroviruses）属于星状病毒科。它们在电子显微镜下具有星状外观，通常会影响儿童。

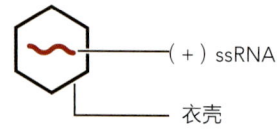

图 5-3　诺如病毒

（二）传播途径
水（游泳池、湖中游泳、食用贝类）、粪便和呕吐物。

（1）耐热性高和耐氯灭活。

（2）暴发期通常是通过传播途径来鉴别这些病毒。发病期通常很短（1~2周），并且与封闭或拥挤的环境（例如，游轮、疗养院、日托）有关。

> 游轮旅行与诺如病毒的暴发有关。

（3）具有免疫力的时间不是持久的（仅持续约6个月），并且有些人可能会再次感染相同的菌株。

（4）季节性：全年，冬季为高峰期，又称"冬季呕吐病"。

（三）临床表现

（1）培养：诺如病毒1~2天，星状病毒3~4天。

（2）病程短（2~3天）。

（3）恶心和呕吐很常见（尤其是诺如病毒）。

> 诺如病毒症状很短（约2天）。

（4）常有低热。

（5）无长期后遗症。

（四）诊断

（1）酶联免疫吸附试验是首选的检测方法。

（2）由于特征形态，可以使用电子显微镜，但该检测在实验室诊断中并不常使用。

（五）预防与治疗

没有可用的疫苗，仅支持治疗。

四、甲型肝炎病毒

与其他胃肠道病毒一样，甲型肝炎病毒（HAV）是通过粪便传播的，但随后会感染肝脏引起肝炎（见表8-1）。疾病的临床表现是黄疸、疲劳和腹部不适，但与血源性肝炎病毒不同的是，症状相对急性和自限性。甲型肝炎病毒在卫生条件差的国家很常见。

> 与乙型和丙型肝炎病毒不同，甲型肝炎病毒没有潜伏性，不会引起慢性肝炎。

（一）背景

甲型肝炎病毒是一种带有（+）ssRNA的小病毒（图5-4）。它是小核糖核酸病毒科的成员，与肠道病毒一样（见图1-7）。

（二）传播途径

（1）主要是粪-口传播，尤其是通过摄入受污染的食物和水。

（2）性接触（不太常见）。

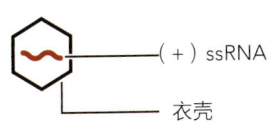

图5-4 HAV

（3）在世界范围内发现，卫生条件差的国家发病率更高。

（4）具有高度稳定和传染性，特别是大量的病毒通过粪便排出。

（5）感染疾病的危险因素：①前往甲型肝炎病毒流行且疫苗接种率低的地区；②与感染者密切接触，尤其是食品制作人员。

（三）临床表现

急性自限性感染症状可持续 2～6 周，症状如下。
（1）无症状、轻度或急性重型肝炎。
（2）疲劳、黄疸、大便色白、体重减轻、尿色深和腹痛。
（3）儿童患者病情较轻。

（四）诊断

1. 血清检测

（1）甲型肝炎病毒的主要诊断方法。
（2）血清中检测到 IgM 表明近期或急性感染，谨防低流行地区的误报。
（3）已接种疫苗（在低流行地区）或曾经接触患者（在高流行地区）的人，检测 IgG 对诊断无用。

2. NAAT

一般不需要。可以进行病毒载量检测以监测病毒是否清除。

（五）预防与治疗

1. 预防

从疫苗或自然感染中产生 IgG 可提供终生保护（图 5-5）。甲型肝炎病毒的灭活疫苗是可用的并且非常有效。
（1）建议人们在前往高流行地区前 2 周使用。
（2）它是美国常规儿童疫苗的一种。

2. 治疗

支持治疗。

五、戊型肝炎病毒

与 HAV 一样，戊型肝炎病毒（HEV）通过摄入食物和水传播，引起自限性肝炎，并在发展中国家广泛传播（见表 8-1）。重要的是，妊娠期间感染戊型肝炎病毒可能危及母亲和胎儿的生命。

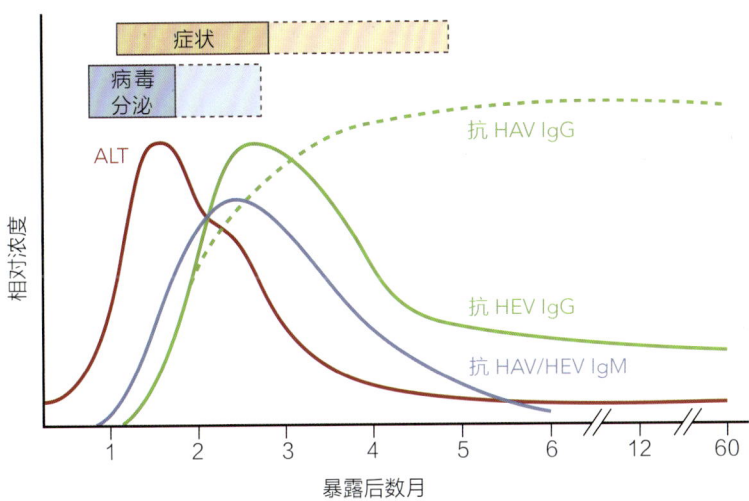

图 5-5　HAV 和 HEV 感染的动力学

病毒复制、肝损伤和全身症状发生在暴露的前 1～3 个月内。IgG 抗体可提供针对 HAV 而非 HEV 的终身保护。

（一）背景

（+）ssRNA 病毒在结构上与杯状病毒相似，但它属于一个单独的家族——肝炎病毒科（"Hep E viridae"）。只有一种血清型，但有 4 种基因型，它们具有不同的地理分布、传播途径和暴发频率[17]。

（二）传播途径

（1）粪-口传播，尤其是通过摄入受污染的食物和水。

（2）经胎盘。

（3）世界范围内，在发展中国家、难民营、战区和其他卫生条件差的地区更为常见。

（4）在亚洲、北非和中东地区的发病率很高。

（5）可以从猪身上获得。

（6）感染疾病的危险因素：在病毒流行地区旅行的时间很长。

（三）临床表现

（1）潜伏期 1～2 个月。

（2）几乎所有感染都会导致持续 1～2 周的急性、自限性肝炎。症状包括黄疸、食欲不振、肝大、腹痛和压痛、发热、恶心和呕吐。胆汁淤积（胆汁流量不足）比甲型肝炎病毒更明显。

（3）在一些实体器官移植病例中，戊型肝炎病毒基因 3 型感染可发展为慢性感染。

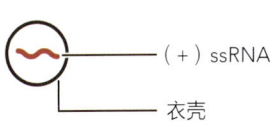

图 5-6　HEV

与甲型肝炎病毒不同，戊型肝炎病毒可垂直传播，可导致孕妇和胎儿严重感染和死亡。

（4）儿童感染是无症状的或有轻微症状。症状最常见于年轻人（15～40岁）。

（5）总病死率约为1%，高于甲型肝炎病毒。

（6）孕妇可能有严重感染，可发展为急性重型肝炎和母婴死亡。①孕产妇病死率极高（约20%）；②胎儿病死率也非常高。

（四）诊断

1. 血清检测

这是主要的诊断方法，IgM 的鉴定和 IgM 血清转化为 IgG，可以提示相对较新的感染。

2. 快速抗原检测

这类检测已经开发出来，但目前尚未获得美国食品药品监督管理局批准或普遍可用。数据表明它们具有高灵敏度（>90%），可以快速识别戊型肝炎病毒感染。

（五）预防与治疗

1. 预防

（1）尽量少接触受污染的水和食物。

（2）有一种疫苗在中国获得许可，但在其他地方还没有。

2. 治疗

感染是自限性的，因此急性感染不需要治疗；慢性感染可以用利巴韦林治疗，但这不是美国 FDA 批准的药物。

多项选择题

1. 下列病毒中，哪些会伴有白色的粪便？

    a. 肠道病毒

    b. 甲型肝炎病毒

    c. 诺如病毒

    d. 轮状病毒

2. 以下哪种胃肠道病毒是 DNA 病毒？

    a. 腺病毒

    b. HEV

    c. 沙波病毒

    d. 轮状病毒

3. 下列哪种胃肠道病毒有包膜？

    a. 轮状病毒

    b. HAV

    c. CMV

d. 诺如病毒

4. 轮状病毒疫苗通过以下哪种途径传播？

   a. 肌内注射

   b. 鼻内

   c. 口服

   d. 穿刺

5. 以下哪个不是垂直传播（可能需要阅读本章以外的内容）？

   a. 甲型肝炎病毒

   b. 乙型肝炎病毒

   C. 丙型肝炎病毒

   d. 戊型肝炎病毒

6. 血清学是下列哪种病原体的主要诊断试验？

   a. HEV

   b. 星状病毒

   c. 轮状病毒

   d. 以上都不是，不应该使用血清学检测

7. 下列哪个病原体是冬季高峰期发病的胃肠道疾病？

   a. 腺病毒

   b. HAV

   c. 肠道病毒

   d. 轮状病毒

8. 长期播散可以防止

   a. 长时间传输

   b. 用于测量疾病分辨率的诊断检测

   c. 消化道症状缓解

   d. 提高抵抗力

9. 以下哪一项是对诺如病毒最有用的诊断方法？

   a. 电子显微镜

   b. PCR

   c. 血清检测

   d. 培养

将下面的选项进行匹配。每个答案只用一次。

10. 与胃肠病毒有关的因素

    游轮　　　　　　A. 肠道病毒

    肠套叠　　　　　B. HEV

    胎儿或孕产妇死亡　C. 轮状病毒

    秋季发病高峰　　　D. 诺如病毒

判断对错

11. 诺如病毒的症状通常会延长（>7天）。　　　　　T　F
12. 大多数胃肠道病毒是无包膜的（裸露的）。　　　T　F
13. 肠胃炎的病毒剂通常会引起非血性腹泻。　　　　T　F
14. 轮状病毒通常与湖泊、溪流、徒步旅行者和旅行者
    有关。　　　　　　　　　　　　　　　　　　　T　F
15. 在排除病毒性病因之前，所有肠胃炎病例都应使用
    抗生素。　　　　　　　　　　　　　　　　　　T　F

第六章
可导致多种综合征的病毒

一、肠道病毒和副肠孤病毒

肠道病毒和副肠孤病毒是常见的病原体，导致较高的发病率，但通常病死率较低。它们可引起极其广泛的综合征，例如呼吸系统、胃肠道、神经系统、皮肤系统和心血管疾病。儿科患者特别容易患脑膜炎等严重疾病，而感冒和肠胃炎等轻度疾病则可能发生在所有年龄段的人群中。

（一）背景

微小（"pico"）、无包膜、(+) ssRNA 病毒，属于小 RNA 病毒科（图 6-1）。

（1）肠道病毒属有超过 120 种血清型。过去根据相似的症状将血清型分为 5 个亚属。它们是脊髓灰质炎病毒、埃可病毒、柯萨奇病毒 A 组（CVA）、柯萨奇病毒 B 组（CVB）和肠道病毒。由于症状有很多重叠，因此，根据遗传相似性，这些组被重新改组为 4 个人类物种，肠道病毒 A～D（表 6-1）。

（2）人鼻病毒 A、B 和 C 是肠道病毒属中的另外 3 个物种。然而，它们仅引起呼吸道感染（"mino" = 鼻子），因此在临床上将它们与其他肠道病毒区分开来是有用的。这可能很困难，因为它们的生长、结构、核酸序列和表位非常相似。然而，鼻病毒会被胃中的低 pH 破坏，而其他肠道病毒对较宽的 pH 范围（pH 3～10）具有抗性。第三章介绍了鼻病毒。

（3）副肠孤病毒属有 2 种。这些曾经被归类为肠道病毒属，并且表现非常相似。

鼻病毒种类 = 会被低 pH 破坏，不能感染胃肠道。
肠道病毒种类 = 能耐受较广的 pH 范围并可能导致胃肠道感染。

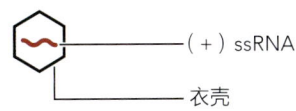

图 6-1 肠道病毒

表 6-1 肠道病毒新旧分类

属	人类物种	旧分组
肠道病毒	肠道病毒 A	柯萨奇病毒 A 组 肠道病毒
	肠道病毒 B	柯萨奇病毒 B 组 埃可病毒 肠道病毒
	肠道病毒 C	脊髓灰质炎病毒 柯萨奇病毒 A 组 肠道病毒
	肠道病毒 D	肠道病毒
	鼻病毒 A	
	鼻病毒 B	
	鼻病毒 C	
副肠孤病毒	副肠孤病毒 A	肠道病毒属
	副肠孤病毒 B	

（二）传播途径

肠道病毒很容易在拥挤的地方（例如家庭、学校和社区）和卫生条件差的地区（例如被污水污染的供水）传播。

1. 多种传播途径

（1）粪 – 口传播。

（2）接触呼吸道分泌物。

（3）直接接触其他体液（例如，结膜液和水疱液）。

（4）受污染的污染物。

（5）输送过程中垂直传播。

（6）院内传播，尤其是在新生儿中。

2. 季节性

（1）温带气候：夏季和秋季。

（2）热带气候：全年。

（三）临床表现

尽管病死率非常低，而且大多数感染是无症状或轻微的，但大多数肠道病毒和副肠孤病毒是极其常见的感染原因。它们可引起广泛重叠的临床症状，并根据年龄组出现不同的综合征（表 6-2）。

表 6-2　肠道病毒株的典型年龄范围和表现

典型疾病	典型感染年龄/岁	重要菌株[a]
严重的侵袭性感染	新生儿	
脊髓灰质炎（注：几乎已根除）	<5	PIV1～PIV3
手足口病	<10	CVA16
CNS 疾病（脑膜炎、急性弛缓性脊髓炎）	5～15	EV-D68、EV71
胸膜痛	10～20	CVB3、CVB5
心肌炎	20～40	
急性出血性结膜炎	全部	EV70、CVA24v
其他（肠胃炎、普通感冒）	全部	

[a]CVA，柯萨奇病毒 A 组；CVB，柯萨奇病毒 B 组；EV，肠道病毒；PIV，脊髓灰质炎病毒。

1. 潜伏期

大多数菌株和综合征为 7～14 天。

2. 感冒

鼻塞、流涕、咳嗽、咽炎。

3. 下呼吸道感染

不常见但可能很严重。

4. 肠胃炎

轻度、自限性腹泻。

5. 非特异性皮疹

发热，面部、颈部和躯干出现斑丘疹。

6. 疱疹性咽峡炎

突然发热，口腔和喉咙中形成小的水疱性溃疡或水疱，通常疼痛（图 6-2）。它与柯萨奇病毒 A 相关联。

7. 手足口病

（1）喉咙痛，低热，口腔出现水疱。

（2）手和脚的皮肤上也会出现丘疹、瘀点或水疱，包括手掌和脚底。

（3）多由柯萨奇病毒 A 引起，尤其是柯萨奇病毒 A16。肠道病毒 71 已导致手足口病暴发，也涉及中枢神经系统（见图 4-11）。

8. 结膜炎

轻度结膜炎可能与其他肠道病毒综合征一起发生，潜伏期为 5～7 天。

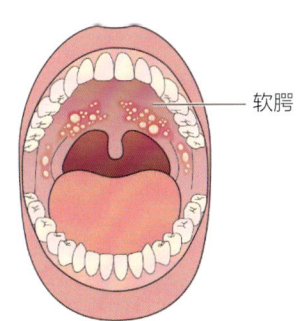

图 6-2　疱疹性咽峡炎

痛苦的口腔病变。

9. 急性出血性结膜炎

一种严重感染,发病迅速(约 1 天)并导致结膜炎流行(图 6-3)。

(1)表现为水肿和结膜下出血。

(2)具有高度传染性,可以通过直接接触或被结膜分泌物污染的污染物传播。

(3)通常会在 5～10 天内消退,不会有任何长期后遗症,除非有细菌重复感染的风险。

(4)与肠道病毒 70 和柯萨奇病毒 A24v 相关联。

10. 新生儿感染

病毒很可能在最近感染的母亲的分娩过程中传播。感染可在出生后第一周引起新生儿心肌炎或急性重型肝炎,从而导致死亡。

11. 脑膜炎和脑炎

> 肠道病毒是病毒性脑膜炎的最常见原因。

肠道病毒是病毒性或"无菌性"脑膜炎的最常见原因。通常还存在肠道病毒感染的其他特征,例如皮疹以及上呼吸道和腹部症状。症状在 7～10 天内消退,通常没有长期后遗症。5 岁以下儿童更频繁。

12. 心脏炎症

肠道病毒(尤其是柯萨奇病毒)是儿童或年轻人病毒性心肌炎和心包炎的常见原因。

13. 脊髓灰质炎

一种双相性疾病,最初出现非特异性症状,然后是严重的中枢神经系统感染,可导致瘫痪。

(1)一般疾病:发热、头痛、腹痛、嗜睡、咽炎。症状持续 1～3 天。

(2)严重疾病:在大约 1% 的感染中,患者似乎会康复数天(2～5 天),但随后会发展为严重疾病,包括以下疾病:①脑膜炎、发热和不适;②严重的肌痛、感觉异常和肌肉痉挛;③在 2～3 天内影响运动神经元的脊髓前角病变。

(3)急性弛缓性麻痹:麻痹在数小时到数天的过程中发生,肌肉力量丧失通常是不对称的(麻痹仅从身体一侧的手臂或腿部开始)。瘫痪是不可逆的。呼吸麻痹可导致 5%～10% 的人死亡。

(4)脊髓灰质炎由脊髓灰质炎病毒 1～3(PIV1～PIV3)引起。这些野生型病毒已在全球范围内被消灭,巴基斯坦、阿富汗和尼

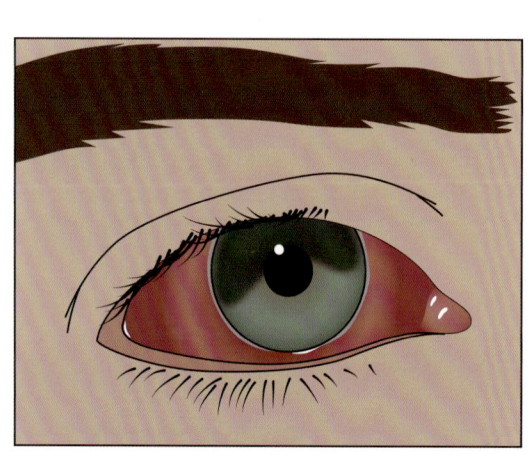

图 6-3　急性出血性结膜炎

日利亚可能除外。然而，疫苗衍生脊髓灰质类病毒病例在非洲和中东的一些国家继续发生。

（5）脊髓灰质炎病毒与其他肠道病毒一样，通过受污染的水（例如游泳池）和食物通过粪－口途径获得。暴露后，病毒可在喉咙中保留2周，并在粪便中排出长达4个月。

（6）风险因素：①未接种疫苗的人前往流行地区；②男性更容易瘫痪；③妊娠和运动会增加疾病的严重程度。

> 除巴基斯坦、阿富汗和可能的尼日利亚外，野生（本土）脊髓灰质炎病毒已被根除。

14. 急性弛缓性脊髓炎

类似于脊髓灰质炎，但由PIV1～PIV3以外的肠道病毒株（例如肠道病毒-71和肠道病毒-D68）和一些虫媒病毒（例如西尼罗病毒）引起。感染始于发热和上呼吸道症状，然后发展为严重的肌肉无力。症状包括：①脸下垂；②虚弱、瘫痪；③言语不清。

> 非脊髓灰质炎肠道病毒也能引起一种类似脊髓灰质炎的疾病，称为急性弛缓性脊髓炎。

15. 胸膜痛

发热和剧痛，单侧胸部痉挛使呼吸困难。它也被称为"魔鬼之握"或博恩霍尔姆病，与CVB有关。

（四）诊断

大多数肠道病毒感染是轻度的，具有自限性，不需要实验室确诊。

1. 检测到肠道病毒并不一定表明感染

（1）即使在局部感染期间，也可以在多种样本类型中检测到病毒粒子和病毒DNA。因此，对感染的精确位置进行采样非常重要（例如，脑膜炎的脑脊液，而不是粪便或鼻咽分泌物）。

（2）在人类中非常普遍，并且可能作为共感染病原体存在。

（3）感染后可能会脱落很长时间。

2. 标本

（1）直肠拭子或粪便。

（2）呼吸道标本（包括鼻拭子或咽的拭子）。

（3）囊疱液。

（4）脑脊液：如果怀疑中枢神经系统疾病。

（5）新生儿的血液和尿液。

3. NAAT

高度特异和灵敏，对肠道病毒和副肠孤病毒的检测和鉴别非常有用。

> 肠道病毒和相关物种很多；培养和分子扩增试验可能无法检测到所有种类。

4. 培养基

大多数（但不是全部）肠道病毒和鼻病毒物种可以在细胞系中生长。

(1)在原代细胞(例如,RMK细胞,与其他RNA病毒一样)和二倍体细胞(例如,MRC5细胞,与其他RNA病毒不同)中生长。

(2)可在几天内引起CPE的裂解病毒。

(3)CPE:可折射的小圆形细胞;可能是泪珠状。

5. 粪便

从粪便中鉴别肠道病毒并不具有特异性,并且难以与临床表现相关。病毒可能会在先前感染后的数月内在粪便中排出,或者患者可能患有与所研究的症状无关的亚急性感染。肠道病毒也可以在环境来源中检测到。

(五)预防和治疗

1. 预防

疫苗可用于脊髓灰质炎病毒,但不可用于其他肠道病毒。疫苗非常有效,是儿童常规疫苗接种的一部分。有两种配方。

(1)口服脊髓灰质炎病毒:流行地区最常用的制剂。它有时被称为萨宾疫苗。①减毒活疫苗。②提供针对3种脊髓灰质炎病毒株的最佳保护。很少造成麻痹性脊髓灰质炎病例。

索尔克疫苗:灭活("被杀死的")病毒。

(2)灭活脊髓灰质炎病毒:主要用于脊髓灰质炎风险非常低的发达国家,也被称为索尔克疫苗。①一种灭活脊髓灰质炎疫苗,不会引起疾病,但对3种脊髓灰质炎病毒株的保护水平略低;②很难安全制造,因为必须产生大量的强毒病毒才能灭活。

萨宾疫苗:减毒活脊髓灰质炎病毒。它可能会导致疫苗衍生的脊髓灰质炎。

2. 治疗

(1)无,仅对症状进行支持性护理。

(2)对于脊髓灰质炎,可能需要使用呼吸机来帮助呼吸。正压呼吸机已经取代了现在已经过时的负压呼吸机("铁肺")。

二、腺病毒

腺病毒可以在人体内潜伏数月。

腺病毒是呼吸道、眼部和胃肠道感染的常见病原体。它们还可能导致尿路和中枢神经系统感染。它们会在免疫功能低下的患者中引起严重和长期的感染,尽管某些菌株也会在免疫功能正常的人中引起严重感染。

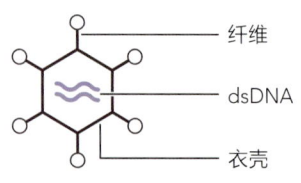

图6-4 腺病毒

(一)背景

中等大小(约90 nm)、无包膜的dsDNA病毒(图6-4)。

(1)其中有7种可以感染人类。腺病毒被分类为>60种基因型/血清型（血清分型用于早期菌株的分类，而基因分型用于较新的菌株），导致不同或重叠的临床综合征（表6-3）。

（2）还有许多动物特有的物种。

（3）腺病毒是一种裂解病毒。它在每个宿主细胞中产生数以千计的病毒粒子，然后将其炸开。有时，腺病毒DNA会在细胞中游离存在并导致长期感染（数月至数年）。

（二）传播途径

（1）主要通过呼吸道飞沫传播（即存在于腺样体中）。

（2）粪-口传播（可以是水源性的，如通过游泳池传播）。

（3）体液和分泌物，如眼泪（直接接触或受污染的污染物）。

（4）与拥挤的环境有关（如学校和军营）。

（5）腺病毒高度稳定，可在环境表面存活数周。它们对乙醇具有相对抵抗力。对于失禁的住院患者，应采取接触预防措施。

（6）它们不是季节性的，全年都会发生。

（三）临床表现

腺病毒是呼吸道、胃肠道和眼部感染的常见原因。大多数感染是轻微的，但有些可能是严重和持续的，尤其是在免疫功能低下的患者中。不同的血清型/基因型通常与特定感染有关（表6-3）。

1. **呼吸道感染**

大多数血清型引起无症状或轻度呼吸道感染。它们通常是在童年时期获得的。

（1）潜伏期：约1周。

（2）普通感冒：自限性、咳嗽、发热、咽炎、鼻漏。

（3）急性呼吸窘迫综合征（ARDS）：呼吸困难、胸腔积液

因腺病毒4型和7型，新兵有患严重呼吸道疾病的风险。

表6-3 与特定疾病相关的腺病毒血清型

疾病	常见相关腺病毒基因型/血清型
流行性角结膜炎	8、19、37
轻度上呼吸道感染	1、2、5、6
急性呼吸窘迫综合征	4、7、14
肠胃炎	40、41
急性出血性膀胱炎	11、21
咽结膜热	3
肥胖	36

和呼吸衰竭。ARDS 可能是致命的。流行病发生在成年人身上。

（4）肺炎：< 2 岁儿童的发病率和病死率很高。

2. 眼部感染

（1）结膜炎：腺病毒是滤泡性结膜炎（"pinkeye"）的最常见原因之一。①感染通常是自限性的，但患者有水样分泌物时具有高度传染性（例如，家庭接触者具有高风险）。②发红、发炎、发痒和视物模糊。结膜炎首先是单侧的，然后是双侧的。③咽结膜热：上呼吸道症状伴有低热和结膜炎。夏令营的儿童处于高风险中。

（2）流行性角结膜炎：结膜炎持续 1～4 周，然后发展为角膜炎。①影响成人但不影响儿童。②导致眼部假膜。③可导致视力下降数周至数月。④可能引起流行病。

3. 出血性膀胱炎

发生于儿童。在男孩中更常见（与细菌性膀胱炎不同，后者在女孩中更常见）。

4. 肠胃炎

水样、非血性腹泻。

5. 其他疾病

肝炎、脑炎、心肌炎。

（四）诊断

在大多数情况下不需要检测，因为感染是轻微的和/或自限性的。此外，腺病毒可以在初次感染后数月内在无症状人群中传播，因此检测到不一定表明存在活动性感染。在严重感染中，可以通过多种方式诊断腺病毒。

1. 标本

应仅从感染区域采集。经常使用的标本如下：①呼吸系统（喉咙/鼻咽拭子、组织、痰液和支气管抽吸物/灌洗液样本）；②粪便；③结膜拭子；④尿液；⑤血浆：用于播散性疾病，尤其是移植患者；⑥组织活检。

2. NAAT

适用于所有标本类型的常用平台。但是，请注意，腺病毒株有很多，核酸扩增试验可能无法检测到所有毒株。

（1）比培养更敏感、更特异、更快速。

（2）定量分析可用于检测长期感染或治疗（例如，对于免疫功能低下的患者）。

3. 细胞培养和小瓶培养

尤其是呼吸道腺病毒感染，采用此类检测方法，因为大多数血清型在细胞培养中生长良好。它不用于胃肠道感染，因为腺病毒 -40 和腺病毒 -41 在培养物中不生长。

（1）大多数腺病毒在 A549（永生化细胞）和人二倍体细胞（例如 MRC5 细胞）中显示出良好的生长。

（2）在培养中生长速度适中（3~7天）。可以在 1~2 天内从小瓶中检测到。

（3）腺病毒 CPE 通常呈现为圆形团块细胞（"葡萄状簇"）。

（4）为了提高诊断灵敏度，可以将标本冻融以打开细胞膜并释放更多病毒颗粒。

4. 组织学检测

受感染的细胞核增大，看起来有污迹（污迹细胞）（见图 13-6）。识别组织中的病毒是针对活动性感染，而不是病毒脱落。

5. 抗原检测

（1）EIA 可指示腹泻患者的活动性感染。这些检测的特异性低。

（2）用于检测结膜炎的快速侧流试验具有较高的灵敏度。

6. DFA

在 NAAT 不可用时快速筛查呼吸道标本。但是，DFA 的敏感性较差，应继续进行培养。

7. 血清检测

急性期较恢复期血清 IgG 滴度增加 4 倍可能表明近期感染。然而，血清检测通常作用不大，因为腺病毒在人类中很常见。

8. 菌株分型

通常不采用或不进行，但有助于识别与某些疾病相关的血清型（表 6-3）和用于疫情暴发调查。

（五）预防和治疗

1. 预防

有一种针对腺病毒 4 型和腺病毒 7 型的口服活疫苗。它不是常规疫苗接种系列的部分，而是用于军队的新兵。

2. 治疗

（1）大多数感染是自限性的。免疫功能低下的患者无法使感染消退，可能需要治疗。

（2）没有 FDA 批准的药物，但使用西多福韦可能会有效。

（3）眼部感染：支持性护理，例如冷敷和含有抗组胺药的滴剂。

> 检测到腺病毒并不一定表示活动性感染。病毒粒子可在感染后数周至数月内在呼吸道和粪便标本中播散。许多潜伏的呼吸道腺病毒也可以被吞食，然后在粪便中检测到。

三、细小病毒 B19

细小病毒 B19 通常在儿童时期感染。它会导致无症状或轻度呼吸道感染,并伴有特征性的"扇耳光"皮疹。如果在成年期间获得,它会导致关节疼痛、肿胀和贫血。妊娠期感染可导致严重的胎儿水肿、贫血,甚至胎儿死亡。极少数情况下,细小病毒 B19 可引起一系列其他症状,包括脑膜脑炎和心肌炎。

(一)背景

细小病毒 B19 是细小病毒科("parvus"意味着小)中的一种小型单链 DNA(阳性或阴性)裸病毒(图 6-5)。

(二)传播途径

细小病毒 B19 主要通过呼吸道分泌物传播。然后它会感染红细胞前体细胞,因此它也可能通过血液制品传播。

(1)呼吸道飞沫(咳嗽或打喷嚏)。
(2)移植、输血。
(3)经胎盘。
(4)血清阳性率很高(约 60%)。
(5)重病风险人群:免疫抑制人群、胎儿(孕妇应避免初次接触)。

(三)临床表现

细小病毒 B19 感染最常见于儿童和青少年。成人感染较少见,通常表现为严重的多关节痛。既往感染会触发机体免疫。

1. 潜伏期

1~2 周。

2. 第五病(或传染性红斑)

在儿童中,感染通常表现为特征性皮疹(见图 4-11)。

(1)第一阶段:患者无症状,或有头痛或鼻炎,发热有或无。部分可能会出现特征性的红色"扇耳光"皮疹,持续 2~3 天。这个阶段具有传染性。

(2)第二阶段:躯干、手臂和/或腿上会再次出现发痒的皮疹。当它褪去时,呈花边图案。

3. 多关节痛和疼痛的关节肿胀

多关节痛和疼痛的关节肿胀是常见的表现。症状通常会在 2 周内改善,但可能会复发或持续数月至数年。这些症状在成人中更为严重。

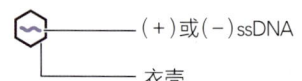

图 6-5 细小病毒 B19

4. 丘疹紫癜性手套和袜子综合征（见图4-11）

（1）手掌和脚底出现疼痛的红色皮疹，脚踝和手腕处有明显的分界线。

（2）这是一种罕见的表现，主要发生在年轻人身上。

（3）持续1~2周。

儿童感染会导致"扇耳光"皮疹。成人感染会导致关节疼痛。

5. 胎儿感染

细小病毒B19可导致胎儿出现严重并发症，例如贫血、胎儿水肿（胎儿体内积液异常）、早产或胎儿丢失。

6. 短暂的再生障碍危机

红细胞的产生暂时停止。患有贫血症（例如镰状细胞病、地中海贫血、人类免疫缺陷病毒）的人有血红蛋白水平严重低下的风险。

7. 其他

也可能导致心血管、肝脏、神经系统、肾脏和呼吸系统疾病。免疫抑制的人可能会出现纯红细胞再生障碍。

（四）诊断

检测通常仅用于孕妇，或者在严重或先天性感染的情况下需要。

1. 血清检测

免疫正常个体的常用诊断方法。免疫功能低下的患者可能无法产生足够的抗体反应，并可能出现假阴性结果。

仅当孕妇暴露或出现症状时才应使用血清学检测。不建议进行常规检测，因为它会增加假阳性结果的机会。

2. 免疫组织化学

从胎盘或胎儿组织中检测到细小病毒B19抗原。该检测灵敏度低但特异性高。

3. NAAT

检测免疫抑制患者的首选方法，因为他们可能不会产生强大的抗体反应。PCR的理想样本如下。

（1）血液和骨髓，因为病毒会感染红细胞。急性感染期间的病毒血症非常高。

（2）该病毒还可以在组织和无菌体液中持续存在。然而，这不一定能代表活动性疾病。

细小病毒B19 DNA持续存在于组织和滑液中（通过PCR检测可能无法呈现活动性疾病）。

4. 培养

细小病毒B19无法在常用的细胞培养系中生长。

（五）预防和治疗

支持性护理。没有可用的治疗方法或疫苗。

四、人类博卡病毒

HBoV 不一定是病原体。

人类博卡病毒（Human bocavirus，HBoV）是一种潜在的人类病原体。它可能会引起呼吸道或胃肠道症状，但它存在于无症状个体中，并且在其他可能的病原体存在的情况下也被检测到。

（一）背景

小型无包膜 ssDNA 病毒（阳性或阴性）（图 6-6）。HBoV 是细小病毒科的成员，如细小病毒 B19。

（1）有 4 种人类基因型，HBoV、HBoV-2、HBoV-3、HBoV-4。

（2）博卡病毒属还包含多种动物病毒，如牛和犬博卡病毒。

（二）传播途径

通过呼吸道和胃肠道传播。它具有高度流行性（＞ 70% 的人口），并且通常在儿童时期获得。

（三）临床表现

HBoV 作为病原体的作用存在争议，因为它经常在无症状个体中检测到。但是，它也与以下症状有关。

（1）上呼吸道和下呼吸道感染：与 HBoV-1 相关。

（2）咳嗽、流鼻涕、哮吼、发热和细支气管炎。

（3）免疫功能低下患者的肺炎。

（4）急性瘫痪。

（5）肠胃炎：与 HBoV-2、HBoV-3 和 HBoV-4 相关。

（四）诊断

检测到 HBoV 并不一定表明疾病。

1. NAAT

NAAT 是主要的检测方法，但并不常用。

2. 标本

（1）呼吸道感染：呼吸道样本。吞食后，粪便中可能会检测到病毒。

（2）肠胃炎：大便。

（五）预防和治疗

无。

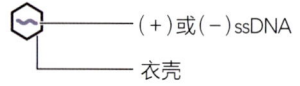

图 6-6　人类博卡病毒

多项选择题

1. 以下哪个不是小 RNA 病毒（可能需要阅读本章以外的内容）？
    a. 肠道病毒
    b. 鼻病毒
    c. HAV
    d. HEV

2. 以下哪一项不是巴尔的摩 II 类病毒（可能需要阅读本章以外的内容）？
    a. HPV
    b. 细小病毒 B19
    c. HBoV
    d. 输血传播病毒

3. 犬细小病毒具有高度传染性，可在未接种疫苗的狗中导致致命疾病。以下内容哪些是对的（可能需要阅读本章以外的内容）？
    a. 这与引起人类疾病的细小病毒相同
    b. 这种病毒不会传染给人类
    c. 这种病毒是通过空气传播的
    d. 这个病毒已经被根除了

4. 哪些特征可以用来区分鼻病毒和其他肠道病毒？
    a. 鼻病毒会引起呼吸道感染，但肠道病毒不会
    b. 肠道病毒通过粪口途径传播，但鼻病毒不是
    c. 肠道病毒比鼻病毒大约 10%
    d. 上述所有

5. 以下哪项会导致手掌和脚底出现皮疹（可能需要阅读本章以外的内容）？
    a. 梅毒螺旋体、立氏立克次体和肠道病毒
    b. 地方性斑疹伤寒立克次体、梅毒螺旋体和 VZV
    c. 肠道病毒、腺病毒和细小病毒 B19
    d. 上述所有

6. 以下哪种腺病毒血清型会导致胃肠道疾病？
    a. Ad5
    b. Ad7
    c. Ad36
    d. Ad41

将下面的选项进行匹配。每个答案只用一次。

7. 哪些病毒最常与这些重要的临床表现相关？

　　急性呼吸系统疾病综合征　　A. 巨细胞病毒
　　胎儿水肿　　　　　　　　B. 细小病毒 B19
　　胸痛　　　　　　　　　　C. 腺病毒
　　单核细胞增多症　　　　　D. 肠道病毒

判断对错

8. 脊髓灰质类病毒已被根除。　　　　　　　　　　　　T　F
9. 急性弛缓性瘫痪或脊髓灰质炎通过粪 – 口途径传播。　T　F
10. 通过 PCR 检测粪便样本中的肠道病毒并不一定表明
　　当前的活动性感染。　　　　　　　　　　　　　　T　F
11. 孕妇应接种细小病毒 B19 疫苗。　　　　　　　　　T　F

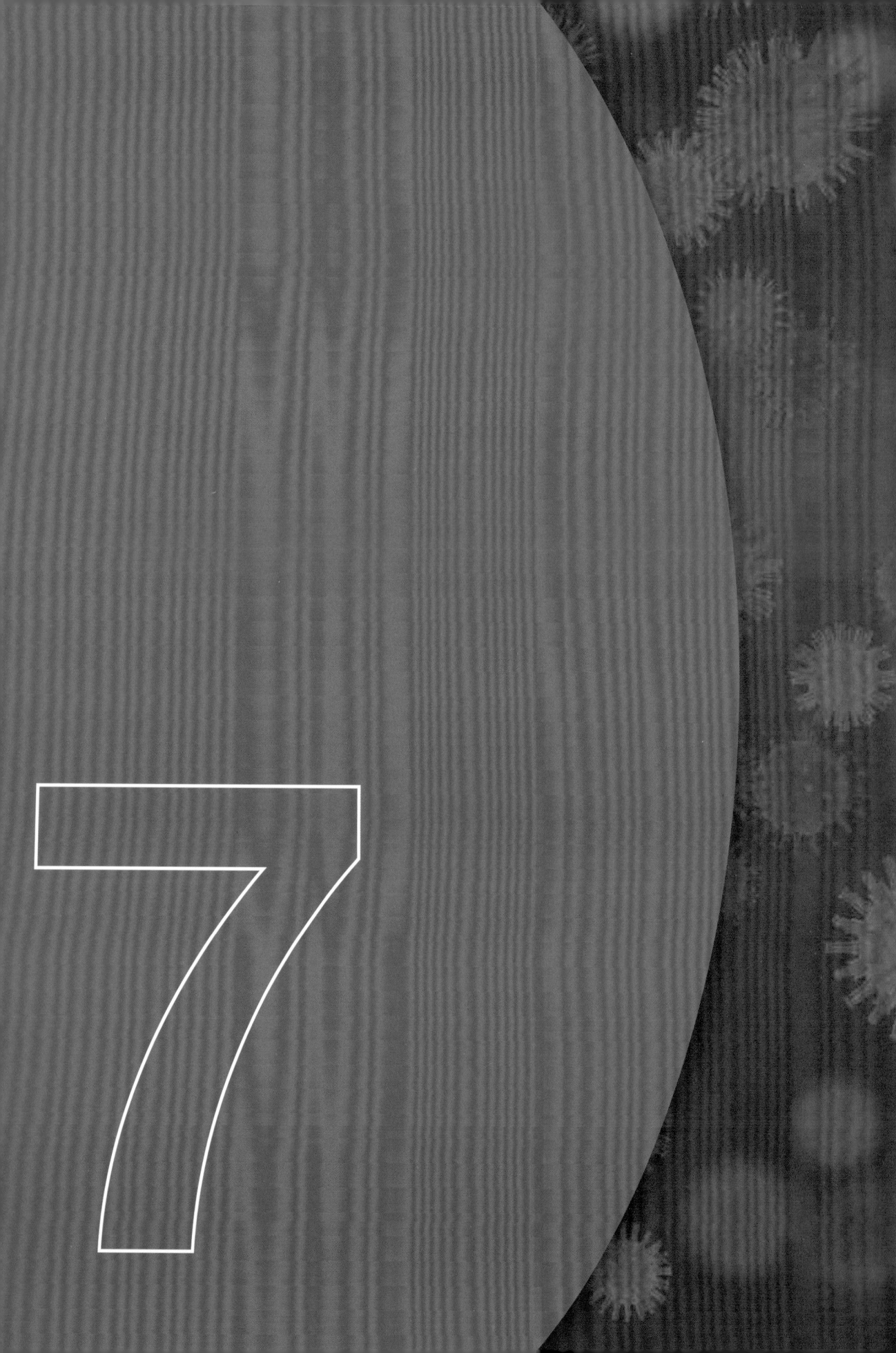

第七章
与免疫抑制相关的机会性病毒

一、概述

明显免疫抑制的人,如实体器官移植、造血干细胞移植或获得性免疫缺陷综合征(acquired immunodeficiency syndrome,AIDS)患者,容易受到严重的机会性病毒感染。

(一)背景
最常见的机会性感染是由常见的潜伏病毒引起的,其中许多是 dsDNA 病毒。

1. 重要的移植相关病毒

巨细胞病毒(CMV)、EB 病毒、BK 病毒、JC 病毒和呼吸道病毒。

2. 重要的 AIDS 相关病毒

HHV-8、CMV、HPV、VZV、HSV 和 EBV(见表 9-1)。

(二)传播
机会性病毒在人群中高度流行,通常在儿童时期获得。有时,它们会在供体来源的材料中传播。

(三)临床表现
在免疫功能正常的个体中,机会性病毒的原发性感染通常是无症状的或有轻微症状。免疫功能低下患者的原发性疾病或再激活疾病可能具有高发病率和病死率。

(四)诊断
机会性感染很难诊断,因为检测结果可能并不代表真正患病。

1. NAAT

可用于定量测定病毒的存在，并监测病毒载量随时间的变化趋势。

2. 血清学

可能没有帮助。免疫抑制的患者可能不会产生强烈的免疫反应，并且病毒血清学可能呈假阴性。

（五）预防和治疗

尽管有一些有效的抗病毒药（例如，用于 CMV 感染的更昔洛韦），但是治疗机会性病毒的方法通常是减少免疫抑制（例如，减少免疫抑制药物的剂量或为 HIV 阳性患者使用抗逆转录病毒药物）。

二、巨细胞病毒

巨细胞病毒（CMV）在人群中高度流行（＞60%）。与其他疱疹病毒一样，它通常会引起无症状或轻微的原发性症状，然后发展为潜伏的终身感染。然而，免疫抑制个体的先天性感染或再激活几乎可以导致身体任何器官的严重疾病。

（一）背景

CMV 是一种包膜 dsDNA 病毒，属于疱疹病毒科（图 7-1）。它也被称为 HHV-5（见框 4-1、表 4-1）

（二）传播

主要通过病毒在体液（唾液、血液、眼泪、精液、母乳和尿液）中的播散而发生。其他传播途径包括如下。

（1）输血。

（2）器官移植。

（3）妊娠期子宫内发生原发感染或病毒再激活。

（4）有严重疾病风险的群体：HIV 感染者、接受免疫抑制剂治疗的人和移植患者。以下人群感染 CMV 的频率特别高。①实体器官移植患者：血清阴性的受体与血清阳性的供体（原发疾病）。②造血干细胞移植患者：血清阳性受体（再激活疾病）。

（三）临床表现

CMV 可以感染许多不同的细胞类型，引起广泛的症状。免疫功能正常的宿主感染后是无症状的，或表现为非特异性的症

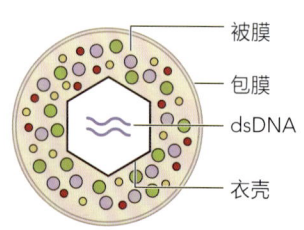

图 7-1 CMV

状，如发热、咽炎、乏力和淋巴结病。在免疫力低下的宿主中，几乎可以在身体的任何部位发病。常见的疾病表现包括以下几种。

1. 免疫功能正常的宿主中的单核细胞增多症

（1）发热、淋巴结肿大和外周血淋巴细胞增多，也可能出现轻度肝炎和/或猩红色皮疹。

（2）与 EBV 不同，嗜异性抗体测试呈阴性。

> CMV 单核细胞增多症的嗜异抗体检测为阴性。

2. 免疫功能低下患者的胃肠道疾病

发热、腹痛和血性腹泻。

3. HIV 阳性和移植患者的食管炎

恶心、呕吐、吞咽疼痛、腹泻和胸痛。HSV 是感染性食管炎的另一个常见原因。

4. CD4 细胞计数 < 50/μL 的 AIDS 患者的视网膜炎（表 9-1）

如不治疗，会发展为失明。

5. 新生儿先天性疾病

出生后 2~3 周内发病。在此之后，婴儿可能感染了 CMV。大多数感染的婴儿没有症状，但有些婴儿有神经系统的出生缺陷，如小头畸形、贫血、黄疸、听力受损、癫痫发作或死亡。

6. 移植相关

（1）发热、白细胞计数减少、血小板计数减少、器官炎症（肝炎、胰腺炎或肺炎）、移植排斥和死亡。

（2）疾病发生在移植后的早期（3 个月内）。

（3）骨髓移植患者间质性肺炎有很高的病死率。

（四）诊断

对轻度的、自限性的感染不进行检验，检验用于评估免疫功能低下者的疾病和患病风险。

1. 标本

即使是无症状感染者中也可能存在病毒，因此应从感染部位采集的标本中确诊疾病。

（1）体液：眼液、血液、CSF、羊水、尿液和唾液。

（2）组织活检：来自任何器官，尤其是肠道、视网膜、皮肤和食道。

（3）呼吸系统：咽拭子/冲洗、支气管肺泡灌洗液。

2. 血清学

（1）用于鉴定移植供者和受者的 CMV 状态或确定孕妇的原发感染。

在血液中培养 CMV 敏感性较差。应改用血液 PCR 或抗原检测。

（2）难以解释（CMV 血清学内容），因为 CMV 在人群中高度流行。此外，免疫抑制患者（CMV 疾病的主要人群）可能无法产生足够的抗体水平。

3. NAAT

（1）高度敏感和特异。

（2）PCR 血液检查用于定量监测传播疾病患者的病毒血症并衡量感染的消退程度。

（3）开始治疗没有标准化的病毒载量阈值（它是不同的，通常在 1 000 ~ 3 000 IU/mL）。

4. 培养

CMV 在 MRC5 细胞上培养，但它生长非常缓慢（7 ~ 14 天）。小瓶培养法缩短了周转时间。

5. 组织学

活性感染的细胞有较大的核内含物，周围有一圈透明状物质，因此细胞看起来像"猫头鹰的眼睛"（图 7-2；另见图 13-6）。

6. 抗原血症

比培养的方法更灵敏的抗原测定法，可用于检测血液中的 CMV。它用于量化病毒血症并监测播散性疾病患者（例如移植或 HIV 阳性患者）中病毒的进展情况。现在不经常使用，因为

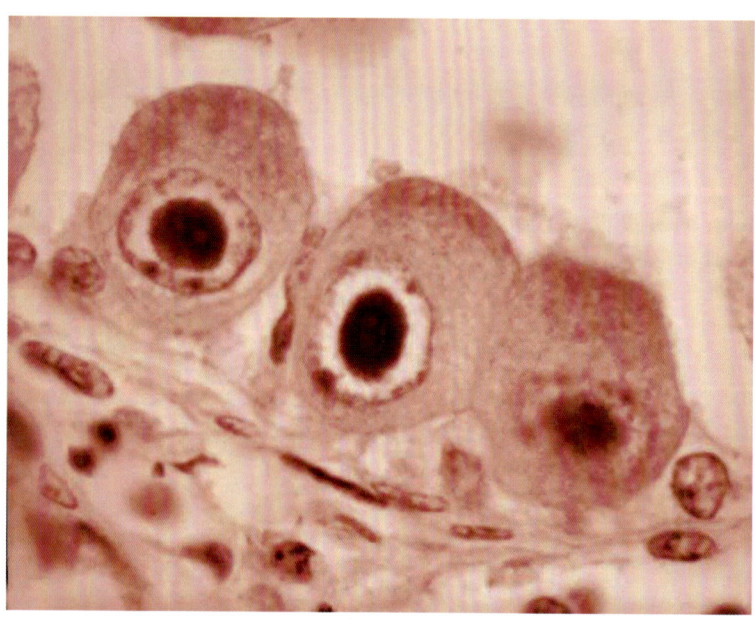

图 7-2 由 CMV 感染引起的猫头鹰眼状内含物

图片由 CDC（Centers for Disease Control and Prevention，疾病预防控制中心）医学博士 Rosalie B.Haraszti 提供（CDC PHIL ID#1155）。

它耗费大量人力物力。而 PCR 技术更加快速，灵敏度高。方法如下。

（1）将葡聚糖添加到患者血液中。将混合物离心以将多形核白细胞（PML）分离到上清液中。将氯化铵添加到 PML 中以溶解剩余的红细胞。

（2）用血细胞计数器计数 PML。将大约 2×10^5 的白细胞离心到载玻片上（白细胞减少症患者应采集更多血液标本以获得足够数量的细胞）。

（3）细胞用甲醛固定，然后透化。

（4）加入荧光标记的单克隆抗体，与 pp65 结合。pp65 是一种聚集在白细胞核中的 CMV 蛋白。

（5）通过确定每一个存在的白细胞总数中的染色细胞数量来量化 CMV 的数量。

7. 耐药性测试

长期接受治疗的免疫抑制患者可能会对抗病毒药出现耐药性。

（1）通过 PCR 扩增，然后对 *UL97* 和 *UL54* 基因进行测序，可以确定与对更昔洛韦、西多福韦和膦甲酸的耐药性有关的突变。

（2）如果病毒载量太低，测序可能起不到作用。

> 与其他疱疹病毒不同，CMV 本质上对阿昔洛韦具有抵抗性。

（五）预防和治疗

1. 预防

没有可用的疫苗。莱特莫韦是最近批准的一种抗病毒药，可用于造血干细胞移植患者的预防。

2. 治疗

免疫功能正常的人不需要治疗，但不对有免疫抑制症状的患者进行治疗，病死率很高。

（1）减少免疫抑制。

（2）抗病毒药：主要是更昔洛韦和缬更昔洛韦。

（3）CMV 静脉注射人类 IgG 库中的免疫球蛋白，其可与抗病毒药一起使用。

> 与其他疱疹病毒不同，CMV 本质上对阿昔洛韦具有耐药性。

三、BK 病毒

BK 病毒是一种高度流行的病毒，以患者姓名的首字母命名。它会导致肾脏终生感染而无症状，并随尿液排出。该病毒可以在移植和其他免疫抑制患者中重新激活，并导致严重的肾脏损害。

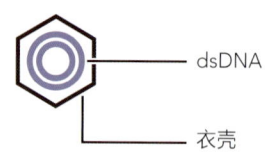

图 7-3 BK 病毒

(一)背景

多瘤病毒科,无包膜、体积小且含有 dsDNA(图 7-3)。

(二)传播

儿童时期获得,患病率非常高(高达 100%)。传播途径不明,可能是呼吸道或经胎盘感染。

(三)临床表现

1. 原发性感染

几乎总是无症状的,但在许多组织中终身存在,尤其是尿路上皮细胞。

2. 再激活

几乎只发生在患者免疫抑制时,尤其是肾和骨髓移植患者。病毒重新激活并在肾脏中复制,以高滴度从尿液中排出。患者也可能出现病毒血症。

(1)可导致肾损伤和肾衰竭,称为 BK 病毒相关性肾病(BK virus-associated nephropathy,BKVAN)。

(2)也可引起非出血性或出血性膀胱炎。

(四)诊断

病毒在健康人和移植患者中周期性播散且无症状。所以检测到病毒并不一定表示感染。

1. NAAT

(1)在患者病情危重的情况下进行测试或监测肾移植患者的水平。

(2)标本:主要是尿液(灵敏度最高),但血液与活动性感染的相关性更大(特异性最高)。

2. 免疫组织化学法

(1)免疫组织化学法是诊断 BKVAN 的金标准,因为它对活动性感染具有高度特异性。应确定受感染者管状横截面的数量。

(2)免疫染色实际上是使用抗 SV40 抗体进行的,该抗体与 BK 病毒发生交叉反应。

(3)标本:肾活检。

3. 尿液细胞学

识别到诱饵细胞(看起来像癌细胞的细胞)可能表明 BK 病毒(或 CMV)感染,但与 NAAT 相比,该测试的灵敏度和特异性都很差。

4. 血清学

由于发病率高，对诊断没有作用。

（1）血清学检查可用于筛选移植的供体和受体。然而，目前并没有用于在移植前后筛查患者的正式指南。

（2）BK病毒血清阳性的供体会增加受体发生BK病毒相关性肾病的风险（即使受体也是血清阳性）。

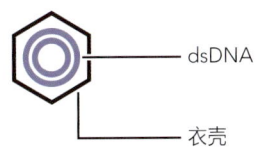

图 7-4　JC 病毒

（五）预防和治疗

（1）免疫功能正常的个体不需要治疗。

（2）对于其他有症状的患者，减少免疫抑制。

（3）可以低剂量使用西多福韦。

四、JC 病毒

与 BK 病毒一样，JC 病毒高度流行，可引起无症状的终身感染。在免疫抑制的患者中，它可以被重新激活，导致大脑中的严重疾病，称为进行性多灶性白质脑病。

（一）背景

与 BK 病毒一样，属于多瘤病毒科。无包膜、体积小，含有 dsDNA（图 7-4）。它也以患者的姓名首字母命名。

（二）传播

患者在青春期获得感染，途径路线不明，发病率非常高。

（三）临床表现

1. 原发性感染

几乎总是无症状的，病毒在许多组织中终身潜伏。

2. 再激活

几乎只发生在患者免疫抑制时。它与恶性肿瘤、AIDS、移植和免疫抑制治疗有关。

（1）进行性多灶性白质脑病（progressive multifocal leukoencephalopathy，PML）：病毒被重新激活，导致严重的中枢神经系统疾病，伴有癫痫发作和认知、运动、视觉缺陷。① PML 的病死率很高。②神经元成像可以看到不对称的病变。③病毒感染少突胶质细胞和星形胶质细胞，神经元脱髓鞘。④ PML 隐性起病，会在数周到数月进展。

（2）重新激活的 JC 病毒也可引起肾病，但与 BK 病毒相比，

服用那他珠单抗的患者患 PML 的风险更高。

这种情况较轻且发生频率较低。

（四）诊断

与 BK 病毒一样，即使是无症状的健康人群，也可以在多种类型的样本（如血液、中枢神经系统、尿液、孕妇尿液和扁桃体）中检测到 JC 病毒。因此，检测到病毒并不表明已经患病。

1. 标本

肾脏或脑组织等组织是识别活动性感染的最佳样本。其他样本类型包括血液和 CSF。

2. NAAT

随着时间的推移，临床表现应与一段时间内的多种 PCR 相关联（即趋势）。

3. 组织染色

免疫组织化学检验（针对蛋白质）或原位杂交（针对 DNA）是检测 JC 病毒的金标准，因为它显示出活动性感染。其他组织学特征包括脱髓鞘（图 7-5）、奇特的星形胶质细胞和核增大的少突胶质细胞（见图 13-6）。

4. 血清学

由于患病率高，血清学检查对诊断没有作用。它可用于在开始免疫抑制治疗之前筛查移植患者。

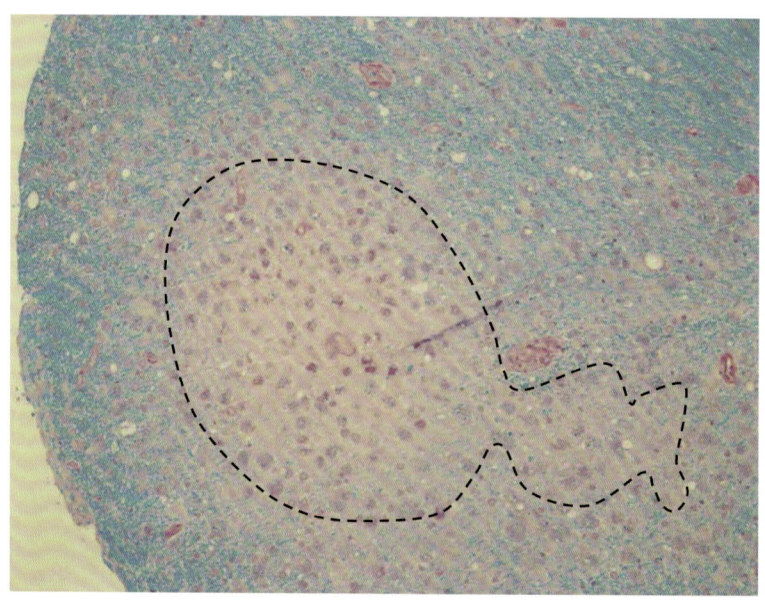

图 7-5　用 luxol 固蓝染色 JC 病毒感染的脑组织

蓝色，髓鞘染色；粉红色（虚线区域），脱髓鞘。由梅奥医学中心医学博士 Dennis W.Dickson 提供。

（五）预防和治疗

减少免疫抑制。

多项选择题

1. 移植相关病毒是指病毒感染
   a. 从捐赠者标本中获得
   b. 来自重新激活的内源性病毒
   c. 从社区获得的移植患者中
   d. 上述所有

2. 一名有肝移植史的 66 岁男性主诉左侧无力。以下哪个结果最能表明发生了进行性多灶性白质脑病（可能需要阅读本章以外的内容）？
   a. 磁共振成像显示多个白质病变
   b. 尿液样本中 JC 病毒的单一 PCR 阳性结果
   c. 脑活检标本 SV40 染色阴性
   d. 脑活检中 JC 病毒的培养

3. 与 BK 病毒一样，下列哪种病毒与出血性膀胱炎有关（可能需要阅读本章以外的内容）？
   a. 腺病毒
   b. JC 病毒
   c. 埃博拉病毒
   d. 肠道病毒

4. 以下哪项可用于治疗 CMV？
   a. 阿昔洛韦
   b. 更昔洛韦
   c. 扎那米韦
   d. 上述所有

5. 以下哪种病毒是导致 AIDS 患者视网膜炎的最常见原因？
   a. 腺病毒
   b. HSV
   c. CMV
   d. EBV

6. 以下哪种诊断方法可以明确诊断 BK 病毒相关性肾病？
   a. 临床症状
   b. 来自尿液的单一 PCR 阳性结果
   c. 肾活检中 BK 病毒的培养
   d. 肾活检的原位杂交

7. 以下哪个是疱疹病毒科的成员?
   a. CMV
   b. BK 病毒
   c. JC 病毒
   d. SV40

判断对错

8. 治疗移植相关感染的有效策略是减少免疫抑制。　　　T　F
9. CMV 可引起肺炎。　　　T　F
10. 妊娠期原发性巨细胞病毒感染可导致先天性感染。　　　T　F

第八章
血源性肝炎病毒

一、概述

肝炎是肝脏的炎症。大多数情况下由病毒引起，但也可能由药物、酒精或自身免疫性疾病引起。病毒性的肝炎病原体感染肝细胞，从而损害肝脏并破坏其正常功能。引起肝炎最重要的病毒包括甲型、乙型、丙型、丁型和戊型肝炎病毒（HAV 到 HEV）。有关这 5 种病毒的比较，请参见表 8-1。HBV、HCV 和 HDV 是经血液传播的，在此详细介绍。HAV 和 HEV 通过粪-口途径传播，在第六章介绍。其他与肝炎相关的病毒有 CMV、EBV 和黄热病毒。

HAV 和 HEV= 无包膜 = 胃肠道
HBV、HCV 和 HDV= 包膜 = 血源性

（一）传播

HBV、HCV 和 HDV 主要通过体液传播，例如血液、精液和阴道液。它们也可以通过以下方式传播。

（1）微创伤：皮肤和黏膜上的微小撕裂会导致接触受感染的体液或被感染血液污染的物体，例如共用剃须刀和牙刷。

（2）被污染的针头。

（3）输血和器官移植。

（4）性交。

（5）新生儿接触母体血液而在分娩期间垂直传播（通常不会在妊娠期间发生）。

（6）高危人群：①直系亲属；②性接触，或有多个伴侣的人；③与男性发生性关系的男性；④静脉注射药物使用者；⑤被针刺伤的医护人员；⑥接受过透析或输血的人，尤其是在常规血液和器官捐献者筛查之前；⑦被监禁的人；⑧过量饮酒会加重肝损伤。

经验法则：易感者因接触受 HBV、HCV 和 HIV 感染患者针头感染的风险分别为 30%、3% 和 0.3%。

表 8-1 肝炎病毒的比较

参数	HAV	HEV	HCV	HBV	HDV
传播	食入	食入	血液	血液	血液
包膜	无	无	有	有	有
病毒分类	小RNA病毒	肝炎病毒	黄病毒	肝炎病毒	德尔塔病毒
核酸	(+)ssRNA	(+)ssRNA	(+)ssRNA	dsDNA	(−)ssRNA
急性期前的平均潜伏期(周)	4	6	8	12	12
慢性期	无	无	频繁(约75%的个体)	不常见(约5%的成人,95%的婴儿)	不常见
风险因素或群体	前往高发地区	妊娠期暴发性肝炎的高风险	静脉吸毒、输血(在HBV/HCV血液制品筛查之前)、血液透析、监禁、男男性行为者、阳性母亲所生的婴儿		
高发地区	卫生条件差的地区	卫生条件差的地区	中亚、北非(尤其是埃及)	亚太岛屿、非洲、地中海、东南亚	地中海、中东、巴基斯坦、中亚
发生频率	世界上最常见的肝炎病因	常见于流行地区	美国最常见的血源性肝炎	世界上最常见的血源性肝炎	不常见(5%乙肝病毒)
疫苗	有	没有	没有	有	没有,但乙肝疫苗可有效预防感染

(二)临床表现

肝炎病毒可引起急性、暴发性或慢性症状。

1. 急性肝炎

(1)低热和流感样症状。

(2)疲劳。

(3)黄疸：肝脏不能充分排泄胆红素，会导致皮肤和巩膜变黄、大便发白、尿液变黑。

(4)恶心和食欲不振。

(5)肝大和腹痛。

2. 暴发性肝衰竭

一种罕见的、严重和突发的肝衰竭。病死率很高，治疗仅限于支持治疗和肝移植。

3. 慢性肝炎

持续至少6个月的未痊愈的肝脏感染。患者可能有以下表现。

（1）没有急性肝炎的症状。

（2）症状或有非特异性症状（如低热、不适和腹痛），被称为载体状态。

（3）进展为肝组织瘢痕化（肝纤维化和肝硬化）、肝癌（肝细胞癌）、肝衰竭。

> 急性肝炎：感染不超过6个月。
> 慢性肝炎：感染超过6个月。

（三）肝炎诊断

（1）血清学：血源性和胃肠道肝炎病毒的主要筛查方法。肝炎病毒之间的症状重叠，因此它们通常作为一个小组进行测试。

（2）NAAT：常规用于确认诊断和在治疗期间监测HBV和HCV病毒载量。HAV和HEV通常不需要NAAT。

（3）肝脏活检：用于判断炎症反应和肝功能分级。不同的病毒病原之间不能区分。

（4）瞬时弹性成像：用超声测量肝脏的硬度，对纤维化进行无创性分级。

（5）其他肝病：①肝损伤酶升高，如谷草转氨酶（AST）和谷丙转氨酶（ALT）；②碱性磷酸酶、γ-谷氨酰转移酶（GGT）、血尿素氮（BUN）和凝血酶原时间（PT）；③血清总胆红素、结合胆红素升高和尿液中结合胆红素的存在。

（6）建议对高危人群进行定期筛查（例如每年1次）。

二、乙型肝炎病毒

乙型肝炎病毒（HBV）可以引起更多的病毒感染和死亡。它是世界范围内最常见的血源性肝炎病因，大约有200万人受到感染（表8-1）。

> 嗜肝病毒科：Hepa+dna=引起肝炎的DNA病毒

（一）背景

HBV是嗜肝DNA病毒科的一员，是唯一与医学相关的巴尔的摩Ⅶ病毒（图8-1）。它有几个重要的特点。

（1）有包膜。

（2）具有部分dsDNA基因组（某些部分是单链的）。当它感染细胞时，宿主细胞核中的DNA聚合酶完成基因组以形成共价闭合环状DNA（covalently closed circular DNA，cccDNA）。

（3）它通过RNA中间体复制其基因组。以下适用这个中间步骤：①HBV在复制过程中的错误率比大多数DNA病毒高得多，这使得它能够迅速变异；②产生逆转录酶；③可以整合到

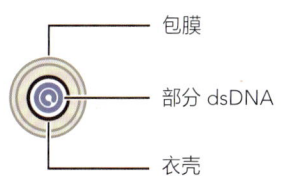

图8-1 HBV

HBV 产生逆转录酶并可整合到宿主基因组中。通过这种方式，它类似于 HIV（一种 RNA 病毒），而不同于其他 DNA 病毒（通常以游离形式存在且不整合）。

宿主细胞基因组中。

（4）用作感染标志物的重要蛋白质。①表面抗原（HBsAg）：嵌入包膜中的蛋白质。该病毒会产生大量的 HBsAg，这使其成为 HBV 感染的极好标志。HBsAg 甚至可以组装成无感染性的球形或丝状/管状颗粒。②核心抗原（HBcAg）：衣壳蛋白。③早期抗原（HBeAg）：与核心蛋白相关。

（二）临床表现

HBV 感染可以是急性或慢性的。

1. 潜伏期

暴露后 1～3 个月。

2. 急性、自限性感染

大多数成年人会出现急性、自限性感染。大多数新生儿会受到慢性感染。

（1）通常无症状（占感染的 50%～80%），但可能表现为疲劳、肝炎、黄疸、低热、大便苍白、尿色深。

（2）大多数成人感染是急性和自限性（>90%），并在暴露后约 6 个月内消退（即 HBsAg 和 DNA 在 3～6 个月后检测不到）。

3. 慢性感染（旧术语：慢性 HBV 携带者）

（1）持续感染（即 HBsAg 仍然存在而抗 HBs 仍然不存在）超过 6 个月。慢性感染可持续数年或数十年。

（2）当感染发生在幼年时更有可能发生。与成人感染不同，大多数（95%）新生儿感染是慢性感染。

（3）非活动性携带者状态：大多数慢性感染患者没有活动性感染且无症状。①轻度至无肝脏炎症。②HBeAg 为阴性，抗 HBe 为阳性。③DNA 水平低或检测不到。

慢性感染者主要有两种类型：非活动携带者（低病毒载量）和活动携带者（高病毒载量）。

（4）活动性感染：一些患者患有有症状的慢性感染，病情从轻度到重度不等。①可检测到 HBeAg 和 DNA。②患者具有很强的传染性。③肝坏死和炎症继续发生，可以在活检中看到。这可以发展为肝硬化和肝细胞癌。

大多数 HBV 感染是急性和自限性的。大多数 HCV 感染是慢性的。

（三）诊断

通过血清学和 PCR 完成（表 8-2、图 8-2、图 8-3）。图 8-4 描述了一个通用的诊断算法。

1. 血清学

表面抗原（HBsAg）的存在表明当前感染（急性或慢性）。

诊断和监测感染的主要方法。HBV 免疫测定组将检测是否存在多种针对 HBV 抗原的抗体。

（1）HBsAg：①如果存在，则患者当前存在感染。感染可以是急性、慢性非活动性或慢性活动性；②HBsAg 的产生意

表 8-2　HBV 感染的血清学和核酸标志物

感染阶段	DNA	HBsAg	HBeAg	抗 HBc IgM	抗 HBc 总量	抗 HBe	抗 HBs
无（原始）	−	−	−	−	−	−	−
免疫	−	−	−	−	−	−	+
急性早期	+	+	±	−	−	−	−
急性	+	+	±	+	+	±	−
慢性	+	+	±	−	+	±	−
消退	−	−	−	−	+	±	+
不确定（潜在感染，感染已消退/正在消退，假阳性，HBsAg 突变）	±	−	−	−	+	−	−

着此人具有传染性。慢性感染者可以传染多年；③ HBsAg 消失和抗 HBsAg 出现表明疾病正在消退。

（2）HBeAg：①如果存在，则患者当前存在感染。它通常是早期急性感染的标志，但也经常出现在慢性感染中；②它是活跃复制的标志，因此通常与高病毒载量相关；③ HBeAg 消失和抗 HBeAg 出现表明疾病开始消退。

E 抗原（HBeAg）的存在通常表明复制活跃、早期感染和/或高传染性。

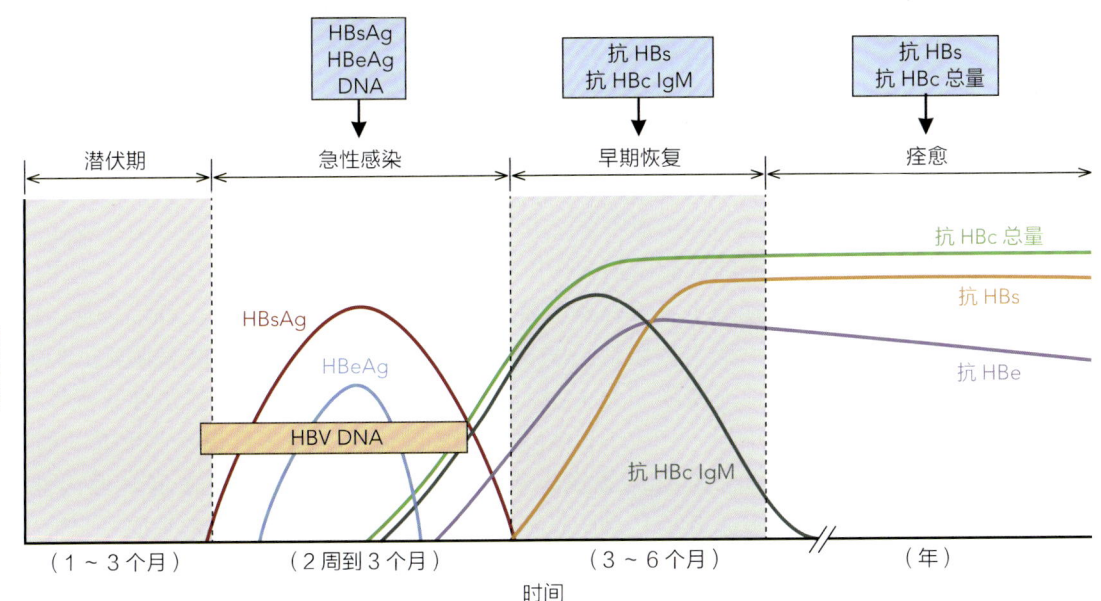

图 8-2　使用血清学和病毒学标志物诊断急性 HBV 感染

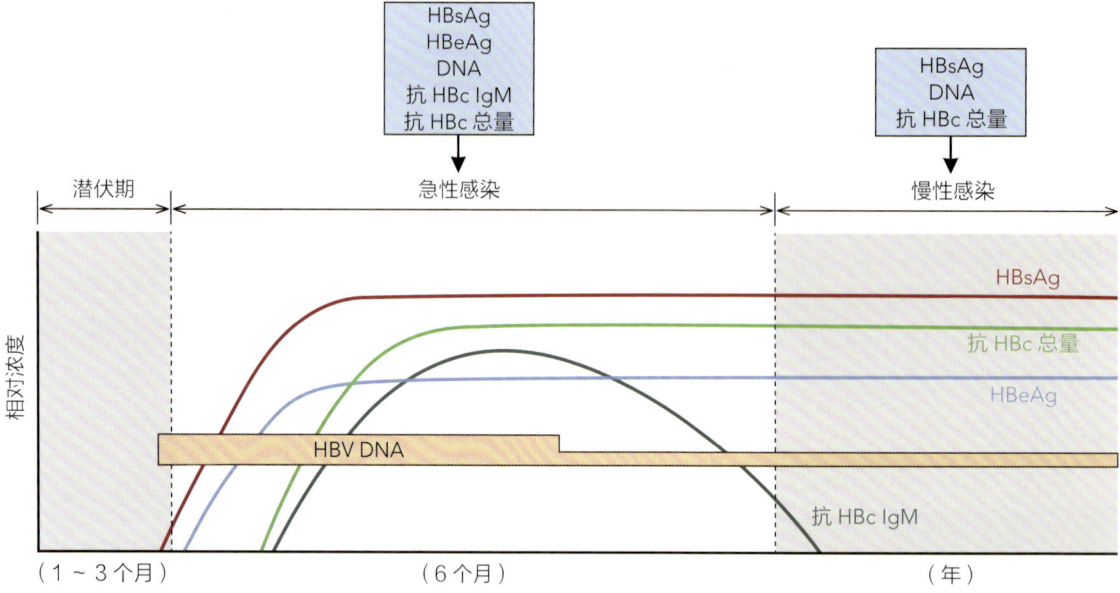

图 8-3　使用血清学和病毒学标志物诊断慢性 HBV 感染

抗 HBe 的存在表明急性感染正在消退或患者正在发展为慢性非活动性感染。

针对核心蛋白的 IgM 的存在表明急性感染。

抗 HBs 的存在表明对 HBV 有免疫力。

针对核心蛋白或 HBeAg 的抗体表明是自然感染通过疫苗接种暴露。

（3）抗 HBe：①如果存在，患者要么开始解决感染，要么患者有慢性非活动性感染；②它仅在 HBeAg 消失时出现。

（4）抗 HBc IgM：①如果存在，则患者有急性感染；②通常在 6 个月后检测不到。

（5）抗 HBs：①如果存在，则患者具有免疫力。针对表面抗原的抗体正在中和；②接种疫苗和自然解决的感染都会导致产生抗 HBs。

（6）抗 HBc 总量：①是针对核心蛋白的 IgM 和 IgG 抗体的总和；②如果存在，则患者是自然感染，而不是通过疫苗接种获得免疫力；③感染可以是急性的、慢性的或已消退的。

（7）血清学结果可能是假阳性或假阴性。这可能是由于检测的性能以及突变体不产生某些 HBV 蛋白而发生的。①如果阳性结果不符合典型特征或临床对病毒感染的怀疑程度较低，则考虑为假阳性。② Precore 突变体：抗 HBe 可能呈阴性，但其他血清学和 DNA 标记将呈阳性。Precore 突变体是导致慢性感染但不产生 HBeAg 的 HBV 变体。这种病毒仍然具有传染性。③ HBsAg（逃逸）突变体：可能显示 HBsAg 血清学假阴性，但患者仍具有阳性病毒载量。这些变体产生的表面抗原与野生型病毒略有不同，可以逃避疫苗诱导的抗 HBs 抗体。

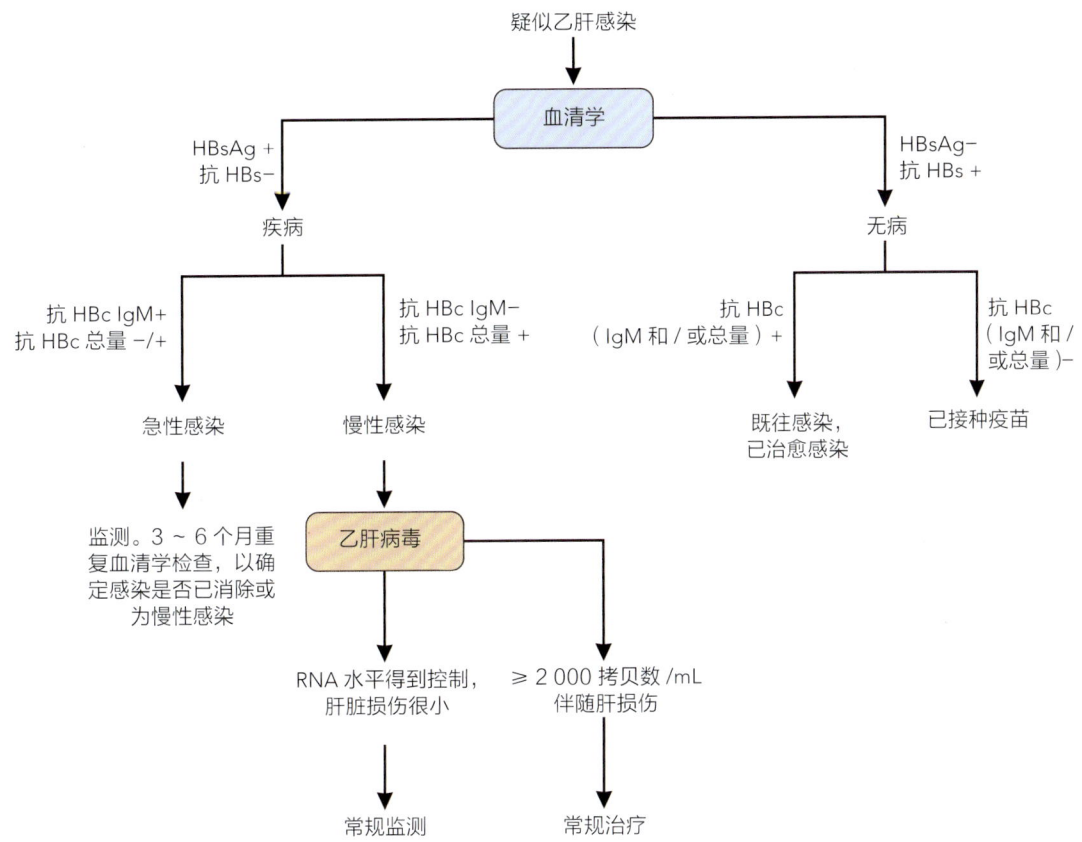

图 8-4　HBV 诊断和管理的通用流程

2. NAAT

一种高度敏感的工具，可以测量 HBV DNA 的存在。首选血清学作为初始筛选测试，但通常使用 NAAT 进行确认。

（1）NAAT 无法区分急性感染和慢性感染，但可用于帮助识别慢性非活动携带者状态（低病毒载量）与慢性活动性（高病毒载量）感染。

（2）NAAT 可用于非常早期感染的诊断，甚至在检测到 HBsAg 之前。

（3）定量 PCR 用于监测疾病和对治疗的反应。它在治疗前进行，以确定基线病毒载量，然后每 3～6 个月进行一次。

（4）隐匿性感染：在血液或肝脏中可检测到 HBV DNA，但不存在 HBsAg。

（5）NAAT 结果可能不正确。①可能会出现误报。怀疑阳性病毒载量和阴性血清学（反之亦然）。不建议将病毒载量作为主要筛查方法，如果检测到假阳性，可能会引起混淆。②在非活动载体状态的情况下可能发生假阴性。

（6）HBV 基因分型：与 HCV 基因型一样，HBV 基因型出现在不同的地理区域，可能具有临床意义。然而，测试并不普遍适用。

（四）预防

（1）疫苗接种非常有效，是常规疫苗接种计划的一部分。第一年内有 3 次接种以预防慢性感染的风险，这在婴儿中发生的频率更高（见图 18-4）。

（2）暴露后预防：暴露后 12 小时内注射乙肝免疫球蛋白。

（五）治疗

并非所有 HBV 感染都需要治疗，因为许多感染会自行痊愈。然而，HBV 尚不能被认为是"治愈"的，因为病毒会整合，无论是症状的解决还是治疗都不能消除病毒的所有痕迹。

> 大多数成人感染会自行治愈。

（1）大多数感染的支持疗法。

（2）治疗建议很复杂，指南也在不断更新。根据病毒载量、肝损伤量和 ALT 水平给予抗病毒药[18]。

（3）治疗（见表 19-8）：①核苷类逆转录酶抑制剂（nucleoside reverse transcriptase inhibitor，NRTI）。A. 一线治疗：恩替卡韦和替诺福韦；B. 其他治疗：拉米夫定。口服 NRTI 通常会持续数年以防止 HBV 疾病的复发。NRTI 也用于治疗 HIV，因为这两种病毒都含有逆转录酶。②聚乙二醇化干扰素 α-2a 或干扰素 -2b。治疗通常为 48 周。

> HBV 不能被完全治愈。一旦一个人被感染，cccDNA 可以留在细胞中，并构成终身的再激活风险（即使在有免疫解决感染或持续病毒 DNA 抑制的患者中）。

（4）肝移植。

三、丁型肝炎病毒

丁型肝炎病毒（HDV，或德尔塔病毒）是不太常见的肝炎原因，因为它仅在存在乙型肝炎时才会引起感染（表 8-1）。针对 HBV 的疫苗接种和治疗可有效预防和治疗 HDV 感染。

（一）背景

HDV 是一种带有圆形（−）ssRNA 的小包膜病毒（图 8-5）。它尚未归入任何一个科，但属于德尔塔病毒。

（1）它只产生 1 种蛋白质，D 抗原。

（2）它仅在存在 HBV 时复制，因为 HBV 表面抗原用于 HDV 包膜。

> HDV 只能在 HBV 感染者中复制并引起感染。大约 5% 的 HBV 阳性个体也感染了丁型肝炎病毒。

（3）高患病率：地中海、中东、巴基斯坦和中亚。

（二）临床表现

HDV 使 HBV 感染者的病死率增加 10 倍。

1. 潜伏期

与 HBV 相似（1～3 个月）。

2. 急性感染

（1）与 HBV 感染同时发生。这称为共感染。

（2）急性 HDV 和 HBV 合并感染更多比单纯 HBV 感染严重，但 ＞ 95% 的病例仍为急性和自限性（类似于单纯 HBV 感染）。

3. 慢性感染

（1）少数 HDV-HBV 合并感染可能会发展为慢性感染。然而，HDV 通常由已经患有慢性 HBV 的个体获得。这称为重复感染。双重感染是慢性 HDV 感染的主要原因。

（2）与急性感染一样，慢性 HDV 和 HBV 感染也比单独慢性 HBV 感染更严重。

（三）诊断

（1）血清学：最常用的诊断方法。①抗 HDV：针对 HDV 的总 IgM 和 IgG 抗体。IgM 在几个月内清除（自限性感染）或持续数年（慢性感染）。②感染可能导致更高滴度的抗 HBc IgM。

（2）HDAg 的血清学检测和免疫组化技术不敏感。

（3）NAAT：高度敏感和特异，仅可用于参考实验室的血清样本。需要仔细设计引物和探针以捕获所有 8 种基因型。

（四）预防和治疗

（1）接种 HBV 疫苗可防止感染 HDV。

（2）用聚乙二醇化干扰素治疗。

四、丙型肝炎病毒

丙型肝炎病毒（HCV）引起世界范围内较高的发病率和死亡率。与 HBV 不同，大多数 HCV 感染会发展为慢性疾病（表 8-1）。

（一）背景

HCV 具有（＋）ssRNA，并且属于黄病毒科（图 8-6）。

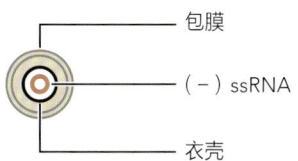

图 8-5 HDV

HBV 和 HDV 加在一起比单独乙型肝炎病毒引起更严重的感染。

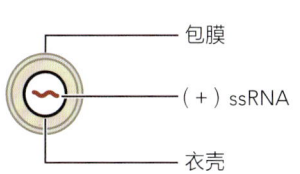

图 8-6 HCV

（1）它是有包膜的，就像其他血液传播的病毒一样。

（2）它是巴尔的摩 V 类病毒，因此它使用 RNA 特异性 RNA 聚合酶进行复制。这可以用作药物靶点。

（3）分为基因型 1～7。

（4）由于在治疗血吸虫病的公共卫生工作中使用了受污染的针头，该病毒在埃及的流行率最高。

（二）临床表现

与其他肝炎病毒相比，HCV 感染的症状通常较轻。因此，患者更有可能不知道他们的感染。

（1）潜伏期：1～3 个月。

（2）轻微不适，常无黄疸。

（3）有/无轻度疲劳、恶心或腹痛。

（4）通常不会引起暴发性肝衰竭。

（5）与冷球蛋白血症有关。

（6）主要引起慢性感染。

HCV 是输血后肝炎最常见的原因，因为在 1992 年之前没有 FDA 批准的血液产品病毒筛查试验。

经验法则：75% 的 HCV 感染是慢性的，但只有 5% 的成人 HBV 感染是慢性的。

（三）诊断

对有症状或危险因素或出生于 1945～1965 年的人进行检测（图 8-7 和表 8-3）。

1. 血清学

（1）检测抗 HCV 的 IgM 和 IgG 总量。这是筛选的首选方法。①血清学具有非常高的敏感性和特异性。②血清/血浆的 EIA（即 ELISA）是最常用的平台。③即时检测变得越来越普及。这些检测可以在指尖全血和唾液中完成。

（2）可以进行 HCV 核心抗原的检测，但目前在美国尚未使用或未经许可。

（3）与 HBV 血清学不同，HCV 血清学不区分近期感染、慢性感染和已治愈的感染。

2. NAAT

在血清和血浆上完成。

（1）用于确认阳性血清学结果的病例。

（2）定量 PCR 用于监测感染（即病毒载量测试）：①在治疗前使用，用于建立基线或监测患者是否在未经治疗的情况下清除感染；②用于监测患者对治疗的反应。

3. 基因分型

7 种 HCV 基因型集中在不同的地理区域（表 8-4）。它们与感染的严重程度无关，但会影响治疗方案的选择和治疗成功的可能性。

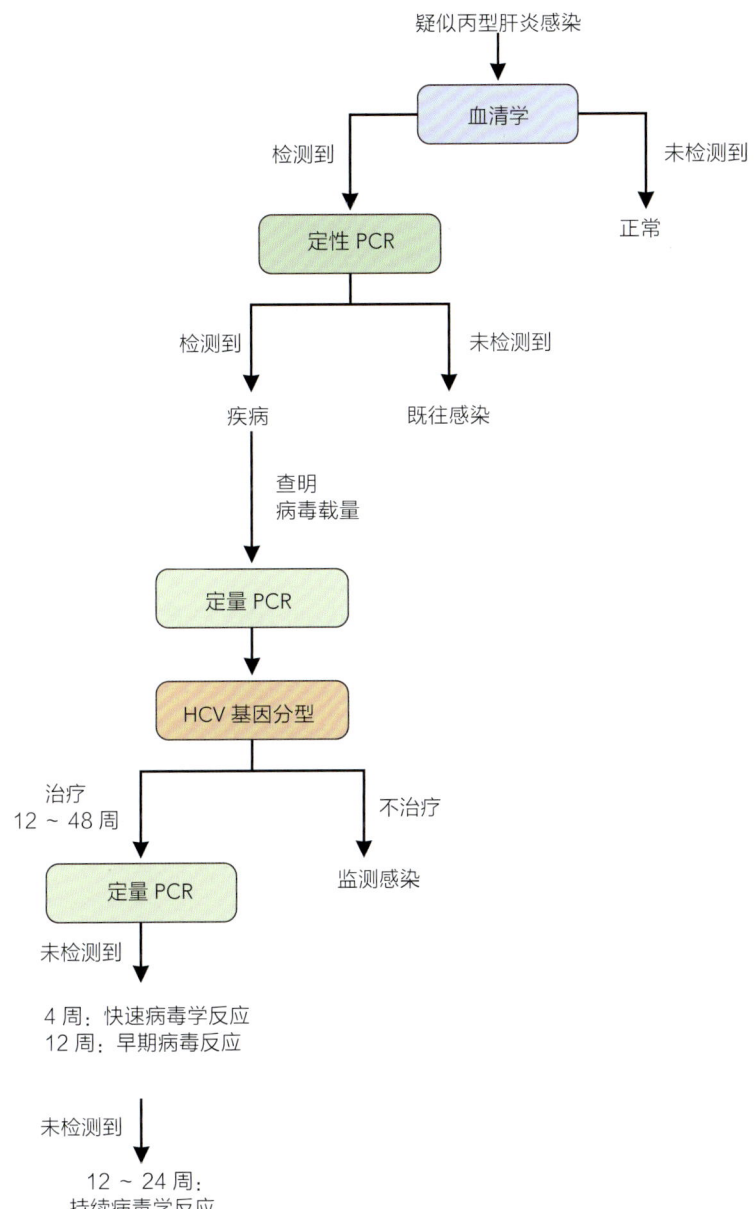

图 8-7 HCV 检测的通用流程

（1）基因型通常从 *NS5b* 基因、5'非编码区、核心或 HCV 基因组的其他成分中鉴定。

（2）用于识别基因型的诊断分析：①逆转录聚合酶链反应（reverse transcription PCR，RT-PCR）；②测序；③线性探针检测。

（3）基因分型只需进行 1 次（感染期间基因型不会转换）。

（4）需要有最小的病毒载量（通常在 500～1 000 IU/mL）才能进行基因分型。

表 8-3　HCV 血清学和 PCR 检测结果

感染	血清学	PCR
无（原始）	–	–
当前（活动/慢性）感染	+	+
既往（已消退）感染	+	–

（四）预防

抗 HCV 抗体是非中和性的，因此没有可用的疫苗，并且免疫球蛋白的暴露后预防不起作用。即使已清除病毒的患者也可能再次感染。

> 与 HBV 不同，HCV 的抗体不能提供免疫。因此没有疫苗。

（五）治疗

1. 治疗目标

治疗的目标是减少终末期肝病。与 HBV 一样，并非所有感染都得到治疗，因为有些感染会自行消退。但是，与 HBV 不同，HCV 可以治愈（图 8-7）。

> 与 HBV 不同，HCV 现在可以治愈。

2. 应答指导治疗

应答指导治疗是 HCV 治疗的主要方法。这意味着药物和治疗持续时间是根据患者对治疗方案的反应量身定制的。

（1）通常，治疗方案持续 12～48 周，但根据患者的反应和感染基因型，治疗方案可能会更短。

（2）定量 PCR 用于在多个时间点监测对治疗的反应。①第 0 周：建立基线病毒载量。②第 4 周：无法检测到病毒载量表明快速病毒学反应（RVR）。③第 12 周：病毒载量检测不到或降至原水平的 1/100 表明早期病毒学反应（EVR）。④第 24 周或

表 8-4　HCV 的基因型

基因型和子类型	地理位置	备注
1a、1b	在世界范围内，尤其是欧洲和北美洲	很难用以前的方法干扰素 + 利巴韦林治疗（如果患者的 IL28 基因含有 "CC" 基因型，会有更好的反馈）
2a～2d	全世界	
3a～3f	全世界	
4a～4j	中东、非洲	不常见
5	南非	罕见
6	东南亚	罕见
7	中非	罕见

第 48 周（取决于药物方案）：在治疗结束时（end of treatment，EOT）测量病毒载量。⑤治疗结束后 12～24 周，检测不到病毒载量表明病毒长期抑制或持续病毒学应答（sustained virological response，SVR）。

3. 治疗方案（见表 19-9、表 19-10 和表 19-11）

（1）聚乙二醇化干扰素 α-2a 或干扰素 α-2b 与利巴韦林是最广泛使用的治疗方法，但正在迅速被更新的治愈性抗病毒药取代。①用于慢性感染。②基因型 1 的失败率很高。③有很多不良反应。④是非治疗性的。

（2）直接作用抗病毒药（direct acting antiviral，DAA）：这类药物直接干扰 HCV 并且可以治愈。主要有 4 个类别。① NS3/4A 蛋白酶抑制剂。② NS5A 抑制剂。③核苷聚合酶抑制剂（nucleoside polymerase inhibitor，NPI）。④非核苷聚合酶抑制剂（nonnucleoside polymerase inhibitors，NNPI）。

多项选择题

1. 以下哪种病毒是无包膜的？
   a. HAV
   b. HBV
   c. HCV
   d. HDV

2. 以下哪种病毒与肝脏炎症（肝炎）无关？
   a. HBV
   b. VZV
   c. CMV
   d. 黄热病毒

3. 哪种肝炎病毒会产生逆转录酶？
   a. HAV
   b. HBV
   c. HCV
   d. HDV

4. HCV 的基因分型
   a. 影响抗病毒药的选择
   b. 应每年进行
   c. 用于确定是否已产生抗病毒药的抗性
   d. 上述所有的

5. 以下哪种病毒最有可能引起成人慢性感染？
   a. HAV
   b. HBV
   c. HCV
   d. HEV

6. 以下哪种病毒最不可能致癌（可能需要阅读本章以外的内容）？
   a. HBV
   b. HCV
   c. EBV
   d. CMV

7. 一名 64 岁男性的血清学检测仅显示抗 HBC 总量和反应性 HBsAb，以下哪一项是对结果的最可能解释？
   a. 该患者的疫苗反应呈阳性
   b. 该患者自然感染后免疫
   c. 患者有急性 HBV 感染
   d. 患者有慢性 HBV 感染

8. 诊断新生儿 HBV 感染的最佳测试是什么？
   a. 血清学
   b. PCR
   c. 基因分型
   d. 以上都不是

9. 暴露于 HBV 的新生儿，患哪种疾病的风险最高？
   a. 慢性肝炎
   b. 出生缺陷
   c. 肝细胞癌
   d. 死亡

10. 女性，39 岁，有静脉吸毒史，无肝炎症状。她是第一次接受丙型肝炎病毒检测，血清学呈阳性。以下哪一项是对结果的最可能解释？
    a. 患者患有慢性丙型肝炎
    b. 患者没有丙型肝炎
    c. 患者与其他黄病毒有交叉反应
    d. 丙型肝炎的最终诊断需要进行分子检测

判断对错

11. 丙型肝炎疫苗非常有效。　　　　　　　　　　　T　F
12. 乙型肝炎病毒可以整合到宿主细胞中。　　　　　T　F

13. 大多数成人获得性乙型肝炎病例是慢性的。　　T　F
14. 治疗可用于治愈 HCV 感染。　　T　F
15. HCV 基因分型用于在治疗前识别耐药突变。　　T　F

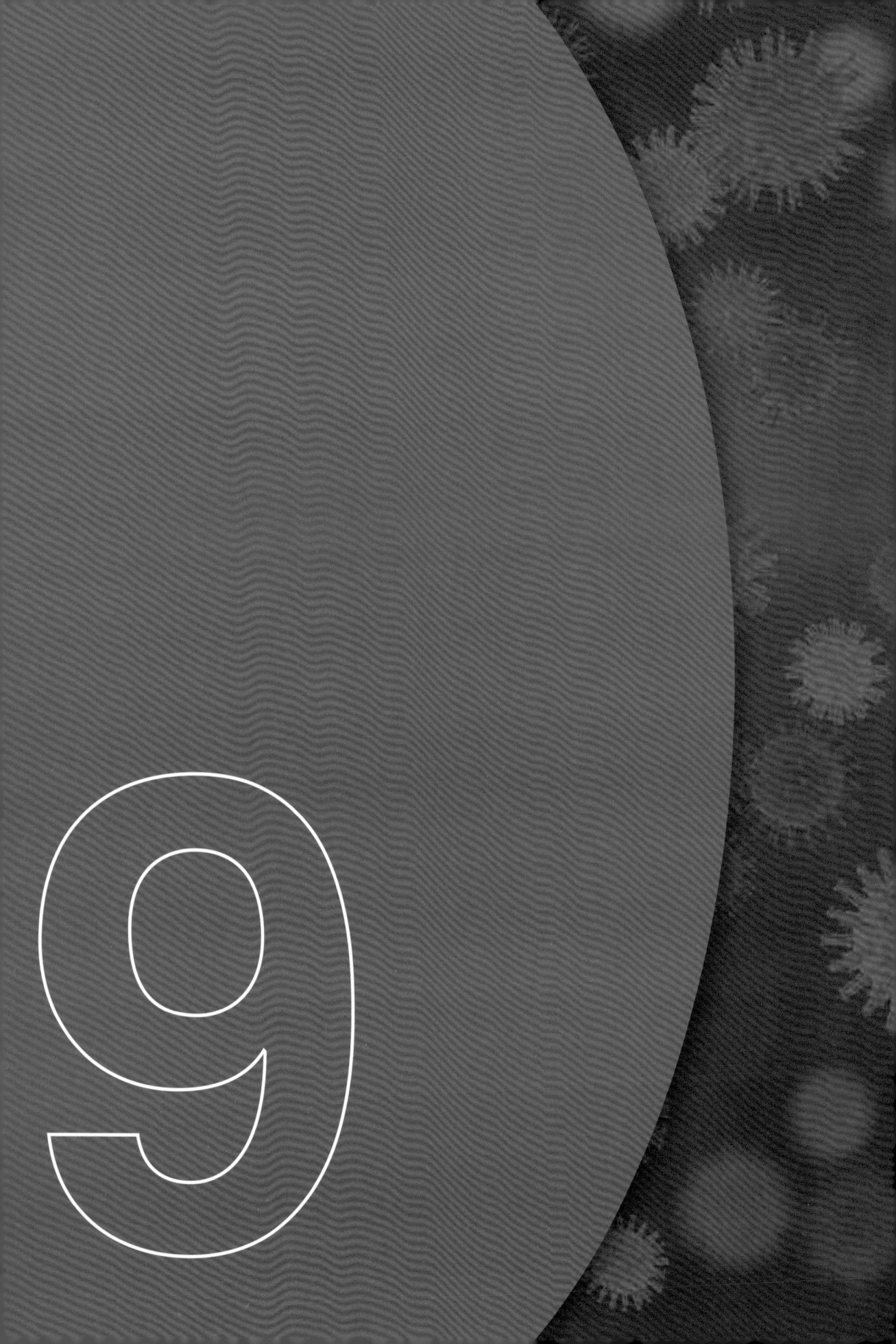

第九章
人类逆转录病毒

一、概述

逆转录病毒是巴尔的摩 Ⅵ 病毒。它们用（+）ssRNA 作为核酸，但不是直接将其用作 mRNA（像巴尔的摩 Ⅵ 病毒），而是首先将其转化为一种 DNA 中间体。重要的是，它们的 RNA 具有高突变性，而 DNA 的中间体允许它们整合到宿主基因组中，逃避免疫系统，引起终身感染，并被动地产生更多的（+）ssRNA 拷贝。

二、人类免疫缺陷病毒

（一）背景

人类免疫缺陷病毒（HIV）由 1 个被包膜包围的锥形衣壳组成。衣壳包含 1 个二倍体基因组［即（+）ssRNA 的两个拷贝］（图 9-1）。

（1）编码结构蛋白的基因主要有 3 个。① *gag* 编码 Gag 多聚蛋白，该多聚蛋白裂解成形成核的蛋白质，包括 p24。② *pol* 编码 Pol 多聚蛋白，该多聚蛋白被裂解为 3 种酶：逆转录酶、整合酶和蛋白酶。③ *env* 编码包膜蛋白质，包括 gp160。gp160 被切割成两个更小的蛋白质，分别是 gp120 和 gp41，用于与细胞结合。

（2）HIV 有 2 种主要类型：HIV-1 和 HIV-2（图 9-2）。HIV-1 在全世界范围内存在并且占感染的绝大多数（约 95%）。① HIV-1 有 4 组。M 组是最普遍的，是感染的主要原因；O 组次之，但仅占感染的 2%；N 组和 P 组极为罕见，可能无法通过常用的诊断测试检测到，N 组有时被称为"非 M 非 O 组"。② M 组有多个亚型。C 亚型在世界范围内最常见，但 B 亚型在

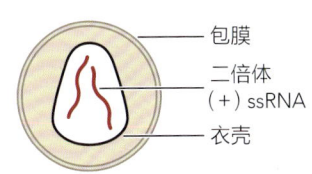

图 9-1　HIV

西欧、澳大利亚、北美和南美最常见。③亚型可以重组产生杂合体亚型，称为循环重组形式。

（3）HIV-2 的传播效率不如 HIV-1，并且主要局限于西非。A 组最为普遍。

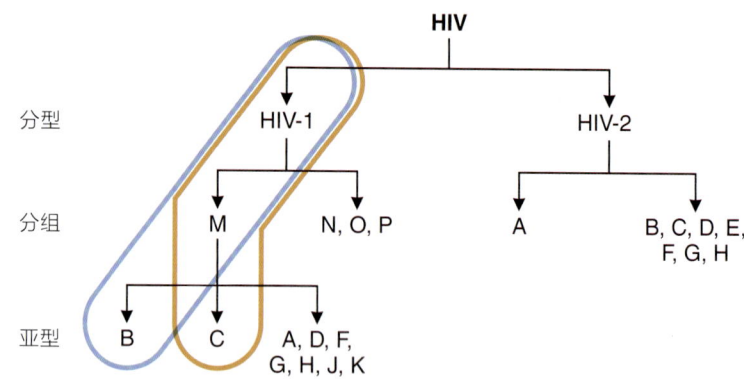

图 9-2 HIV 病毒基因型

（二）HIV 生命周期

HIV 生命周期见图 9-3。

1. 细胞结合

gp120 与病毒膜上的 gp41 复合，必须与宿主细胞上的 2 个受体（主要受体和辅助受体）结合。

（1）HIV 的主要受体是 CD4，它存在于辅助 T 细胞（又称 $CD4^+T$ 细胞）、巨噬细胞和单核细胞上。

主要受体：$CD4^+$
初始辅助受体：CCR5
晚期辅助受体：CXCR4

（2）两种最常见的辅助受体是 CXCR4 和 CCR5，它们并不与趋化因子结合。嗜 HIV 取决于利用哪种辅助受体。向性在感染过程中会发生变化。① R5 病毒使用 CCR5，又称 M 嗜性病毒，主要感染巨噬细胞和单核细胞。导致初始感染的 HIV 毒株几乎总是 R5 向性病毒。② X4 病毒使用 CXCR4，又称 T 嗜性病毒，主要感染 T 细胞。X4 向性病毒往往在感染后期形成。③双向性毒株可以使用任一受体。④混合嗜性毒株是具有不同嗜性的病毒的组合。

CCR5 拮抗剂是一类与 CCR5 结合并阻断 R5 向性病毒结合的药物。CCR5 拮抗剂对 X4 嗜性或双嗜性病毒无效。

2. 融合与进入

一旦与细胞结合，gp41 将病毒和宿主细胞膜融合在一起，使病毒可以进入细胞。

融合抑制剂与 gp41 结合，阻止病毒与宿主细胞融合。

3. 逆转录

使用逆转录病毒酶（一种依赖于 RNA 的 DNA 聚合酶）将 ssRNA 转化为 dsDNA。

（1）逆转录酶与 ssRNA 基因组结合，形成相应的 DNA 链，形成 RNA-DNA 杂合体。

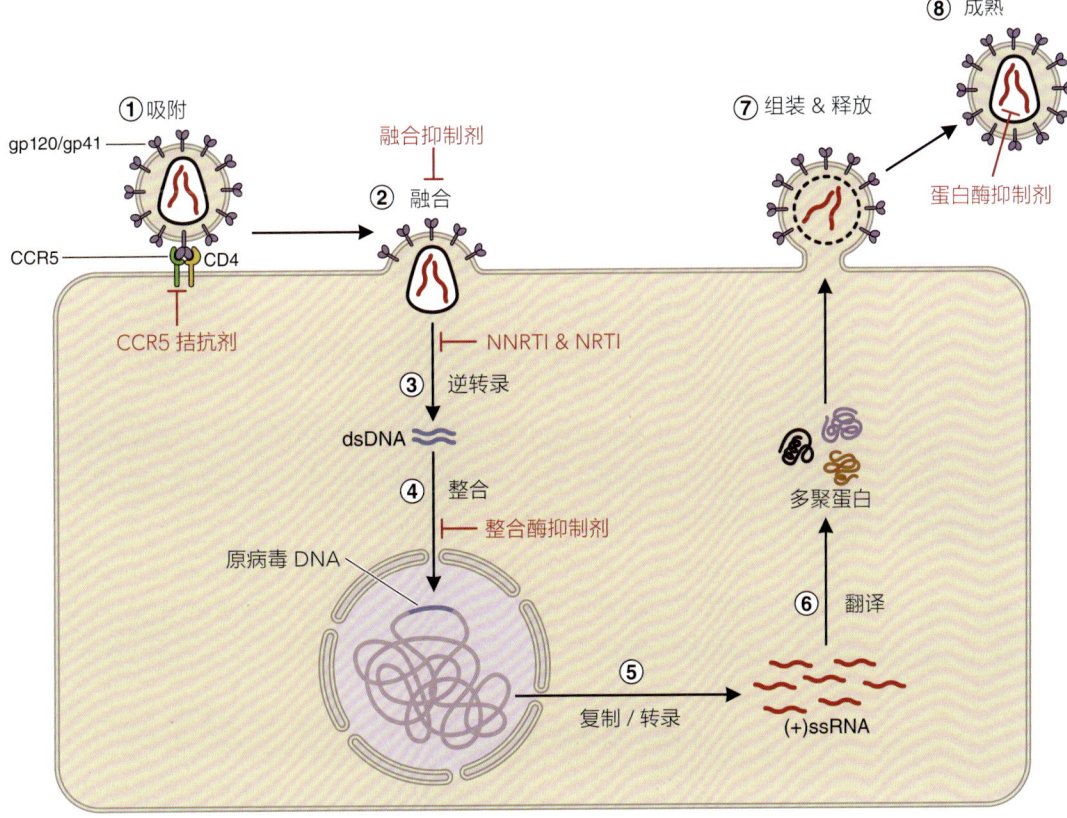

图 9-3　HIV 的生命周期和药物靶点（以红色显示）

（2）然后使用其 RNase 活性降解原始 RNA 模板并创建互补 DNA 链以形成 dsDNA 分子。该 dsDNA 包含与原始 RNA 模板互补的链，称为互补 DNA 或 cDNA（complementary DNA）。

对于 HIV-1，M 组 C 亚型在世界范围内最常见（橙色），B 亚型在西欧、澳大利亚以及北美和南美（蓝色）中最常见。A 组最常见于 HIV-2。

（3）逆转录有很高的错误率，这意味着 HIV 有很高的突变率。

4. 整合

（1）HIV 生命周期中必需的一部分。整合酶将病毒 cDNA 整合到宿主细胞 DNA 中（即溶原性生命周期）。整合的病毒称为原病毒（见图 19-5）。

（2）整合往往更经常发生在活跃的转录区域。

5. 病毒复制和释放

（1）新的（+）ssRNA 基因组从原病毒 DNA 转录。

（2）蛋白质由 *gag*、*pol* 和 *env* 翻译成长多聚蛋白。

非核苷类逆转录酶抑制剂（non-nucleoside reverse transcriptase inhibitor, NNRTI）直接与逆转录酶结合，阻止其形成 cDNA。

核苷类逆转录酶抑制剂（NRTI）是核苷类似物。如果与逆转录酶结合，它们将终止任何进一步的 DNA 延伸。

整合酶抑制剂结合整合酶的活性位点，阻断病毒 DNA 的整合。

蛋白酶抑制剂结合蛋白酶，防止多聚蛋白的分裂。这阻止了新的感染性病毒粒子的成熟。

（3）病毒基因组被包装在核蛋白中。

（4）成熟病毒粒子在离开细胞时具有包膜。

（5）蛋白酶将病毒多聚蛋白分解成不同的单独的酶，病毒成熟为一个运转正常的病毒粒子（见图19-6）。

（三）传播

HIV病毒通过直接接触血液、精液、阴道和直肠分泌物、母乳和生殖器黏膜传播。

（1）可发生在急性、潜伏或感染晚期，但在急性感染期间最有效。

（2）危险因素/组：①无屏障保护的性交、感染者的伴侣、性工作者和男-男性行为者；②静脉注射毒品和共用针头；③母婴传播（受感染的母亲可能在子宫内通过分娩和分娩过程中的血液交换，或通过母乳传播HIV病毒）；④接触受污染的血液制品（如输血）和相关危险人群（如血友病患者）；⑤非裔美国人和拉丁美洲人。

HIV可以通过母乳传播。

（四）临床表现（图9-5）

1. 急性感染

（1）感染初期的潜伏期为1～4周。

（2）大多数患者表现为无症状或轻微的非特异性症状，称为急性逆转录病毒综合征。这些症状包括发热、皮疹、体重减轻、盗汗、乏力、肌痛、喉咙痛和/或淋巴结肿大。

（3）鉴别诊断：流感、肺结核、传染性单核细胞增多症、化脓性链球菌感染。

（4）病毒血症：病毒在血液中复制到极高水平（>100万拷贝数/mL）。这增加了不知道自己感染的人传播的风险。

（5）CD4细胞耗竭至约500/μL。

2. 延迟

（1）产生针对HIV的抗体，并长期控制病毒（约10年）。大多数人在这一阶段无症状。

（2）CD4细胞数量最初会恢复，但在缺乏治疗的情况下，它们会随着时间的推移慢慢减少。

（3）病毒设定点：病毒载量稳定的点，因为细胞毒性T细胞抑制了病毒。

（4）抗体是非中和性的，不能提供完全的保护。

3. 晚期疾病

随着CD4细胞水平的下降，机会性感染的数量增加（表9-1）。

表 9-1　与 HIV 感染（AIDS 典型疾病）相关的病原体[a]

< 50 /μL	50~100 /μL	100~200 /μL	200~500 /μL	不限
鸟分枝杆菌复合体	隐孢子虫、弓形虫、CMV、隐球菌	耶氏肺孢子虫、JC 病毒（PML）、双态真菌（特别是组织胞浆菌和球孢子菌）、HSV	白酵母菌（鹅口疮），HHV-8(KSHV), VZV	结核分枝杆菌

[a]PML，进行性多灶性白质脑病变。

（1）获得性免疫缺陷综合征（AIDS）发生在 HIV 感染者出现 AIDS 定义的疾病时，或者 CD4 细胞计数 ≤ 200/μL（无论是否发生疾病）。

（2）病毒滴度从 10^4/mL 增加到 10^6/mL。

（3）AIDS 典型疾病：与 AIDS 患者有关或几乎只发生在 AIDS 患者身上的感染或状况。

4. 无进展者（或控制者）

无进展者（或控制者）是指没有屈服于典型的 HIV 感染过程的个体。即使在没有治疗的情况下，它们也能维持正常的 CD4 细胞水平，病毒滴度低或检测不到[19]。

（1）控制器的定义是维持低病毒滴度，通常至少维持 1 年。精英控制剂的每毫升 RNA 拷贝数 < 50 个，而病毒控制剂的每毫升 RNA 拷贝数为 50~2 000 个。

（2）长期无进展者是一个较老的术语，用于长期控制感染（> 7~10 年）的个体。它们的病毒载量可能没有被测量，因为它们早于当前的病毒载量测试。

（3）CCR5-Δ32 突变抑制 CCR5 作为 HIV 进入细胞的辅助因子。这种突变在白种人个体中出现的频率高于非洲裔或东亚人。

（五）诊断（图 9-4，图 9-5）

血清学是推荐的 HIV 筛查方法。定性 NAAT 可用于确认试验和筛查疑似急性逆转录病毒综合征患者。病毒载量定量测定用于检测病毒载量，以监测患者对治疗的反应。所有成年人和青少年都应该至少接受一次培训和测试，除非他们明确选择不参加（选择性加入检测模式是指患者必须明确选择是否接受检测），高危人群应该更频繁地进行检测。

1. 实验室血清学测试

实验室血清学测试的复杂度为中到高度（见第二十章），

当 HIV 阳性个体具有 CD4 计数 ≤ 200/μL 或发展为 AIDS 相关疾病时，就会诊断为 AIDS。

2008 年，柏林患者被移植了含有 CCR5-Δ32 缺失的 CD4 T 细胞，患者停止了抗逆转录病毒治疗，他的病毒滴度检测不到，CD4 计数也恢复了。这是第一个被认为可以治愈 AIDS 病毒的患者。

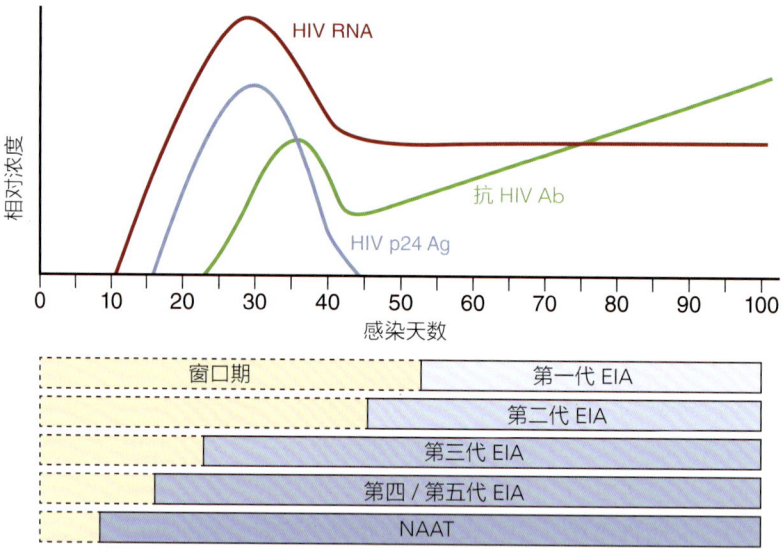

图 9-4 通过 5 代检测改进了 HIV 的早期检测

病毒 RNA、抗原和抗病毒抗体等标志物用于检测血浆或血清中的病毒。

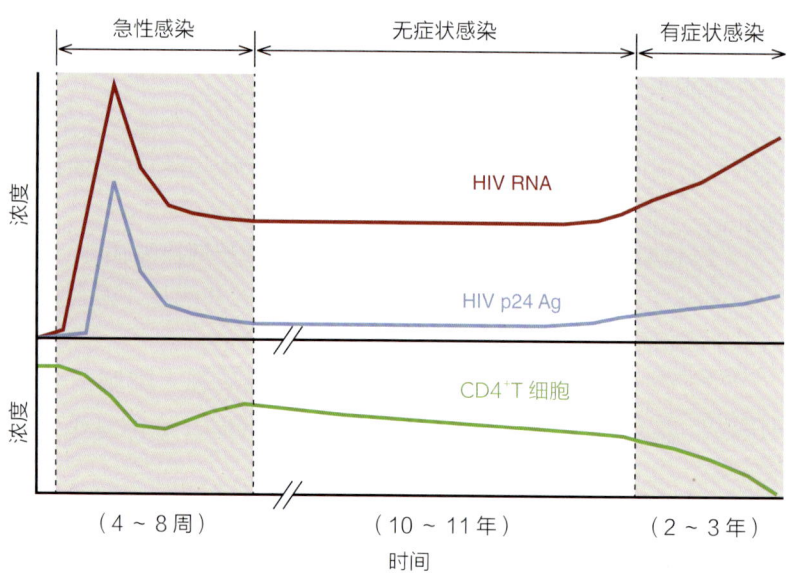

图 9-5 HIV 感染动力学

该方法通常是自动化的,需要几小时才能完成。血清学检测有几代,使用不同的 HIV 标志物配方来检测 HIV 或 HIV 抗体的存在(表 9-2)。

(1)窗口期是指从感染 AIDS 病毒到通过检测发现感染之间的时间。老一代测试的窗口周期较长,而新一代测试的窗口周期较短。这意味着新的检测方法可以更早地发现感染。

（2）第一代、第二代和第三代检测使用病毒裂解物或特定的 HIV 蛋白来检测患者形成的抗病毒抗体。这些检测方法不再推荐，因为它们敏感度相对不高，可能无法检测到早期感染。

（3）第四代检测也被称为抗原-抗体组合检测，因为它们能检测到抗 HIV 抗体和 HIV p24 抗原的存在。p24 抗原是 HIV-1 感染的早期标志，可更早发现疾病。

（4）第五代检测有时与第四代检测分开。它们可以在单一测试中检测和区分抗 HIV-1、抗 HIV-2 和 HIV-1 p24 抗原。然而，目前的算法还没有描述如何最好地使用这种分析。

2. 即时血清学检测

复杂度低（见第二十章），在 30 分钟内得出结果。这对于在分娩过程中快速检测产妇和婴儿的 HIV 病毒，或者在患者可能无法随访的性传播疾病诊所是非常有用的。

（1）有些只用于检测抗体，而另一些则用于检测抗体和 p24 抗原。

（2）这些方法通常具有高灵敏度和特异性，但实验室血清学方法通常是首选。

（3）当患者有无法跟踪随访的风险时，这些检测很有用。

（4）适用于一些家庭收集物检测。

注意：由于母体抗体的存在，18 月龄以下婴儿的 HIV 诊断不采用血清学。相反，应该对 HIV DNA 或 RNA 进行 NAAT，然后重复进行确认。

表 9-2 HIV 病毒检测的比较[20]

检测	用于检测的 HIV 抗原	检测成分	举例[a]	从感染到检测的时间（窗口期）
第一代血清学	病毒裂解液	任何抗体，包括交叉反应的抗体	免疫印迹、IFA	约 7 周
第二代血清学	合成/重组肽	IgG	EIA，快速检测	约 5 周
第三代血清学	合成/重组肽	IgG 和 IgM（HIV-1 和 HIV-2）	EIA	约 3 周
第四代联合血清学	合成/重组肽	p24、IgG 和 IgM（HIV-1 和 HIV-2）	EIA，快速检测	约 2 周
"第五代"组合血清学	合成/重组肽	检测和区分 HIV-1 p24、HIV-1 IgG/IgM 和 HIV-2 IgG/IgM 的阳性	EIA，快速检测	约 2 周
NAAT	核酸	RNA	RT-PCR、bDNA、TMA	约 10 天
	核酸	原病毒 DNA	PCR	约 10 天

[a]IFA，免疫荧光分析；bDNA，分支 DNA 检测；TMA，转录介导扩增分析。

3. 验证性检测

应遵循所有目前推荐的血清学检测。这些检测包括以下内容。

（1）HIV-1/HIV-2 分化测试，表明个体是否有 HIV-1 或 HIV-2 抗体。

（2）NAAT 可以检测血液、血清或血浆中每毫升 20～50 拷贝数的 RNA。

（3）如有必要，进行其他测试。需要使用蛋白质印迹法（Western blot）或间接免疫荧光检测来确认早期检测的结果，但不建议将其用于第四代和第五代。这些确认方法的灵敏度和特异性较低，可能需要几个月的感染才能变为阳性。

4. NAAT

（1）灵敏度高，检测限极低。

（2）具有较短的窗口期（可以更早地发现疾病）。

（3）大多数检测仅检测 HIV-1。一些检测可用于 HIV-2。

（4）用于成人 HIV 阳性患者的确认或监测（图 9-4）。

（5）用于诊断新生儿，因为血清学不可靠（母体 HIV 抗体可以在新生儿体内持续存在并导致血清学检测呈阳性）。

（6）RT-PCR 是最常见的 NAAT。①定量 RT-PCR 用于定量血液中病毒 RNA 的数量，以监测对治疗的反应。②病毒载量以两种方式表示：每毫升血液的总拷贝数和对数值（见第十五章）。③监测建议各不相同。通常在治疗前（以建立基线）、调整治疗时以及每 3～4 个月测量病毒载量（如果患者体内病毒载量被抑制或稳定，监测频率可降低至每 6 个月 1 次）。

> 0.5 log 的病毒载量变化被认为是显著的。

（7）其他分子检测：转录介导扩增、基于核酸序列的扩增和原病毒 DNA 检测（用于检测整合的 HIV DNA）。

5. 标本

（1）基于实验室的血清学：血液、血浆或血清。

（2）快速检测：指尖或口腔拭子。

（3）NAAT：不含肝素的血液、血浆或血清（它是一种 PCR 抑制剂）。优选的抗凝剂是柠檬酸钠。CSF 可用于检测神经系统疾病。

6. 基因分型

基因分型是分析 HIV 病毒基因组以评估抗病毒耐药性。

（1）直接从血浆样品中通过 Sanger 测序对逆转录酶、蛋白酶，有时是整合酶的基因进行测序。

（2）分析序列中已知可赋予抗性的突变。已知的突变序列保存在精心设计的数据库中，这些数据库会不断更新以获取实时抗性信息（例如，斯坦福 HIV RT 和蛋白酶序列数据库）。

（3）基因分型在治疗开始之前和在怀疑治疗失败的情况下进行。

（4）在以下情况下，基因分型可能会失败或不可靠：①病毒每毫升拷贝数 < 500 个；②序列引物结合区域有突变；③检测到的突变的相关性尚不清楚。

> HIV"基因分型"并非用于识别基因型，实际上是对耐药突变的基因分析。这与其他病毒的基因分型不同，基因分型是用于对毒株进行分型的（例如，HCV 基因分型确定基因型 1～6）。

7. 表型分析

表型分析是对 HIV 在抗病毒药存在下如何实际生长和复制的分析。

（1）从样本中纯化病毒 RNA。

（2）RT-PCR 用于扩增关键区域（如蛋白酶和逆转录酶基因）。

（3）扩增的基因被插入或克隆到包含了其余基因的载体中，从而产生可存活的 HIV 病毒粒子，以及称为荧光素酶基因的报告基因。

（4）将载体 DNA 引入细胞系，从而产生包含感兴趣基因的新 HIV 病毒粒子。

（5）然后在不同抗病毒药存在的情况下，使这些病毒粒子感染细胞。随着病毒粒子的复制，它们会产生荧光素酶，从而使它们能够产生光。这种光输出可以被测量，并反映某些药物存在的情况下病毒复制的能力。

（6）复制水平与对照毒株的水平进行比较，倍数变化与药物敏感性相关。

（7）患者的病毒载量必须每毫升 > 500 个才能有足够的起始材料进行准确的表型分析。

（8）表型分析是一项高度依赖手动操作、劳动密集、耗时且成本高昂的测试。这种方法很少使用，而是在多药耐药的情况下使用。

8. 向性测试

用于确定感染病毒株是否正在使用 CXCR4 和 CCR5 共受体以及 CCR5 拮抗剂是否可用于治疗目的。

（1）表型分析：从患者样本中扩增向性相关 HIV 基因（例如 *gp160* 基因）的 RNA。它被克隆到病毒构建体中，以形成表达患者结合蛋白的实验室衍生病毒粒子。这些病毒粒子用于感染表达 CCR5 和 CXCR4 的细胞，以确定这些结合蛋白能够使用哪种辅助受体。这些检测是劳动密集型的，周转时间很长。

（2）基因型分析：对编码 gp160 的 *env* 基因部分进行测序，并使用算法来预测患者的 HIV 毒株能够使用哪种辅助受体。

联合国制定了到 2020 年达到 90-90-90 的治疗目标：90% 的 HIV 阳性者将被诊断出来。90% 的确诊病例将接受治疗。90% 的接受治疗的人将抑制病毒。

（六）预防和治疗

无论 CD4 计数和病毒载量水平如何，所有 HIV 阳性个体都应接受治疗（图 9-6）。

（1）没有疫苗。

（2）治疗目标：达到血液中检测不到的病毒载量。

（3）抗逆转录病毒治疗（ART）或抗逆转录病毒药（ARV）：由 6 类主要药物组成（见第十九章），分别是 CCR5 拮抗剂、NRTI、NNRTI、整合酶抑制剂、蛋白酶抑制剂和融合抑制剂。

（4）典型的方案：由 2 种 NRTI 和 1 种整合酶抑制剂、蛋白酶抑制剂或 NNRTI 组成。CCR5 拮抗剂和融合抑制剂不被视为一线治疗药物，仅供治疗失败的患者使用。

（5）高效抗逆转录病毒治疗（highly active antiretroviral therapy，HAART）：又称联合抗逆转录病毒疗法（combination antiretroviral therapy，cART）。它是 HIV 感染者的治疗标准。这是一种联合使用 3 种或 3 种以上药物以降低耐药风险的治疗方法，见表 19-7。

（6）助推器：可以增强或延长其他 HIV 药物活性的药物，以便可以以较低的毒性剂量给药。

（7）暴露前预防（preexposure prophylaxis，PrEP）：①每日 1 次替诺福韦和恩曲他滨；②供 HIV 感染高危人群使用，例如 HIV 感染者的伴侣。

（8）暴露后预防（postexposure prophylaxis，PEP）：①对于暴露在外的成人或新生儿；②暴露后 72 小时内启动；③ 28 天内 2 剂或 3 剂疫苗注射。

（9）免疫重建炎症综合征（immune reconstitution inflammatory syndrome，IRIS）：当治疗后 HIV 相关症状因免疫系统恢复而恶化时。这是因为免疫系统能够对先前存在的感染产生强烈的炎症反应。与 IRIS 相关的因素包括：①非常低的 CD4 细胞计数；②发生在开始治疗的 2 周至 3 个月内。

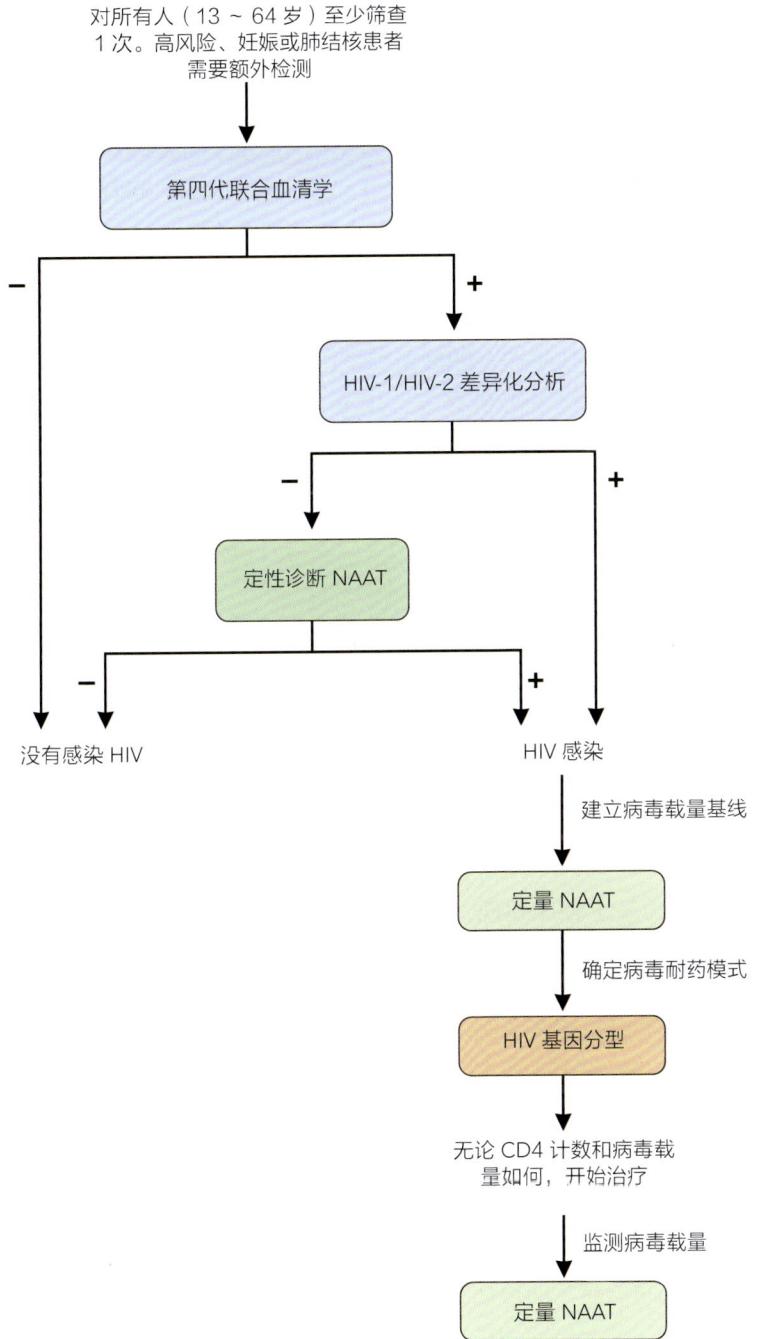

图 9-6 HIV 检测的总体概述

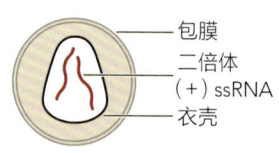

图 9-7　HTLV

三、人类嗜 T 淋巴细胞病毒

人类嗜 T 淋巴细胞病毒（human T-cell lymphotropic virus，HTLV）在生物学和结构上与 HIV 相似（事实上，HIV 曾经是 HTLV 的一部分）。然而，HTLV 可导致白血病和脊髓病。

（一）背景

它们是约 100 nm 的包膜（+）ssRNA 逆转录病毒（巴尔的摩Ⅵ类）。有 4 种不同的类型（图 9-7）。

（1）HTLV-1 在日本、中非、加勒比海、美拉尼西亚和南美洲的一些地区（例如巴西）很流行。

（2）HTLV-2 在美洲原住民中很普遍。

（3）人们对 HTLV-3 和 HTLV-4 知之甚少。

（二）传播

（1）性交是最常见的方式。

（2）垂直传播：主要通过母乳，但也可以通过胎盘。

（3）受感染的血液、输血和静脉吸毒。

（4）自然感染人类和灵长类动物。

（5）整合到基因组中并导致终身感染。

（三）临床表现

只有 1%～5% 的 HTLV-1 感染者会出现临床症状。

1. 成人 T 细胞白血病

一种侵袭性 T 细胞癌症。

（1）仅由 HTLV-1 引起。

（2）淋巴结病、高钙血症、皮炎和骨病变。

（3）有 4 种主要形式：郁积型、慢性型、淋巴瘤/白血病型和急性型。

（4）预后不良（6～24 个月内死亡），取决于感染的形式。

（5）婴儿期得病是最大的风险因素。

（6）潜伏期 30～50 年，多发病于中年。

（7）机会性病原体（如耶氏肺孢子虫和圆线虫）与成人 T 细胞白血病有关。

2. HTLV 相关脊髓病

HTLV 相关脊髓病（HTLV-associated myelopathy，HAM）又称热带痉挛性截瘫，是由 HTLV-1 和 HTLV-2 引起的。

（1）由于中枢神经系统中的神经元脱髓鞘，导致衰弱的神经元疾病。

（2）麻痹。

（3）HLA-A 02 单倍型的人不太可能发生。

（4）慢性病。

成人 T 细胞白血病：HTLV-1。

HTLV 相关的脊髓病：HTLV-1 和 HTLV-2。

（四）诊断

血清学是 HTLV 检测的主要方法。抗体在暴露后 30 ~ 60 天形成。

1. 血清学

（1）初步筛选是通过 ELISA 完成的。它具有很高的灵敏度，但不能区分 HTLV-1 和 HTLV-2。

（2）Western blot 用于确诊，并可在一些参比实验室使用。①它能够区分 HTLV-1 和 HTLV-2。②即使重复检测也可能不确定（特别是来自非洲和美拉尼西亚的病例）。

2. 组织学

外周血涂片显示有异常、多小叶或深凹的细胞核的 T 细胞（花朵形或三叶草形细胞）（图 9-8，也见图 13-7）。

3. NAAT

不常见。如果 Western blot 检测结果不确定，或者需要跟踪感染随时间的变化，可以使用这种方法。

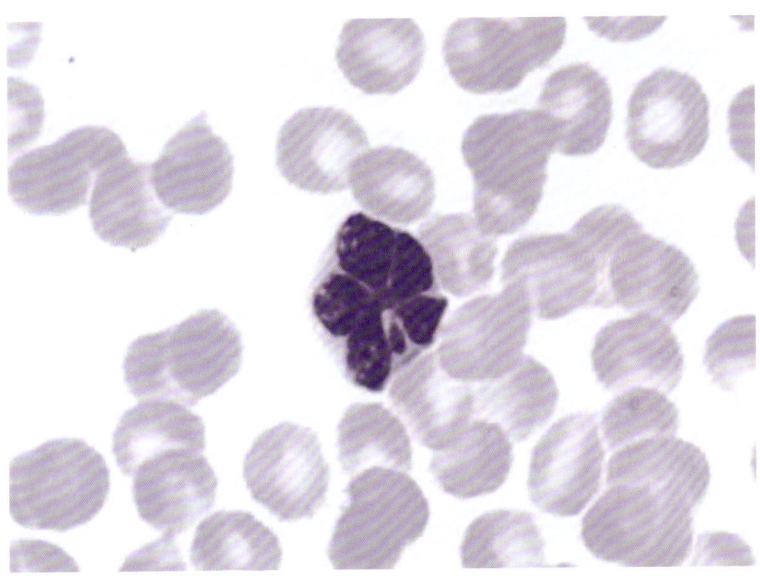

图 9-8　HTLV-1 感染中典型的"花朵形"或"三叶草形"细胞

转载自参考文献 56，经《病理与检验医学档案》许可。版权属于 2003 美国病理学家学院。

4. 培养

临床实验室不采用。

（五）预防和治疗

（1）虽然可以用 NNRTI 和一些蛋白酶抑制剂治疗，但目前还没有明确的治疗方案。

（2）没有疫苗。

（3）美国的血液制品都进行了 HTLV 筛查。

多项选择题

1. 一名 25 岁的女性找她的家庭护理医生进行年度体检。她与单一伴侣有性行为，没有任何疾病症状，体重指数为 21，不吸烟不吸毒，也没有接受过 HIV 病毒检测。关于性传播疾病的后续检测，下列哪项是正确的？

    a. 不建议做检查，因为她的风险很低

    b. 应进行 HIV 筛查

    c. 应进行 HIV 筛查，随后是强制性的年度筛查

    d. 以上都不是

2. 下列哪一项是 AIDS 相关疾病？

    a. BK 病毒相关性肾病

    b. 腺病毒引起的急性呼吸道疾病综合征

    c. 卡波西肉瘤

    d. 先天性风疹

3. HIV 蛋白酶的作用是什么？

    a. 裂解 HIV 多聚蛋白

    b. 切割巨噬细胞释放的酶

    c. 从宿主 DNA 中去除原病毒

    d. 杀死宿主细胞

4. 以下哪种方法是成人 HIV 筛查的首选方法？

    a. 核酸检测

    b. 基因分型

    c. 血清学

    d. 培养物

5. 以下哪种方法是诊断新生儿 HIV 的首选方法？

    a. 核酸检测

    b. 基因分型

    c. 血清学

    d. 以上都是

6. 以下哪种方法是监测成人 HIV 感染的首选方法？
   a. 核酸检测
   b. 基因分型
   c. 血清学
   d. 培养

7. 逆转录病毒有逆转录酶。这一点类似于
   a. 巴尔的摩 I 类病毒
   b. 巴尔的摩 IV 类病毒
   c. 巴尔的摩 V 类病毒
   d. 巴尔的摩 VII 类病毒

8. 逆转录病毒有（+）ssRNA。这一点类似于
   a. 巴尔的摩 I 类病毒
   b. 巴尔的摩 IV 类病毒
   c. 巴尔的摩 V 类病毒
   d. 巴尔的摩 VII 类病毒

9. 应采取暴露前预防措施
   a. 暴露后 72 小时内
   b. 对 HIV 阳性患者，在性交前
   c. 对 HIV 高风险的个人
   d. 作为 3 种药物方案

10. 一名 CD4 计数为 50/μL 的 HIV 阳性肺孢子虫肺炎患者首次接受 HAART 治疗。4 周后，他又发热，呼吸短促，X 线片显示有大量肺部浸润。诊断检测显示，病毒滴度下降，CD4 计数增加。以下哪项最有可能？
    a. 这是一种高度耐药的 HIV 病毒株
    b. 这是一个耶氏肺孢子虫的高度耐药菌株
    c. 这是免疫重建炎症综合征
    d. 这是继发性机会性感染

11. 关于 HIV 耐药检测，下列哪项是正确的？
    a. 应对每个患者进行基因分型
    b. 应对每个患者进行表型分析
    c. 对每个患者进行基因分型和表型分型
    d. 只有当患者治疗失败时，才应进行基因分型或表型分型

判断对错

12. HIV 可以通过母乳传播。　　　　　　T　F
13. 对血液制品进行 HIV 和 HTLV 筛查。　T　F

14. HTLV-2 导致成人 T 细胞白血病和 HTLV 相关脊髓病。　　　　　　　　　　　　　　T　F
15. 所有 HIV 病毒感染者都将发展为 AIDS。　　　　　T　F

第十章
致癌病毒

一、概述

一些病毒具有致癌性（或转化性），这意味着它们可以将正常细胞转化为癌细胞。转变通常发生在正常的宿主细胞复制周期被破坏时。例如，基因可以激发复制（致癌基因）。或者，能防止失控型复制的肿瘤抑制因子的这类蛋白通常被抑制。能够做到这一点的致癌病毒通常能够持续存在和/或能够整合到宿主基因组（例如巴尔的摩Ⅰ、Ⅵ和Ⅶ类病毒）。

二、人乳头瘤病毒

人乳头瘤病毒（HPV）是广泛流行的病毒，通过皮肤直接接触或性接触传播。它们通常会导致无症状感染或称为乳头瘤的良性生长，但也可能导致恶性肿瘤，如宫颈癌。

（一）背景

HPV是乳头瘤病毒科中的小型无包膜病毒（图10-1）。它们包含环状dsDNA（巴尔的摩Ⅰ类）。

（1）HPV只感染人类。

（2）HPV可以整合到宿主基因组中并持续存在，从而导致长期感染。

（3）HPV有超过200种HPV基因型，分为5个属。

（4）HPV E6和E7蛋白抑制细胞肿瘤抑制因子 *p53* 和 *Rb*。如果没有肿瘤抑制因子来调节细胞分裂，细胞就会不受控制地增殖并导致癌症。

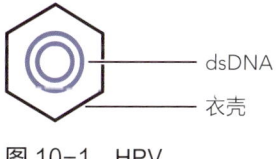

图10-1 HPV

HPV DNA可以在宿主体内持续数年。

（二）传播

（1）HPV主要通过直接接触受感染的上皮细胞传播。其包括皮肤直接接触和口腔、肛门或阴道性交。

（2）HPV不会通过血液、精子和唾液等体液传播。

（3）HPV在人群中很常见（在成年人中，口腔HPV的存在约为7%，生殖器HPV的存在约为45%）[21]。

（4）以下是感染类型的危险因素。①生殖器感染：多个性伴侣。②常见疣：年轻人。③尖锐湿疣：青少年、年轻人。

致癌HPV被称为高风险。非致癌性HPV被称为低风险。

（三）临床表现

HPV感染皮肤和黏膜下层的上皮基底细胞。大多数感染是无症状的，但有些感染会启动宿主细胞的生长和复制。一些基因型会导致恶性细胞变化，从而导致癌症，而其他基因型会导致更多的良性乳头瘤。乳头瘤是源自上皮细胞的副产物或疣（表10-1）。

1. 皮肤乳头瘤

（1）包括普通疣、扁平疣和足底疣。

（2）可能在初次感染后数月出现。

（3）可通过临床组织活检进行诊断，以排除恶性肿瘤。

（4）疣可以在门诊即刻去除。

（5）疣状表皮发育不良（树人病）：患有罕见的常染色体隐性细胞介导免疫缺陷的患者对HPV敏感。他们会终生伴有乳头瘤和病变的形成，这一状况无法控制。

重要提示：大多数HPV感染会自行消退。一小部分感染会癌变，但只有在多年/几十年后才会发生。

注：HPV6和HPV11是低风险的，也是乳头瘤的最常见原因。

2. 肛门生殖器乳头瘤（尖锐湿疣）

（1）包括尖锐湿疣和巨大尖锐湿疣。

（2）在女性中更常见。

表10-1 由HPV基因型引起的症状

表现	常见的致病HPV基因型
皮肤乳头瘤	1、3、4、10
疣状表皮发育不良	5、8
肛门生殖器乳头瘤	6、11
口腔乳头瘤	6、11
局灶性上皮增生	13、32
头颈部肿瘤	16、18、31、33
肛门生殖器癌症	16、18
宫颈癌	16、18（导致约70%的病例）、31、45

(3)与男性发生性关系的男性患直肠疣的概率增加。

(4)应与梅毒引起的扁平湿疣和传染性软疣病毒引起的皮下湿疣相鉴别。

3.口腔乳头瘤

(1)复发性呼吸道乳头瘤:口腔黏膜和喉部的良性疣会导致气道阻塞、喘鸣、呼吸急促和声音变化。它主要影响儿童,并且会在患有活动性尖锐湿疣的母亲的阴道分娩过程中传播。

(2)局灶性上皮增生:口腔和软腭中的疣。

4.恶性肿瘤

大多数感染是无症状的,但高危基因型(尤其是HPV16和HPV18)具有致癌性。一些感染产生癌前异常细胞。这些异常(多达90%)大多数会在2年内自行消退。一小部分异常细胞在数年至数十年的过程中发展为癌细胞。以下恶性肿瘤与HPV相关。

> HPV16 和 HPV18 是 HPV 相关恶性肿瘤的最常见原因。

(1)肛门癌。

(2)外生殖器癌症。

(3)皮肤肿瘤:皮肤表面出现红色、鳞状、无痛性斑块(鲍恩病)。

(4)头颈部癌症:发生在口咽部,症状包括喉咙痛、吞咽痛、耳痛、淋巴结肿大和不明原因的体重减轻。它们最常见于扁桃体和舌头背面。

(5)宫颈癌:可能无症状,也可能存在包括性交时出血、分泌物和疼痛等症状。

> 几乎所有宫颈癌病例都是由HPV 导致的。

(四)诊断

1.细胞学

一种用于评估悬浮液中单个细胞结构的技术。从宫颈刷下或刮下宫颈细胞,并用巴氏染色(Papanicolaou,Pap stain)。

(1)有2种类型的巴氏涂片。①直接涂片法:是将收集的材料直接涂抹在载玻片上。②液基细胞学:是将收集的材料放入含有固定剂的溶液中,以保持形态并分离碎片和不相关的细胞。所用溶液中最常用的2种是ThinPrep(含有乙醇)和SurePath(含有乙醇和甲醛)。

(2)病理学家根据Bethesda系统(一种细胞学分类系统)读取细胞的特征形态变化。① ASCUS:意义不明的非典型鳞状细胞。②低级别鳞状上皮内病变(low-grade squamous intraepithelial lesions,LSIL):存在轻度异常,如异型性营养不良细胞。此类细胞增大,细胞核增大和细胞核周围的空间增大,称为核周晕(见图13-7)。③高级别鳞状上皮内病变(high-grade squamous intraepithelial lesions，HSIL）：存在中度至重度异常。④不包括 HSIL 的非典型鳞状细胞（atypical squamous cell，ASC-H）：存在非典型鳞状细胞；不能排除 HSIL。

2. 阴道镜检查

一种用于从宏观上评估生殖结构和组织异常的技术。

（1）醋酸试验：将醋涂在子宫颈上，正常组织不受影响，肿瘤变白。

（2）鲁氏碘：用于将正常组织染成棕色。

（3）这些测试的灵敏度和特异性较低，但价格低廉且快速。

（4）如果在检查患者期间发现异常，则进行活组织检查。

3. 组织学

活检取自子宫颈。基底上皮层的异常细胞生长称为宫颈上皮内瘤变（cervical intraepithelial neoplasia，CIN）。

> CIN 通常表现为无序、未分化和分裂的细胞。

异常细胞的范围描述为 3 个水平：CIN 1 通常与 LSIL 的细胞学结果相关，而 CIN 2 和 CIN 3 相关带有 HSIL（图 10-2）。高等级细胞形成的肿瘤比低等级更容易发展为癌症。① CIN 1：轻度核异常，通常局限于上皮层的下 1/3。② CIN 2：中等数量的细胞核异常，通常局限于上皮层的下 2/3。③ CIN 3：核异常跨越上皮层的整个深度。

4. 免疫组织化学

p16 是一种由人类细胞产生的肿瘤抑制因子。它可以用作高危 HPV 的标志物，因为在 HPV 诱导的癌症中它的表达上调。

5. NAAT

灵敏度和差异性高。检测目标通常是 E6/E7 mRNA。

（1）标本：通常取自宫颈，有时取自阴道或口腔。样本必

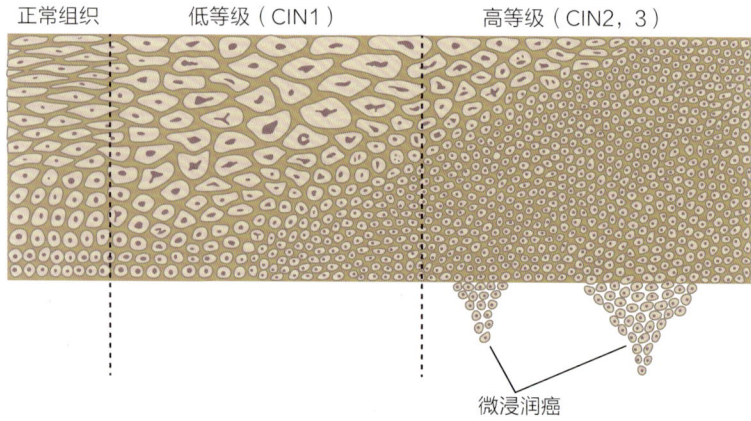

图 10-2　CIN 示意图

改编自参考文献 57，经许可。

须包含上皮细胞，例如 ThinPrep/SurePath 细胞学样本、黏膜刮屑 / 拭子或活检组织。

（2）检测高危与低危 HPV 基因型可以增加对该疾病的诊断特异性，并采取更具侵入性的检测手段。例如，HPV16 和 HPV18 是最常见的高危基因型。如果在宫颈标本中检测到，应进行阴道镜检查。

6. 不适合诊断

（1）不采用培养。在常用的细胞单层中 HPV 无法生长。

（2）不使用血清学，因为 HPV 流行度高。

（3）血液和其他体液中的 HPV 含量不足，不对其进行检测。

（五）预防和治疗

1. 疫苗

有疫苗，并且可以高效地预防常见高危型 HPV 引起的宫颈癌。疫苗也可以预防非宫颈癌。

（1）疫苗主要针对高危型 HPV16 和 HPV18（一些配方包括额外的高风险和低风险基因型）。

（2）疫苗针对的是 L1，它是 HPV 抗原性的主要衣壳蛋白。

（3）常规推荐给青春期前（性行为前）的女孩和男孩。

（4）2 剂或 3 剂，取决于配方。

2. 宫颈癌筛查

（1）应仅对 21 岁及以上的女性进行。

（2）宫颈涂片检查每 3 年进行 1 次。

（3）替代方案：对于 30~65 岁的女性，如果同时进行巴氏涂片筛查和 HPV 核酸检测，则可以每 5 年进行 1 次筛查。

更频繁地检测或单独使用核酸扩增检测过于敏感，不推荐使用。

（4）过度筛查可能会导致不必要的医疗干预，因为大多数感染会自行消退或临床过程极其缓慢。

3. 药物治疗

（1）鬼臼毒素。

（2）三氯乙酸。

（3）咪喹莫特。

（4）干扰素。

4. 手术治疗

（1）冷冻疗法。

（2）电环切除术或冷刀锥切术是一种门诊手术。它使用一根细长的、锥形带电金属丝，将异常的宫颈组织挖出，将其切除。

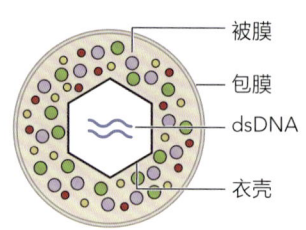

图 10-3　EB 病毒

EBV 像其他疱疹病毒一样，终身潜伏。重新激活通常是轻微的或无症状的，但它们可能在免疫缺陷的人中引发严重疾病。

EBV 导致大多数单核细胞增多症。鉴别诊断中的其他病原体是 CMV、HIV 和刚地弓形虫。

三、EB 病毒

EB 病毒（EBV）是一种高度流行的病毒，也是传染性单核细胞增多症的最常见原因。它会导致终身潜伏感染，通常无症状，但可能导致鼻咽癌和 B 细胞癌。

（一）背景

EBV 是疱疹病毒科的一员，也被称为人类疱疹病毒 4 型（HHV-4）。它是致癌疱疹病毒丙亚科的成员（见框 4-1、表 4-1）。

（1）它是一种有包膜的 dsDNA 病毒（图 10-3）。

（2）有 2 种主要毒株，EBV1（更常见）和 EBV2。

（二）传播

通过唾液传播。通过接吻、共用杯子或餐具以及亲密接触传播（传染性单核细胞增多症也称为"接吻病"）。

（1）在年轻人中，感染发生在大学和军队宿舍，以及精英运动员中。

（2）口咽分泌物会定期发生播散，尤其是在免疫抑制宿主（例如，HIV 感染者）中。播散不是症状。

（3）EBV 感染口腔上皮细胞并经历裂解循环。它还可以感染 B 淋巴细胞，但会引起潜伏感染。它不整合到基因组中，而是游离存在。

（4）非常普遍（＞65% 的人口）。

（三）临床表现

EBV 可引起多种不同的综合征。

（1）无症状感染：在儿童时期发生初次接触时更有可能。

（2）传染性单核细胞增多症：急性、原发性 EBV 感染，最常见于健康的年轻成人（15～24 岁）。①症状持续 2～3 周。②也称为"单热"或"腺热"。③发热、咽炎和淋巴结肿大。④疲劳、脾大、眶后疼痛和头痛。⑤氨苄西林的给药产生广泛的瘙痒性斑丘疹。⑥外周血中可能存在淋巴细胞增多症和非典型单核细胞（淋巴细胞和单核细胞）。这些细胞没有被感染，而是具有反应性的细胞毒性 CD8 细胞。⑦血小板减少症。⑧不太常见：黄疸和皮疹。⑨罕见：自身免疫性溶血性贫血、脾破裂和神经系统症状（吉兰 - 巴雷综合征、脑炎等）。⑩暴发性疾病：急性重型肝炎和噬血细胞综合征发生在患有 X 连锁淋巴组织增生性疾病的男孩中。感染可能是致命的。

（3）移植后淋巴细胞增生性疾病（post-transplant lympho-proliferative disease，PTLD）发生在免疫抑制后的移植患者中。①在移植的第 1 年最常见。②可能发生在原发性和再激活 EBV 感染之后。③流感样症状。④ CNS 中的 PTLD：脑炎、脑膜炎和其他神经系统异常。

（4）鼻咽癌：在中国和阿拉斯加因纽特人中流行。

（5）口腔毛状白斑：①舌上皮细胞中 EBV 的再激活。②不会刮掉的白色"多毛"病变（与鹅口疮不同）。③主要与 HIV 感染有关。

（6）伯基特淋巴瘤：①流行于非洲，尤其是儿童。在这个地理位置，它可能与恶性疟原虫感染有关。② HIV 阳性个体也处于危险之中。

（7）霍奇金淋巴瘤。

（8）与 HSV、VZV 和 CMV 不同，EBV 在妊娠期不会对婴儿造成不良影响。

（四）诊断

1. 血清学

诊断传染性单核细胞增多症（急性病）的主要方法，因为抗体在症状出现时具有诊断性和可检测性。血清学可用于检测嗜异性抗体或各种抗 EBV 抗体。

（1）嗜异性抗体：对动物红细胞具有广泛反应性的抗体。EBV 刺激在急性感染期间产生这些抗体。①好处：A. 高度特异性（约 100%）；B. 是血清的快速凝集试验。②缺点：A. 较低的灵敏度（约 85%～90%）。大约 10% 的人 EBV 传染性单核细胞增多症不产生这些抗体，所以测试可能是假阴性；B. 4 岁以下的儿童可能不会产生这些抗体；C. 嗜异性抗体可能会持续数月，即使是急性感染的消退，因此它们可能不表示当前疾病。

（2）EBV 特异性抗体可用于检测嗜异性抗体阴性病例或确定 EBV 感染的阶段（表 10-2，图 10-4）。①抗 VCA IgM 在疾病早期迅速出现并持续存在 1～2 个月。如果病毒重新激活，它可能会持续存在或复发。②抗 VCA IgG 在疾病早期迅速出现并终生保持。③抗 EA IgG 在疾病早期出现并持续 3～6 个月。如果病毒重新激活，它可能会再次出现。④抗 EBNA IgG 出现在临床疾病之后，可用于识别过去的暴露。然而，5%～10% 的患者不产生这些抗体。

2. NAAT

自限性感染或单核细胞增多症的简单病例不采用。PCR

血清学应用于诊断 EBV 单核细胞增多症（不是 PCR 或培养）。抗体出现迅速，当患者出现急性症状时可检测到。

表 10-2　EBV 血清学结果的解析

感染阶段	异嗜性抗体	VCA IgM	抗 HEA	VCA IgG	抗 EBNA
无（原始）	-	-	-	-	-
原发性、早期急性	+	+	-	-	-
原发性，最近的	-	+	+	+	-
既往感染	-	-	-/+	+	+
再激活	-/+	-/+	-/+	+	+

检测用于诊断和监测移植患者的 PTLD，也可用于其他严重的 EBV 综合征。

（1）样本：全血、呼吸道样本、骨髓、组织、眼部或关节液和 CSF（用于 CNS 表现）。

（2）请注意，在无症状和有症状的人群中偶尔会检测到正常的病毒播散，因此应根据临床表现和定量 PCR 趋势进行诊断。

3. 临床诊断

以口腔毛状白斑为例，其外观典型。它不能像鹅口疮那样被刮掉。

4. 原位杂交

可以在组织上进行，用于识别组织中的肿瘤或感染（如鼻咽癌）。EBV 小编码 RNA（EBV small encoding RNA，EBER）1 和 2 是两个小的非编码（"垃圾"）病毒 RNA 片段，它们在潜

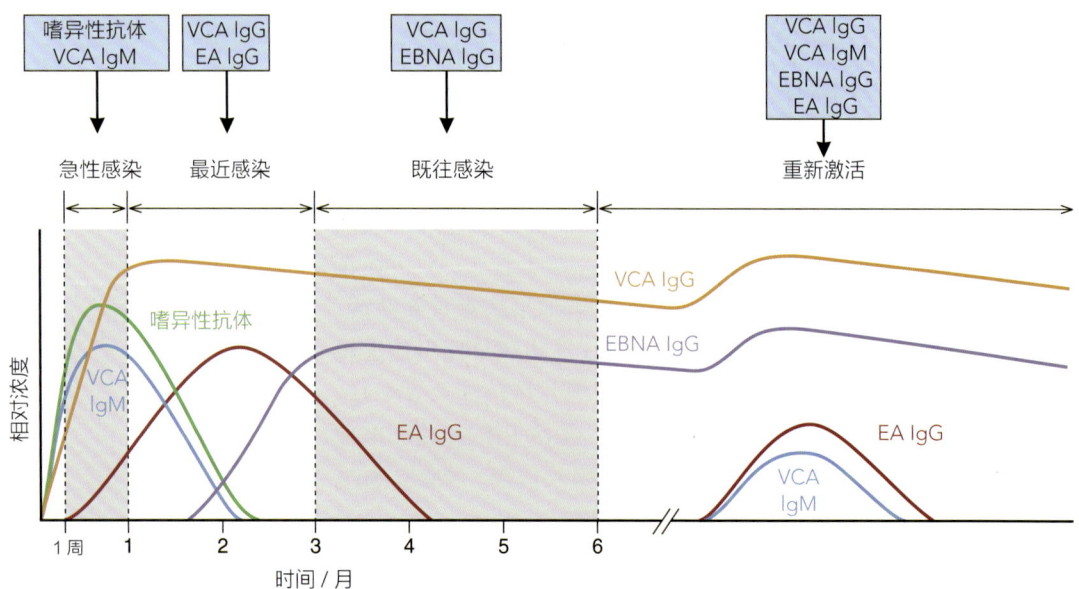

图 10-4　EBV 血清学

伏感染的细胞中产生。

5.细胞培养

未使用。EBV 在常用细胞系中不生长。

（五）预防和治疗

（1）目前没有针对 EBV 的疫苗。

（2）原发感染或免疫功能正常个体的感染通常不需要治疗。

（3）已使用抗疱疹病毒治疗（例如阿昔洛韦），但尚未充分证明其临床益处。此外，这些抗病毒药不会影响潜伏的 EBV。

（4）皮质类固醇可用于严重或慢性病例以控制症状。

四、人类疱疹病毒 8 型

人类疱疹病毒 8 型（HHV-8）通常会导致轻度或无症状的终身感染。与其他疱疹病毒不同，HHV-8 在北美很少见，但在世界其他地区流行率很高。可引起卡波西肉瘤，发生于 AIDS 患者等高危人群。

（一）背景

HHV-8 是一种有包膜的 dsDNA 病毒（图 10-5）。与 EBV 一样，它属于疱疹病毒科，疱疹病毒丙亚科。它也被称为卡波西肉瘤相关疱疹病毒（KSHV）（见框 4-1、表 4-1）。

（二）传播

（1）通过口腔分泌物传播，如唾液。这通常发生在高流行地区的儿童时期。

（2）垂直传播，从母亲到孩子。

（3）性接触。

（4）通过血液传播效率低下，但可能会发生（例如，静脉注射毒品和输血）。

（5）风险组：①地中海地区、中东、非洲、亚马孙地区、中国部分地区的患病率较高；② AIDS 患者（见表 9-1）；③与男性发生性关系的男性；④德系犹太人后裔。

（三）临床表现

原发感染无症状或轻微。像其他疱疹病毒一样，HHV-8 会导致终生附加体型感染，并且可以免疫抑制后重新激活。HHV-8 感染内皮细胞、B 细胞和梭形细胞。它可导致血管增生

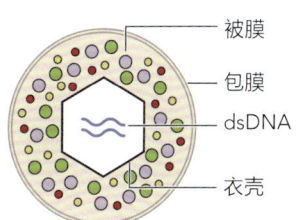

图 10-5 HHV-8

和多种类型的肿瘤。

1. 非特异性原发感染

无症状，或主要发生在儿童身上。

（1）发热和上呼吸道症状。

（2）斑丘疹。

2. 卡波西肉瘤

（1）表现为皮肤上的深色、紫色或红色瘀伤样病变，通常出现在腿和脚上。它们可能是扁平的、凸起的或结节状的，并且可能会出现溃疡和出血。

（2）病变通常不会疼痛或发痒。

（3）病变也可发生在黏膜和内脏器官，如胃肠道上。

（4）有4种主要形式，如表10-3所示。重要的是，快速、侵袭性强的卡波西肉瘤病死率很高。

3. 原发性渗出性淋巴瘤

一种非霍奇金B细胞淋巴瘤。它表现为体腔内的积液，如胸膜腔、腹膜腔和心包腔。它主要发生在AIDS患者身上。

4. 多中心卡斯尔曼病

一种淋巴组织增生性疾病。它主要发生在AIDS患者身上。

（四）诊断

1. 免疫组织化学

来自卡波西肉瘤病变活检组织的LANA1染色。

2. NAAT

在病变活检或血液样本上进行，尽管这种检测并不常见。

3. 细胞培养

未使用。

4. 血清学

可在参比实验室进行，但实用性有限。

（五）预防和治疗

（1）没有针对HHV-8的疫苗。

（2）肿瘤可以通过放射疗法、化学疗法或免疫疗法进行治疗。

（3）可以用HAART治疗潜在的HIV感染。

（4）解除免疫抑制。

（5）用于治疗其他疱疹病毒科的药物，如更昔洛韦、西多

表 10-3　卡波西肉瘤的 4 种类型[22]

类型	受影响的人	地理地点	临床表现
经典型	老人	地中海、东/中欧	进展缓慢，病死率相对较低
地方性（或非洲）	女人，孩子	非洲	可类似于缓慢进展的经典卡波西肉瘤，或可导致迅速扩散的内脏侵袭性肿瘤伴淋巴结肿大
流行性（或 AIDS 相关）	AIDS 患者	全世界	是 AIDS 典型疾病，进展迅速
医源性	移植或免疫抑制患者	全世界	侵袭性瘤，进展迅速，可以涉及黏膜和内脏器官

福韦和膦甲酸，可能具有活性，但疗效尚不清楚。

多项选择题

1. 以下哪个疱疹病毒亚科是致癌的？
   a. 疱疹病毒甲亚科
   b. 疱疹病毒乙亚科
   c. 疱疹病毒丙亚科
   d. 上述所有
2. HPV 筛查应进行巴氏涂片筛查，适用于以下哪些人？
   a. ≥ 15 岁女性
   b. 每年，对性活跃的女性
   c. 每 3 年一次，对于 ≥ 21 岁的女性
   d. 仅针对有症状的女性
3. HHV-8 与其他疱疹病毒的不同之处在于以下哪一项？
   a. 它不会导致终身感染
   b. 它在美国并不普遍
   c. 它会导致皮肤损伤
   d. 以上都不是
4. 以下哪种 HPV 基因型最容易引起宫颈癌？
   a. HPV2
   b. HPV6
   c. HPV16
   d. HPV68
5. 以下哪一组通常与 EBV 疾病无关？

a. 新生儿
b. HIV 感染者
c. 移植患者
d. 青少年

将下面的选项进行匹配。每个答案只用一次。

6. 对于以下每种 EBV 相关疾病首选诊断测试方法是什么？

单核细胞增多症	A. 临床表现
口腔毛状白斑	B. 血清学
鼻咽癌	C. PCR
PTLD	D. 具有原位杂交的组织学

判断对错

7. 培养不用作 EBV 的诊断测试。　　　　　　　　　　T　F
8. 培养不用作 HPV 的诊断测试。　　　　　　　　　　T　F
9. HPV 很容易通过唾液传播。　　　　　　　　　　　T　F
10. 复发性呼吸道乳头瘤病最常通过口交获得。　　　　T　F

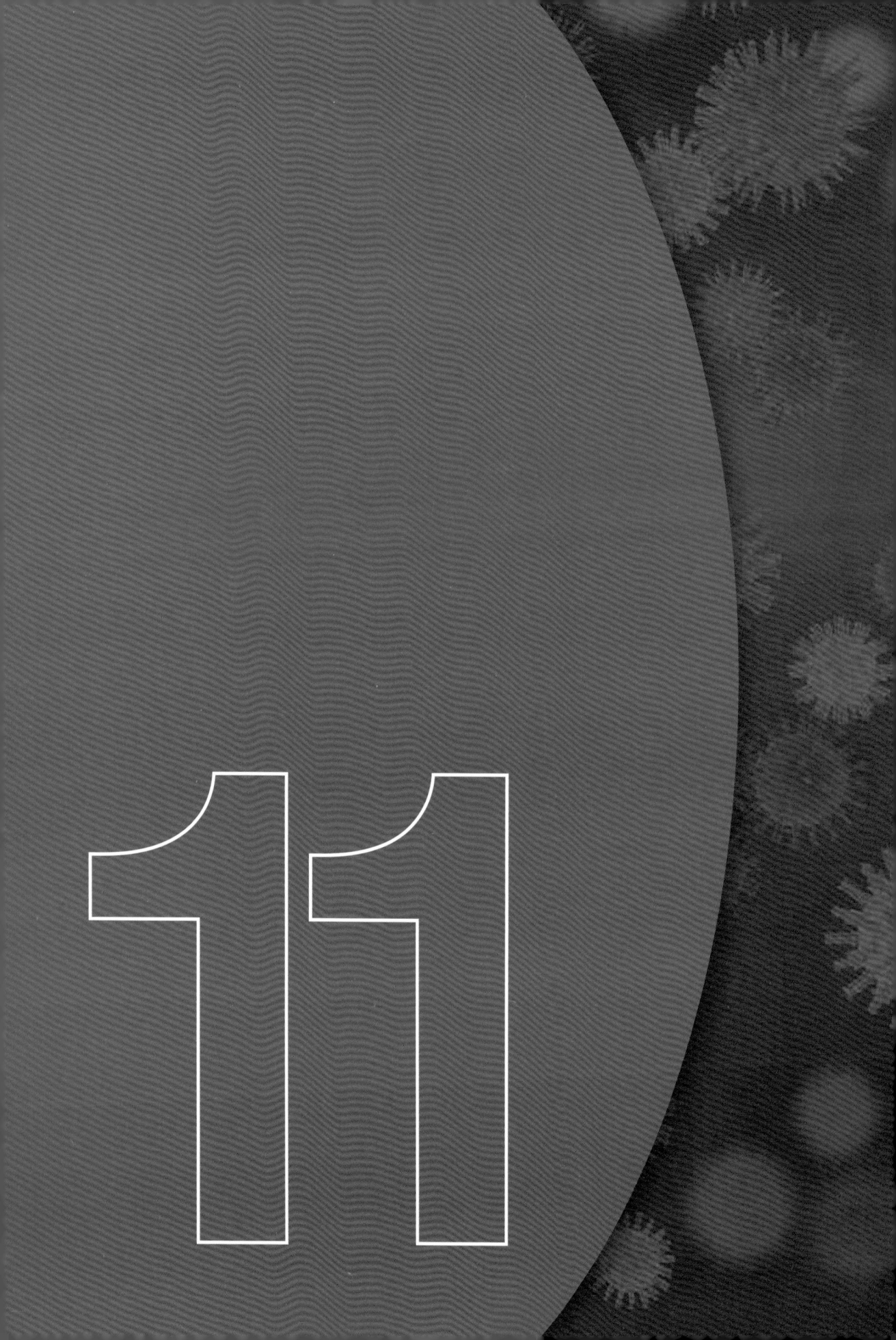

第十一章
人畜共患病病毒

一、概述

人畜共患病病毒在没有中间载体的情况下由动物传播给人类。这些病毒是高风险病原体，因为它们可以引起非常严重的症状，如出血热和 CNS 感染，因为人类对它们的免疫力本来就很低。人畜共患病病毒的比较见表 11-1。以节肢动物为中间载体（虫媒病毒），从动物传播给人类的病毒将在第十二章中讨论。

（一）背景
本章涉及的几乎所有病毒都是包膜的（−）ssRNA（巴尔的摩 V 类）病毒。只有 2 种是 dsDNA 病毒（Ⅰ类）。

（二）传播
接触动物或动物标本（如宠物主人、实验室工作人员、牲畜饲养员）是最常见的暴露途径。

(1) 被动物咬伤或抓伤。

(2) 摄入受污染的肉类。

(3) 吸入雾化血液（如屠宰场工人）和体液（如接触动物尿液或粪便的露营者）。

(4) 一些动物可以携带病毒而不患病（储存宿主），而其他动物会被感染且出现症状。

> 啮齿动物是常见的储存宿主。啮齿动物传播的病毒（如拉沙病毒和汉坦病毒）有时被称为"机器人病毒"。

（三）临床表现
人畜共患病病毒可引起几种严重症状，可导致死亡。

(1) 中枢神经系统（CNS）感染。

(2) 严重肺部感染。

(3) 病毒性出血热：一种伴有出血和多器官功能障碍的危

> 大多数人畜共患病病毒都具有高度的嗜神经性。

表 11-1 人畜共患病病毒的比较

病毒	核酸	最常见的动物宿主	人际传播	地理位置	特征性表现	病死率
狂犬病毒	(−)ssRNA	蝙蝠、狗	无	在世界范围内	CNS	非常高
埃博拉病毒和马尔堡病毒	(−)ssRNA	蝙蝠、猴子	有	非洲	腹部、出血热	高
拉沙病毒	(−)ssRNA[a]	啮齿动物	有	非洲	出血热	低,新生儿除外
克里米亚-刚果出血热病毒	(−)ssRNA[a]	家畜、鸵鸟、蜱虫(见表12-1)	有	非洲、中东、巴尔干半岛及周边地区	虫媒病毒热、CNS出血	高
淋巴细胞脉络丛脑膜炎病毒	(−)ssRNA[a]	啮齿动物	无,除了垂直传播	在世界范围内	CNS	低
汉坦病毒	(−)ssRNA[a]	啮齿动物	无	HPS,美国;HFRS,韩国、中国、西欧	肺、肾、出血热	低到高
猴痘病毒	dsDNA	猴子、草原土拨鼠、啮齿动物	有	非洲、美国	皮肤病表现	低
疱疹病毒B	dsDNA	猴子	无	在世界范围内	CNS	高
亨德拉病毒	(−)ssRNA	马	无	澳大利亚	肺、CNS	高
尼帕病毒	(−)ssRNA	蝙蝠、猪	有	南亚及东南亚	肺、CNS	高
裂谷热病毒	(−)ssRNA[a]	牲畜、蚊子(见第十二章)	无	非洲	眼部、CNS、出血热	眼部和CNS疾病低。出血热高

[a] 分类为负性RNA(巴尔的摩V类),但基因组实际上可以从两个方向读取(双义)。

鉴别诊断:疟疾、伤寒发热和脑膜炎球菌败血症。

及生命的综合征。它能由几种虫媒病毒(见第十二章)和以下几种人畜共患病病毒引起。①布尼亚病毒(如裂谷热病毒、克里米亚-刚果出血热病毒和汉坦病毒)。②副黏病毒(如尼帕病毒和亨德拉病毒)。③沙粒病毒(如拉沙病毒)。④丝状病毒(如埃博拉病毒和马尔堡病毒)。⑤黄病毒(如登革热、黄热病、鄂木斯克出血热和基亚萨努尔森林病病毒)。

(四)诊断

(1)血清学检测最常用于检测接触,因为这些病毒相对罕见。

(2)公共卫生实验室可提供验证性分子检测。

(3)诊断实验室应杜绝病毒培养以减少活病毒传播带来的

传播风险。

（4）即使在常规护理和检测期间，患者和患者标本也可能对医护人员构成高风险。这是由于以下因素造成的：患者标本的泄漏/破损、废物的处理、消毒程序的错误执行、产生气溶胶的潜在可能、仪器污染以及个人防护设备（personal protective equipment，PPE）的不当使用。①将疑似标本限制在不同的仪器中或进行即时检测可将风险降至最低。②当临床怀疑有高危病原体感染时，由于存在职业风险，应通知医院和实验室工作人员。

> 注：对于常见的出血性病毒，请记住"**DEATHLY**"：登革病毒（**D**engue virus）、埃博拉/马尔堡病毒（**E**bola/Marburg viruses）、非洲裂谷热病毒（**A**frican Rift Valley fever virus）、蜱传（**T**ick-borne）CCHFV、汉坦病毒（**H**antavirus）、拉沙病毒（**L**assa virus）、黄热病毒（**Y**ellow fever virus）

（五）预防和治疗

（1）用肥皂水将接种部位彻底清洗15分钟。本章中所有的病毒都有包膜，一旦接触洗涤剂就会降解。

（2）支持性护理。

> 用肥皂清洗咬伤或划痕会降低感染的风险，因为这些病毒具有包膜，接触洗涤剂就会降解。

二、狂犬病毒

狂犬病毒是已知感染人类的最致命的病毒。它通常通过狗或其他小动物的咬伤传播。病毒需要几个月的时间才能进入CNS，然后导致易怒、焦虑、异常行为和其他精神状态的变化。一旦出现症状，该病进展迅速，几乎总是致命的（表11-1）。

（一）背景

（1）弹状病毒科。狂犬病毒是一种子弹状的包膜（−）ssRNA病毒（巴尔的摩V类）（图11-1）。

（2）不稳定，在环境中不能保持活性，易脱水。

（二）传播

狂犬病毒存在于大脑和神经系统组织中，通过唾液、阴道和精液等体液排出。

（1）狂犬病主要与狗、蝙蝠和浣熊相关，但也与其他小型哺乳动物（如臭鼬和狐狸）有关。

（2）咬伤是最常见的传播方式，也是最危险的。

（3）当感染性物质或大量雾化病毒接触开放性伤口或黏膜（如角膜、鼻子或嘴）时，可发生非咬伤接触。①被唾液污染的爪子留下的划痕。②接受感染患者组织的外科移植患者。③在实验室接触受感染材料。

（4）狂犬病毒不是通过粪便、尿液或血液传播的。

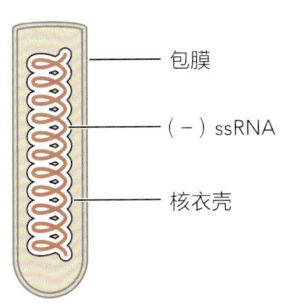

图11-1　狂犬病病毒

狂犬病是通过动物咬伤和抓伤获得的。它不会在人与人之间传播。

狂犬病毒通常有很长的潜伏期，症状通常在接触几个月后出现。

如果没有进行接触后预防、治疗或接种疫苗，几乎100%的病例是致命的。

接触前（预防）和接触后均应接种狂犬病疫苗。

（5）人与人之间的传播在理论上是可能的，但迄今为止仅通过器官移植发生过。

（6）地理位置：全球。

（三）临床表现

（1）狂犬病毒潜伏期较长，通常30~90天（范围在1周至1年以上）。

（2）一旦接触，病毒在进入位点的肌肉细胞进行复制。它通过轴突逆行转运上升到CNS。因此，离CNS较远的咬伤需要较长的时间才会出现症状（例如，当咬伤发生在脸部时，症状会迅速出现，但当咬伤发生在脚踝时，症状会缓慢出现）。

（3）早期症状非特异性，伴有不适、发热和伤口部位不适。这种情况持续约4天。

（4）症状进展为急性进行性脑脊髓炎时患者具有传染性。这种疾病有2种形式。①脑炎或"狂躁"型狂犬病：约80%的病例出现。以过度活跃、幻觉、焦虑和易怒、恐水、肌肉痉挛、癫痫和瘫痪为特征。②麻痹性或"哑"型狂犬病：约20%的病例出现。以唾液分泌过多、头痛和上行性弛缓性麻痹为特征。

（5）急性疾病持续不到10天。最后阶段是昏迷和/或死亡。

（四）诊断

1. DFA

活检组织染色是金标准。来源是脑组织、皮肤和颈部毛囊。

2. NAAT

PCR可用于组织检测，也可用于脑脊液和唾液。

3. 组织学检测

神经细胞显示有特征性的细胞质内含物，称为内氏小体（见图13-6）。在浦肯野细胞和海马体中发现了这一现象。

（五）预防和治疗

1. 预防

（1）目前已有一种非常有效的疫苗。应该给高危接触人群（例如兽医、狂犬病实验室工作人员、到病毒高度流行地区的旅行者和一些军事人员）注射。

（2）为动物接种疫苗是一项公共卫生措施。①在美国，狗必须接种疫苗，以减少宠物感染狂犬病。②狂犬病动物疫苗可以口服。将其接种到诱饵上然后散播给大量野生动物，从而使其产生免疫。

2. 接触后的处理

（1）病毒在环境中是脆弱的，易受洗涤剂、紫外线和干燥的影响。可采取以下步骤以减少感染的风险。①用肥皂和水清洗接触点 15 分钟。清创可以降低 90% 的感染率。②在低流行地区，对造成咬伤的动物进行监测 10 天。③未接种疫苗的个人：接触后进行疫苗接种。其包含狂犬疫苗和被动狂犬免疫（人类狂犬免疫球蛋白，一种来自免疫水平高的供体的浓缩 IgG）。④接种疫苗的个人：两次疫苗加强注射。

（2）密尔沃基方案：一种狂犬病的处理方法，是将患者置于昏迷状态，以便在病毒损害大脑之前给身体时间产生针对病毒的抗体。

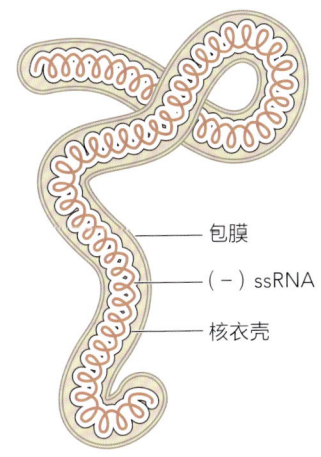

图 11-2　埃博拉病毒

三、埃博拉病毒和马尔堡病毒

埃博拉病毒和马尔堡病毒在非洲发现，可导致致命的出血热。它们通过接触体液迅速传播，具有很高的发病率和病死率（表 11-1）。

（一）背景

丝状病毒科。这些病毒具有包膜，呈丝状，含有（-）ssRNA（图 11-2）。

1. 埃博拉病毒

（1）4 种人类变种：本迪布焦、苏丹、扎伊尔和泰森林（现在是科特迪瓦）。

（2）1 种猴子变种：莱斯顿（在美国和菲律宾发现）。它不会引起人类疾病。

2. 马尔堡病毒

2 个变种。

扎伊尔埃博拉病毒是最具致病性的毒株。

（二）传播

1. 从动物到人类

接触灵长类动物和蝙蝠的血液、粪便和液体（果蝠被认为是宿主）。这种病毒也可以通过食用野生动物肉（野味）传播。

2. 人与人之间

直接接触沾上人体分泌物（血液、唾液、尿液、汗水、眼泪、精液、呕吐物和母乳）的黏膜或破损皮肤。

（1）被这些液体污染的物品（如亚麻布）。

（2）埃博拉病毒在精液中可以持续几个月呈阳性，并且可

这些病毒通过接触人体体液可高度传播。它们不是在空气中传播的。飞沫传播是有可能的，但没有关于人类感染的记录[23, 24]。

以通过性传播。

3. 地理位置

非洲。

4. 高危人群

（1）感染者家庭成员。

（2）医疗保健工作者和实验室工作者。

（3）在葬礼上与死者接触。

（4）接触受感染的动物或动物宿主。

（三）临床表现

（1）培养。①埃博拉病毒：2～21天。②马尔堡病毒：5～10天。

（2）突然发热、乏力、疲劳、头痛、肌痛。

（3）腹泻（可能带血）、呕吐和腹痛。

（4）眼睛红疹。

（5）内部和外部出血（如眼睛、耳朵、鼻子和直肠出血）。

（6）症状可进展为器官衰竭、黄疸、体重减轻、休克、癫痫发作和死亡。

（7）对于幸存者，康复可能需要数月，并有长期的后遗症（关节和视力问题）。

（8）这2种病毒的致死率都很高（30%～90%）。

（四）诊断

1. 血清学检测

ELISA用于识别IgM和IgG。血清学检测在马尔堡病毒和埃博拉病毒之间没有交叉反应。

2. NAAT

可以在一些公共卫生实验室对组织、血液、尿液、精液和其他体液样本进行检测。多重检测可同时获取几种出血性或高风险病原体。

3. 快速抗原检测

15分钟内出结果，可在资源较少的环境下进行。但它的灵敏度（92%）和特异性（85%）低于PCR。WHO只在紧急情况下批准使用[25]。

（五）预防和治疗

1. 预防

（1）目前还没有疫苗得到FDA的批准，但有几种疫苗正研发中。

（2）一种名为rVSV-ZEBOV的试验性疫苗显示出极好的疗效，并在最近的疫情中进行了广泛接种。它包含了表达扎伊尔埃博拉病毒抗原的水疱性口炎病毒。

2. 治疗

（1）支持治疗（静脉输液、输血等）。在有可靠卫生保健设施的地方，病死率较低。

（2）使用康复患者血清进行治疗。

（3）正在研究其他治疗方法，包括新的抗病毒药和抗体。

四、拉沙病毒

与埃博拉病毒一样，拉沙病毒在非洲发现，通过体液高度传播，并可引起出血热。但它的发病率和病死率明显较低（表11-1）。

（一）背景

拉沙病毒是一种具有分段双义（-）ssRNA基因组的包膜病毒（图11-3）。它是沙粒病毒科的一员。

（二）传播

通过接触（进食、直接接触开放性伤口或吸入）啮齿动物或其尿液和粪便进行传播。

（1）宿主：多乳鼠，通过尿液和粪便排出病毒。大草原、森林和房屋中都有这种老鼠。

（2）地理位置：西非地区性疾病。

（3）也可通过接触体液（如血液、尿液和粪便）和组织在人与人之间传播。

> 拉沙病毒的致死率比埃博拉病毒低得多。

（4）不通过空气传播。

（三）临床表现

通常产生轻度的、无症状的或非特异性的发热性疾病，但有约20%的病例产生严重疾病。

（1）潜伏期1~3周。

（2）严重疾病的症状包括出血（眼睛、鼻子和嘴巴）、呕吐、耳聋、呼吸窘迫、脑炎和多器官衰竭。

（3）病死率很低，尤其是与埃博拉病毒和马尔堡病毒（占所有病例的1%）相比。

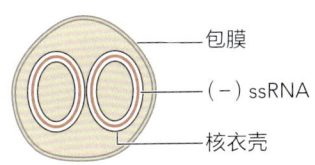

图11-3 拉沙病毒

（4）孕妇和妊娠胎儿病死率高得多。

（四）诊断

一般通过血清学检测进行。
（1）血清学检测：ELISA。
（2）免疫组织化学：可用于死后病例。
（3）NAAT：疾病早期。

（五）预防和治疗

（1）尽量减少与啮齿动物的接触，减少传播。
（2）在医院使用 PPE。
（3）采用支持性护理和利巴韦林治疗。

五、克里米亚－刚果出血热病毒

与埃博拉病毒一样，克里米亚-刚果出血热病毒（CCHFV）可引起出血热，发病率和病死率均较高。它具有广泛的地理分布，通常通过接触牲畜传播。但它也被认为是虫媒病毒，因为它是由蜱虫传播的（表 11-1；参见表 12-1）。

（一）背景

有包膜，以及三部分（即分为三段）双义（-）ssRNA 基因组（图 11-4）。

（二）传播

与动物、受感染的人类或蜱虫接触会导致疾病。
（1）接触动物、血液和组织。这种病毒可以感染多种动物（农场动物、家畜、野兔、鸵鸟和鸟类）。
（2）通过血液和组织直接人与人之间的接触。
（3）蜱：璃眼蜱属。
（4）地理位置：非洲、中东、巴尔干半岛和亚洲（见图 12-1）。
（5）风险因素：①与动物的职业性接触（屠宰场工人、农民和兽医）；②保健工作者。

（三）临床表现

（1）潜伏期较短，1~3 天。
（2）非特异性发热性疾病：突发高热、肌痛、关节痛、头痛、

> CCHFV 是虫媒病毒（蜱传播）和人畜共患病病毒（接触农场动物）。

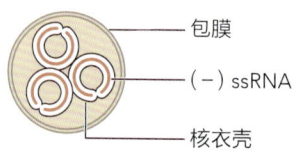

图 11-4　CCHFV

背痛、恶心、呕吐。

（3）出血热：口腔瘀点，眼睛发红，粪便和痰中带血，挫伤，孔口或注射部位出血。

（4）CNS 症状：躁动、情绪波动和意识混乱。

（5）肝炎、多器官衰竭。

（6）恢复缓慢。

（7）高病死率（约 30%）。

（四）诊断

一般通过血清学检测进行。

1. 血清学检测

ELISA 检测抗体和抗原。

2. 免疫组织化学

可用于死后病例。

3. NAAT

疾病早期。

（五）预防和治疗

（1）没有针对人类的疫苗。

（2）支持性护理。

（3）利巴韦林。

六、汉坦病毒

汉坦病毒是一种罕见的啮齿动物传播的病毒，仅偶发性地引起人类疾病。一些变种会引起致命的肺部感染，另一些会引起肾综合征出血热（表 11-1）。

（一）背景

带有双义（-）ssRNA、三段基因组的包膜病毒（如 CCHFV）（图 11-5）。

框 11-1　布尼亚病毒最近的重新分类

> 有时汉坦病毒和 CCHFV 被称为布尼亚病毒，是因为两者曾经都被划分为布尼亚病毒科的属。它们最近被重新分类为单独的科（分别为汉坦病毒科和奈洛病毒科），但它们仍然属于布尼亚病毒目。

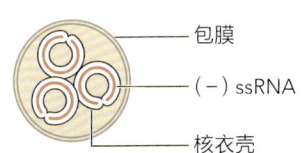

图 11-5　汉坦病毒

（二）传播

（1）啮齿动物是储存宿主。人类感染与接触啮齿动物或接触它们的尿液、唾液和粪便有关。

（2）汉坦病毒不会在人与人之间传播。

（三）临床表现

（1）潜伏期：约2周。

（2）会影响年轻健康的人群。

（3）有2种综合征（表11-2）。①汉坦病毒肺综合征（Hantavirus pulmonary syndrome，HPS）：发热、乏力、肌肉疼痛是最初的非特异性症状，可能还有其他腹部症状（疼痛、腹泻和呕吐）。进展为呼吸短促和肺部积液。HPS罕见，由辛诺柏病毒引起。②肾综合征出血热（hemorrhagic fever with renal syndrome，HFRS）：一种衰弱性疾病，伴有发热、出血、肾衰竭、血小板减少和低血压。在中国发病率很高。

（四）诊断

通常通过血清学检测进行诊断。可以采用免疫组织化学和PCR，但不是常规使用。

（五）预防和治疗

（1）有几种灭活疫苗，但在美国没有。

（2）采用支持性护理。

（3）可使用利巴韦林。

七、淋巴细胞脉络丛脑膜炎病毒

淋巴细胞脉络丛脑膜炎病毒（lymphocytic choriomeningitis virus，LCMV）是一种常见的小鼠病毒，但也可传播给人类。它可引起CNS感染，一般为轻度或无症状，但也可能会引发严重疾病，尤其是在妊娠期胎儿中（表11-1）。

（一）背景

有包膜，带有1个分段双义（-）ssRNA基因组（图11-6）。它是沙粒病毒科（类似于拉沙病毒）的一员。

（二）传播

通过黏膜（鼻、眼和嘴）接触啮齿动物的尿液、粪便和唾

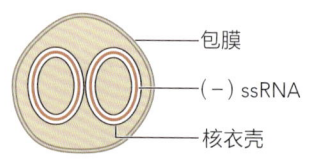

图11-6 LCMV

表 11-2　四种常见的汉坦病毒

汉坦病毒	地理区域	相关的综合征	病死率
辛诺柏病毒	美国（尤其是科罗拉多州、犹他州、亚利桑那州和新墨西哥州，因此有时被称为"四角"病毒）	HPS	50%
汉坦病毒	韩国、中国、俄罗斯	HFR	约 10%
首尔病毒	世界	HFR	1%
普马拉病毒	西欧、俄罗斯	HFR	1%

液或通过啮齿动物咬伤而传播或获得。

（1）来自啮齿动物：养家鼠、仓鼠和小白鼠的人都有危险。

（2）垂直传播：母亲在妊娠期受到原发性感染，并将其传播给胎儿。

（3）不会在人与人之间传播。

（4）地理位置：全球范围内，但在卫生条件差的地区发病率较高（如有老鼠的区域）。

（三）临床表现

LCMV 引发流感样症状，有时伴有脑膜炎。

（1）第一阶段：发热、全身疼痛、头痛、呕吐。这一阶段大约持续一星期。

（2）第二阶段：只发生在某些人身上。发生 CNS 感染，伴有脑膜炎和/或脑炎、急性脑积水、脊髓炎症、瘫痪以及感觉和运动问题。症状通常在没有长期损害的情况下消失。

（3）胎儿/新生儿：胎儿死亡、出生缺陷和智力迟钝。

（4）病死率非常低。

（四）诊断

检测一般没用或无法进行。

（1）IgM 和 IgG 的血清学检测。

（2）NAAT：如 CSF 的 PCR。

（五）预防和治疗

支持性护理。

八、猴痘病毒

猴痘病毒会在猴子身上引起一种类似天花的疾病。它也能在人类中引起一种类似天花的较温和疾病，需要与天花病毒引起的疾病进行区分（表11-1）。

（一）背景
痘病毒科的包膜dsDNA病毒（图11-7）。

（二）传播
与受感染的动物如猴子和草原土拨鼠接触。啮齿动物可能是储存宿主。
（1）接触动物体液（咬伤、抓伤或损伤液）。
（2）吸入雾化动物液体（如屠宰场）或呼吸道飞沫。
（3）可能是食用了受污染的肉类。
（4）可能发生人与人之间的传播。
（5）发现于西非、中非和美国。

（三）临床表现
猴痘病毒引起类似天花的疾病，但通常较温和或无症状。
（1）发热、发冷、头痛、肌痛。
（2）引起淋巴结病，与天花病毒不同。
（3）天花样皮疹（脐状斑疹、小疱、丘疹和结节）。与天花相同，所有的病灶都处于同一阶段。
（4）1个月内恢复。
（5）病死率：低至中等（非洲为10%，美国为0%）。
（6）鉴别诊断：天花、水痘和B型疱疹病毒。

（四）诊断
（1）IgM和IgG的血清学检测是主要的方法。
（2）像PCR这样的NAAT可以在病灶液、血液、组织或呼吸道拭子上进行。

（五）预防和治疗
（1）有一种含有类似痘病毒（牛痘病毒）的活病毒疫苗。它通常用于预防天花，也可用于预防猴痘病毒。它可以用于接触前和接触后。
（2）支持性护理。

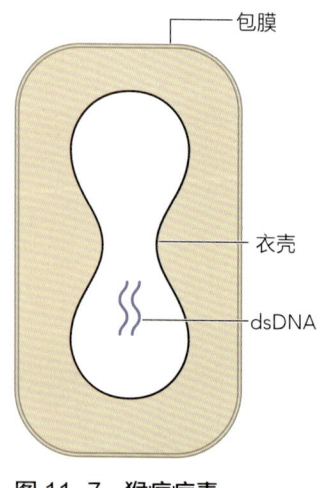

图11-7　猴痘病毒

九、疱疹病毒

B 型疱疹病毒（也称为 B 型病毒、猴 B 型病毒、猴疱疹病毒）在猴子身上引起一种常见的、轻微的潜伏性感染，就像人类的 HSV 一样。尽管猴子和人类之间有大量的互动，但传染给人类的概率非常低。一旦发生感染，往往会引发致命的严重疾病（表 11-1）。

（一）背景
B 型疱疹病毒是一种包膜的 dsDNA 病毒，属于疱疹病毒亚甲科（类似 HSV），可感染猴子（图 11-8）。

（二）传播
（1）来自感染猴子的外伤性接种（咬或抓）。
（2）接触黏膜表面（如眼睛），或皮肤破损处接触猴体液/组织。
（3）高危人群：兽医、实验室工作人员、动物饲养员。

（三）临床表现
（1）潜伏期：接触后约 1 个月。
（2）接触部位的水疱性病灶。
（3）头痛、发热和疲劳。
（4）神经系统损伤：接触位点疼痛、麻木、上升性麻痹、复视、大脑和运动损伤。
（5）出现症状数周后病死率高（约 40%）。

（四）诊断
B 型疱疹病毒的检测并不常见。
1. 血清学检测
与普通人类疱疹病毒发生高度交叉反应。
2. 培养
黄金标准，但必须发生在 BSL4 区域。

（五）预防和治疗
1. 预防性抗病毒药
阿昔洛韦和万昔洛韦。
2. 症状后的抗病毒药
阿昔洛韦和更昔洛韦。

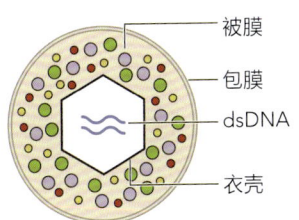

图 11-8　B 型疱疹病毒

十、亨德拉病毒和尼帕病毒

亨德拉病毒和尼帕病毒属于亨德拉病毒属，是罕见的病毒。尼帕病毒在南亚和东南亚被发现。它与猪或摄入了被果蝠污染的椰枣汁有关。亨德拉病毒与接触澳大利亚的马有关。尼帕病毒和亨德拉病毒都可引起脑炎，病死率很高（表11-1）。

（一）背景

（-）ssRNA包膜病毒，属于副黏病毒科，类似于副流感病毒（图11-9）。

（二）传播

1. 尼帕病毒

（1）接触果蝠、受感染的猪和被果蝠污染的椰枣汁。

（2）可在人与人之间传播（如照顾者）。

（3）地理位置：南亚及东南亚（马来西亚、孟加拉国）。

2. 亨德拉病毒

（1）马可能因接触果蝠（如狐蝠）而感染。人类可以通过与马接触而感染。

（2）与马的娱乐性接触和职业性接触会增加风险。

（3）地理位置：澳大利亚亨德拉。

（三）临床表现

（1）潜伏期：1～2周。

（2）最初症状：非特异性发热，伴有急性呼吸道和肺部体征，持续3～14天。

（3）可发展为脑炎和昏迷。

（4）高病死率（>70%）。

（5）长期后遗症：人格改变、惊厥、潜伏病毒再激活导致死亡。

（四）诊断

（1）呼吸道（咽拭子和鼻拭子）、血液和CSF的NAAT。

（2）组织免疫组织化学检测可用于致命病例。

（3）血清学检测也可用于病毒接触鉴定。

（五）预防和治疗

利巴韦林、静脉注射免疫球蛋白（可能）。

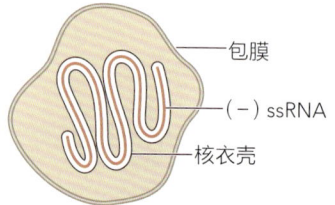

图11-9 亨德拉病毒和尼帕病毒

多项选择题

1. 下列哪种病毒会由狗传染给人类?
   a. 犬细小病毒
   b. 狂犬病毒
   c. 猴痘病毒
   d. 以上所有

2. 下列哪项是与汉坦病毒相关的严重临床表现?
   a. 肝热
   b. 脑炎
   c. 肾综合征出血热
   d. 出血性腹泻

3. 蝙蝠是下列病毒的宿主,除了 _____
   a. 埃博拉病毒
   b. 狂犬病毒
   c. 尼帕病毒
   d. CCHFV

4. 以下哪种病毒可以通过食用野味而感染?
   a. 埃博拉病毒
   b. HIV
   c. 尼帕病毒
   d. LCMV

5. 以下哪一类人有感染 B 型疱疹病毒的危险?
   a. 孩子
   b. 老人
   c. 兽医
   d. 鸵鸟饲养员

6. 以下哪种病毒通常不致命?
   a. LCMV
   b. B 型疱疹病毒
   c. 亨德拉病毒
   d. 马尔堡病毒

7. 以下哪种人畜共患病病毒不会直接在人与人之间传播?
   a. 拉沙病毒
   b. 埃博拉病毒
   c. 汉坦病毒
   d. 尼帕病毒

将下面的选项进行匹配。每个答案只用一次。

8. 与接触相关的动物或其他风险因素（可能需要阅读本章以外的内容）。

  草原土拨鼠　　　A. 尼帕病毒
  鹿鼠　　　　　　B. 猴痘病毒
  果蝠　　　　　　C. 埃博拉病毒
  椰枣汁　　　　　D. MERS 病毒
  骆驼　　　　　　E. 辛诺柏病毒

9. 人畜共患病病毒的重要或主要地理位置

  澳大利亚　　　　A. CCHFV
  马来西亚　　　　B. 埃博拉病毒
  几内亚　　　　　C. 亨德拉病毒
  美国犹他州　　　D. 尼帕病毒
  伊朗　　　　　　E. 辛诺柏病毒

判断对错

10. 在医院感染狂犬病毒的人只需要接受标准的隔离预防措施。接触、飞沫或呼吸道隔离措施是没有必要的（可能需要阅读本章以外的内容）。　　T　F
11. 猴痘和水痘病毒都是痘病毒（可能需要阅读本章以外的内容）。　　T　F
12. 埃博拉病毒可通过接触、飞沫和空气传播。　　T　F
13. LCMV 是垂直传播的。　　T　F

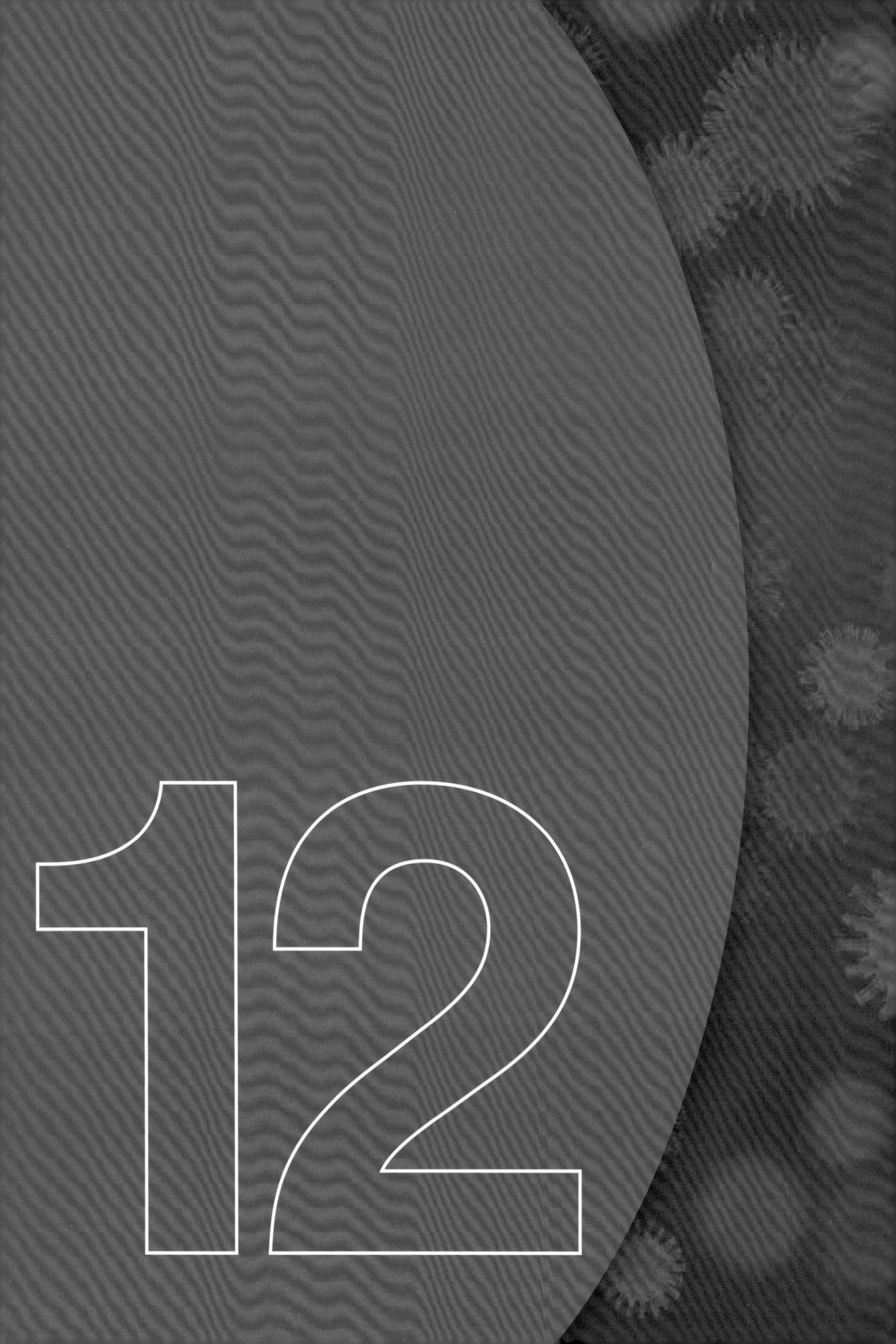

第十二章
虫媒病毒

一、概述

节肢动物传播的病毒也被称为虫媒病毒。这些病毒通过节肢动物载体（如蚊子和蜱虫）传播，并可能引发人类疾病。虫媒病毒通常保存在动物宿主中。重要虫媒病毒及其传播、分布和动物宿主的比较见表 12-1。

（一）背景

大多数虫媒病毒是包膜的，包含 ssRNA 基因组。也有一些例外，包括科罗拉多蜱病毒，这是一种 dsRNA 裸病毒。

（二）传播

（1）大多数虫媒病毒在人体内无法复制到足够高的滴度来传播到新的节肢动物载体，因此人类被认为是最终宿主。

（2）对于一些虫媒病毒（如登革病毒），人类可以充当储存宿主，病毒在人类宿主中达到足够高的滴度，从而被媒介获取并传播给另一个人。

> 如果人类是储存宿主，那么载体出现，受感染者就有传播疾病的潜力。这一点很重要，因为它会导致持续传播，并可能导致流行病。

（3）罕见：通过移植或输血传播。

（4）节肢动物载体是分节的，双侧对称，具有外骨骼和关节肢。最常见节肢动物病毒载体是蚊子和蜱虫。区分蚊子和蜱虫的种类很重要，因为它们的地理分布不同，传播的疾病也不同。①蚊子：雌性而非雄性蚊子吸食宿主的血液。摄入的病毒粒子在蚊子胃肠道内复制 7～14 天（外部潜伏期）。在这一阶段蚊子并没有被感染。病毒到达蚊子唾液腺时具有传染性，从而进行传播。有几种蚊属在向人类传播疾病方面起到特别重要的作用，如伊蚊、按蚊和库蚊属（表 12-2）。不同的物种传播的病毒病原体不同。②蜱虫：蜱虫在幼虫、若虫和成虫阶段吸

> 根据病媒吸血的地点和时间采取不同的控制措施。例如，雾化用于室外蚊子，蚊帐用于预防夜间室内蚊子叮咬。

表 12-1 重要虫媒病毒的传播和分布

重要分类	病毒	病毒的缩写	病媒生物	动物宿主	出现症状感染的可能性	直接人传人（无节肢动物作媒介）	地理区域
黄病毒属	登革病毒	DENV	蚊子（伊蚊）	人类[a]（目前猴子的病毒株是否会感染人类还不清楚）	中度	无	热带地区
	寨卡病毒	ZIKV	蚊子（伊蚊）	未知	低	有	热带地区
	黄热病毒	YFV	蚊子（伊蚊）	猴子、人类[a]	中度	无	非洲、南美
	日本脑炎病毒	JEV	蚊子（库蚊）	鸟、猪	低	无，除了妊娠时少见	远东
	西尼罗病毒	WNV	蚊子（库蚊）	鸟	低	无	大部分在美国，但在世界各地都有
	圣路易脑炎病毒	SLEV	蚊子（库蚊）	鸟	低	无	美国
	波瓦桑病毒		蜱虫（硬蜱）	啮齿动物	低	无	北部地区（俄罗斯，加拿大美国中西部北部）
	蜱传脑炎病毒	TBEV	蜱虫（硬蜱）	啮齿动物。有些病毒是通过食用未经高温消毒的肉类和奶制品传播的	低	无	北部地区（俄罗斯，欧洲，亚洲）
甲病毒属	基孔肯亚病毒	CHIKV	蚊子（伊蚊）	猴子、啮齿动物、人类[a]	高	无	热带地区
	东部马脑炎病毒	EEEV	蚊子（许多类型）	鸟	低	无	美国东半部
	西部马脑炎病毒	WEEV	蚊子（许多类型）	鸟	低	无	美国西半部、南美洲
	委内瑞拉马脑炎病毒	VEEV	蚊子（许多类型）	啮齿动物	低	无	美洲南部和中部
布尼亚病毒目	克里米亚-刚果出血热病毒（见第十一章）	CCHFV	蜱虫（璃眼蜱）和动物	农场动物（牛、绵羊、山羊）、野生动物（鸵鸟、野兔）	低	有	非洲、东欧、中东、亚洲
	奥罗普切病毒	OROV	蚊子（伊蚊）				南美
	拉克罗斯脑炎病毒		蚊子（伊蚊）				北美
	加利福尼亚脑炎病毒		蚊子（伊蚊）				北美
	裂谷热病毒（另见表 11-1）	RVFV	蚊子（伊蚊、库蚊、按蚊）和动物	啮齿动物、牲畜	低	无	非洲
科罗病毒属	科罗拉多蜱传热病毒	CTFV	蜱虫（革蜱）	啮齿动物		无	美国西部及加拿大

[a] 人类可以作为一个储存宿主，而不是一个终宿主（例如，在美国，受感染者（体内）的病毒滴度高到可以通过节肢动物作为媒介从一个人传播到另一个人）。

食血液并传播疾病（图 12-1）。A. 软蜱有坚韧的身体，更可能只以一种宿主物种为食。医学上相关的软蜱：钝缘蜱。B. 硬蜱有坚硬的外壳，称为盾板，以多种宿主为食。医学上相关的硬蜱：钝眼蜱、璃眼蜱、硬蜱、革蜱和血蜱。

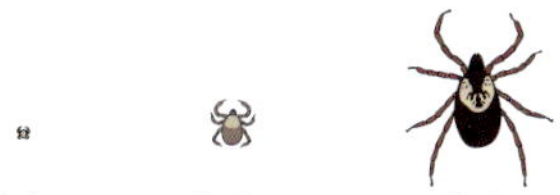

幼虫　　若虫　　成虫

图 12-1　蜱虫在生命周期不同阶段的实际大小

蜱虫在其发育的各个阶段都可以吸食血液。这一点很重要的，因为其早期阶段体积很小，不太可能被宿主发现。

（三）临床表现

大多数虫媒病毒在健康成人中引起轻微或无症状感染。如果它们引发了症状，大多数会引起伴有皮疹的自限性非特异发热性疾病，可发展为关节炎、脑膜炎或脑炎。通常在儿童和老年患者中引起症状和严重疾病。

表 12-2　常见蚊媒的比较

蚊子类型	最活跃叮咬时间	常见叮咬地点	腹角
伊蚊属	白天（尤其是早上和晚上）	户外	向下，水平 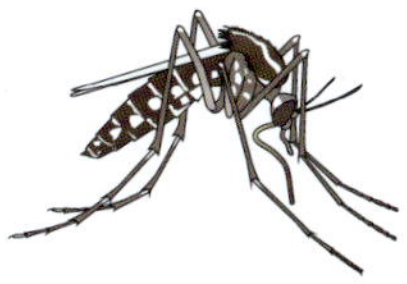
按蚊属	晚上（从黄昏到黎明）	室内	指向空中 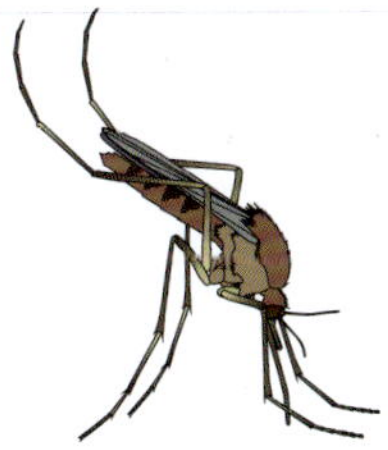
库蚊属	晚上	室内和室外	水平 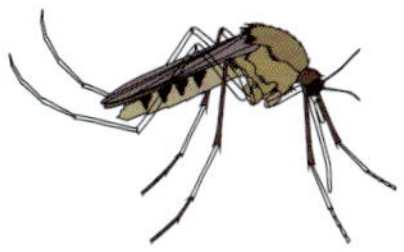

（四）检验诊断

如果虫媒病毒由同一载体传播，或引起重叠症状，或当它们在同一地理位置出现时，通常在一个固定样本中一起进行检测。

示例1：波瓦桑病毒、西尼罗病毒、东部马脑炎病毒（EEEV）、西部马脑炎病毒（WEEV）、圣路易斯脑炎病毒（SLEV）。

示例2：登革病毒、基孔肯亚病毒（CHIKV）和寨卡病毒。

1. 血清学

最常见的诊断方法。

（1）主要检查项。① IgM：出现较早，约在感染后 5 天。它可能在 3～12 个月内保持阳性，因此 IgM 的存在不一定表明当前感染。② IgG：在感染后 1～2 周出现。③ 抗体血清学可错过早期感染（< 1 周）。④ 使用成对（即急性期和恢复期）血清来验证血清转换或 IgG 滴度上升 4 倍。

> 在同一科虫媒病毒（如登革病毒和寨卡病毒）之间存在显著的血清学交叉反应。

（2）验证性检测：虫媒病毒抗体之间存在显著的交叉反应，因此通常需要验证性检测来提高特异性。一般通过斑块减少中和试验（plaque reduction neutralization testing, PRNT）进行确认。

2. NAAT

通常在血液或血清中进行。

（1）由于病毒血症的周期很短（< 7 天），所以检测的时间至关重要，因此当样本送检时病毒有可能不存在。所以 NAAT 可用于早期活动性感染的辅助诊断，但在后期检测其结果可能为阴性。

（2）如果有中枢神经系统（CNS）症状，也可在脑脊液或其他体液和组织上进行。然而，这种测试可能不敏感。

3. 细胞培养

不采用。虫媒病毒不会在常规使用的细胞系中生长。

> 虫媒病毒可以在很短的时间内从血液中检测到。因此，一般采用症状出现的 5 天内采集的样本进行血液 PCR；否则测试结果可能为阴性。

（五）预防

1. 接种疫苗

大多数虫媒病毒没有疫苗，但某些虫媒病毒有疫苗（见表 18-1）。

2. 载体控制

控制虫媒病毒载体的数量和避免叮咬是防止虫媒病毒传播的主要途径。可采用一些个人和公共卫生战略措施来进行载体控制（表 12-3）。

表 12-3 针对蚊子和蜱虫的病媒生物控制策略的例子

病媒生物控制策略	防蚊	防蜱虫
直接在皮肤上使用化学驱虫剂	DEET、派卡瑞丁、柠檬桉树油、IR3535[a]	DEET、派卡瑞丁、柠檬桉树油、IR3535[a]
衣物上面使用化学驱虫剂	扑灭司林	扑灭司林
喷洒化学驱虫剂	除虫菊酯及拟除虫菊酯气雾剂("雾化")	喷洒杀螨剂
防水屏障	长袖衣服、纱窗和蚊帐	用胶带把裤腿绑起来,防止蜱虫从衣服下面爬进去
生存环境的改变	减少繁殖区域;改善排水系统;消除积水区域,如清理存放不当的轮胎	清除落叶,安装护根屏障,修剪高草,在某些地区每年烧山可能有效果
物理检查和移除		进行全身检查。用镊子将蜱虫拔出,这样口器就可以清除干净
经由动物载体传播		动物们作为食物诱饵刷上可以杀死蜱虫的杀虫剂。该方法主要使用老鼠(蜱管或诱饵盒)和鹿诱饵站

[a]DEET(diethyltoluamide),避蚊胺;IR3535(ethyl 3-acetylbutylaminopropanoate),3-乙酰丁氨基丙酸乙酯。

二、登革病毒

登革病毒(DENV)可引起严重的发热性疾病,伴有皮疹和使人虚弱的关节和肌肉疼痛。它能发展成出血性疾病、休克,甚至死亡。它由伊蚊传播,在热带国家流行(表 12-1)。

(一)背景

黄病毒属的包膜(+)ssRNA(图 12-2)。有 4 种血清型,DENV1、DENV2、DENV3 和 DENV4。

(二)传播

1. 蚊子

埃及伊蚊和白纹伊蚊。

2. 猴子

猴子是主要的储存宿主,但蚊子也可以通过其他受感染人类传播病毒。病毒无法在人类中直接传播(即没有蚊子传播媒介)。

3. 地理位置

热带和亚热带。

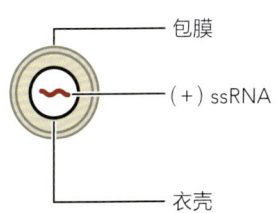

图 12-2 登革病毒

(三)临床表现

约 50% 的感染是有症状的,可表现为从轻度无差别发热到严重失血性疾病和休克。

1. 潜伏期

< 1 周。

2. 无差别发热

轻度、非特异性发热性疾病。通常发生在幼儿或那些有原发性感染的人群中。

3. 登革热(dengue fever,DF)

(1)2~7 天突发的高热、头痛、眶后疼痛。

(2)剧烈的关节、骨骼和肌肉疼痛(登革热也被称为"骨粉碎性"或"断骨"疾病)。

(3)皮肤、手掌和脚掌有皮疹。

(4)血管通透性增加,可引起鼻部或牙龈轻度出血,易产生瘀青。

(5)恶心呕吐。

4. 重症登革热

登革热伴有严重症状如出血、血浆渗漏、脏器受累等。

(1)肝大、呕吐。

(2)登革出血热:症状包括黏膜部位出血、瘀点和血小板减少。不同的登革热血清型继发感染(抗体依赖增强)会增加登革出血热的风险。

(3)登革热休克综合征:严重的血浆渗漏导致液体积聚、低血压和休克。

(4)神经系统疾病(脑膜炎和脑炎)。

(5)在支持治疗下,这一阶段可以进展到重新吸收多余的液体。

5. 抗体依赖增强

接触一种登革病毒血清型并不产生针对其他血清型的交叉保护。相反,不同血清型的继发感染可能会增加登革出血热的风险(见第十八章)。

(四)诊断

1. 血清学检测

首选的诊断方法。

(1)与其他虫媒病毒的血清学检测不同,登革病毒抗原检测可与抗体检测一起进行。NS1 是接触后 7 天内出现的登革病毒蛋白,可以作为早期感染的标志(图 12-3)。

> 当先前接触过登革病毒的人感染了不同的血清型登革病毒(抗体依赖增强)时,出血和严重疾病的风险增加。

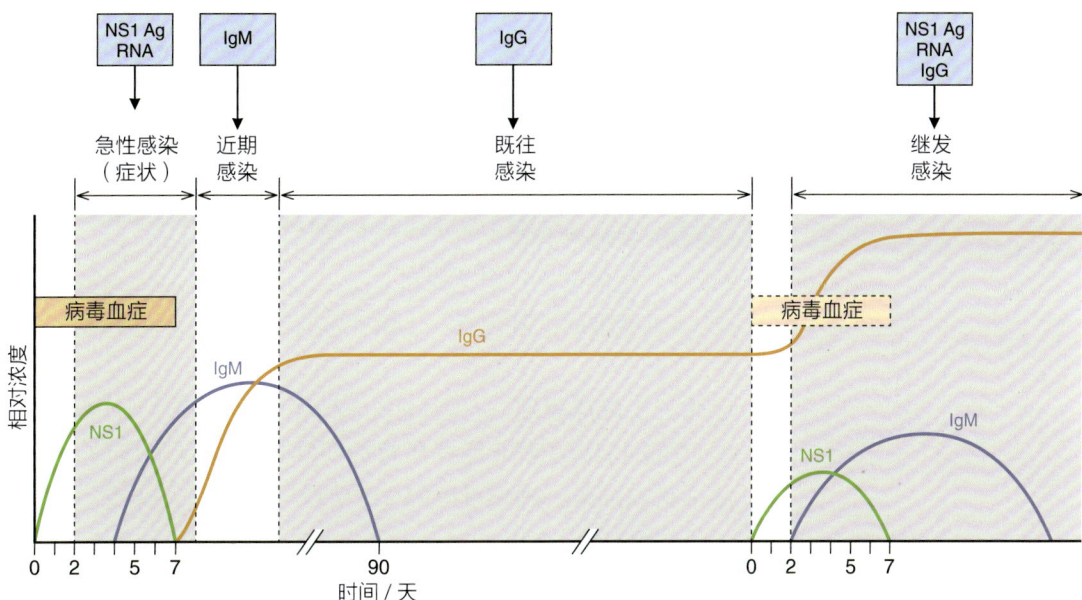

图 12-4 用于诊断登革病毒感染的动力学标记

（2）ELISA 很常见。
（3）横向流动检测可用于快速检测（约 15 分钟）。

2. NAAT

用于血液和血清。病毒血症的周期较短，因此 NAAT 应仅在感染后的第 1 周使用，以检测早期疾病（图 12-3）。

（五）预防和治疗

（1）现有一种疫苗包含所有 4 种血清型，但其效力较低，而且仅在少数国家批准，由于存在抗体依赖增强的风险，疾病负担较高。
（2）支持性护理，无特殊治疗。

三、黄热病毒

黄热病毒由伊蚊传播，在非洲和南美洲流行。与其他虫媒病毒不同，它会引起黄疸和胃肠道症状。疾病可能非常严重，不过高危人群可以通过疫苗进行防护（表 12-1）。

图 12-5 黄热病毒

（一）背景

包膜（+）ssRNA 黄病毒属病毒（类似登革病毒）（图 12-4）。

（二）传播

（1）蚊子（伊蚊属和趋血蚊属）能从其他人类或猴子宿主传播黄热病毒。①森林循环：在丛林中的猴子之间传播。②草原循环：沿丛林边界通过猴子或人类宿主传播。③城市循环：人类宿主之间的传播。

（2）病毒不会在人与人之间直接传播。

（3）地理位置：南美洲和非洲。

（4）感染的危险因素：①前往流行地区旅行；②林业工人。

（三）临床表现

大约45%的感染是有症状的，其通常是自限性的，且在3～4天内消失。感染可分为2个阶段。

1. 急性感染

发热、寒战、头痛、肌肉疼痛和严重腰痛。

2. 严重疾病

约15%的患者感染出现消退，但随后24小时内又进一步发展。

（1）恶心、呕吐、腹痛。

（2）快速黄疸（"黄"热病毒）。

（3）出血（口、鼻、眼、胃出血）。在呕吐物和粪便中可看到血（"黑色呕吐物"）。

（4）重症的病死率可接近50%。

> 黄热病毒表现为黄疸和胃肠道症状。与其他虫媒病毒表现出的非特异性发热和皮疹不同。

（四）诊断

（1）血清学检测是首选的诊断方法。

（2）血清PCR可用于检测早期感染中的病毒血症。

（五）预防和治疗

1. 预防

有减毒活疫苗，建议前往流行地区的旅行者接种。

2. 治疗

支持性护理，无特异性治疗。

四、基孔肯亚病毒

> 基孔肯亚病毒和登革病毒由相同的载体传播，出现在相同的地理位置，具有相似的临床表现。
> Dengue="断骨热"
> Chikungunya="变得扭曲"

与登革病毒类似，基孔肯亚病毒会导致持续数月的关节疼痛。它也通过伊蚊传播，在热带地区流行。然而，它与登革病毒不是同一科，不引起出血性疾病，病死率很低（表12-1）。

（一）背景

（+）ssRNA 包膜病毒（图 12-5）。与登革病毒不同，它属于披膜病毒科甲病毒属。

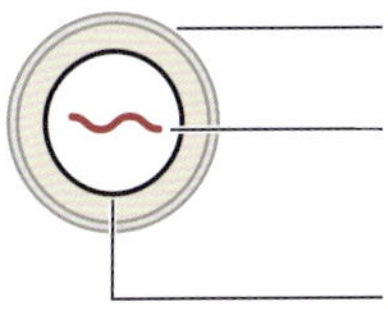

图 12-5 基孔肯亚病毒

（二）传播

与登革病毒显著重叠。

（1）蚊子：埃及伊蚊和白纹伊蚊。

（2）猴子和啮齿动物是宿主，但蚊子也可以通过人类宿主传播病毒。

（3）地理位置：热带和亚热带。

（4）在没有蚊子媒介的情况下不会在人与人之间直接传播。

（三）临床表现

大多数感染有症状（> 70%）。

（1）发热、肌痛、头痛、皮疹约 1 周。

（2）使人衰弱的多关节痛（chikungunya 意思是"变得扭曲"）。该症状可持续几个月到几年。

（3）可能发生其他严重并发症（包括神经系统受累）。

（4）发病率高，但病死率低。

（四）诊断

（1）血清学检测是首选的诊断方法。

（2）血清 NAAT 可用于检测早期感染时的病毒血症。

（五）预防和治疗

（1）没有疫苗。

（2）支持性护理，无特殊治疗。

五、西尼罗病毒

西尼罗病毒由库蚊传播，在北美流行。一般无症状，但它会引起自限性、非特异性发热性疾病。在极少数情况下，它会引起 CNS 感染，从而导致长期后遗症和死亡（表 12-1）。

（一）背景

有包膜，含有（+）ssRNA 基因组，属于黄病毒属（类似登革病毒）（图 12-6）。

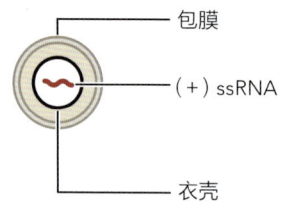

图 12-6 西尼罗病毒

标记动物：当动物感染时预示着人类也可能感染（如煤矿中的金丝雀）。

（二）传播

（1）蚊子：库蚊。

（2）西尼罗病毒在蚊子和鸟类中进行生命周期循环，但有时人类作为终端宿主被感染。

（3）死鸟可以充当标记动物，可能是西尼罗病毒传播的迹象。

（4）病毒不会在人与人之间直接传播。

（5）地理位置：全球范围内，但现在在北美流行。

（三）临床表现

（1）只有 20% 的感染有症状。症状最常见于儿童和老年患者。

（2）非特异发热性疾病持续 3～6 天。

（3）高热、头痛、皮疹、背痛、恶心、呕吐、嗜睡、肌痛、眶后疼痛。

（4）神经感染性疾病：仅在小于 1% 的感染中发生。①轻度发热、头痛、颈部僵硬、定向障碍（如脑膜炎和脑炎）、惊厥和结膜炎。②可能出现瘫痪。③病死率：10%。

（四）诊断

（1）血清学检测是首选方法。它可以用血清和脑脊液进行。

（2）使用感染后第 1 周血清进行 NAAT。

（五）预防和治疗

（1）没有疫苗。

（2）支持性护理，无特殊治疗。

六、寨卡病毒

在大多数情况下，寨卡病毒会导致无症状或轻度发热的疾病。由于其一般通过伊蚊传播，所以通常在热带和南美洲被发现。但是妊娠期的感染会引发先天传播，并可能导致严重的出生缺陷，如小头畸形（表 12-1）。

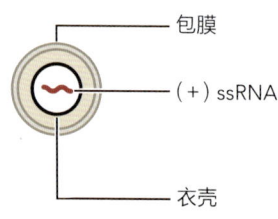

图 12-7 寨卡病毒

（一）背景

包膜，（+）ssRNA 黄病毒属（如登革病毒和基孔肯亚病毒）（图 12-7）。

（二）传播

（1）蚊子：埃及伊蚊和白纹伊蚊。

（2）人与人之间的直接传播可通过以下途径发生：性交；经胎盘。

（3）地理位置：热带和亚热带，特别是南美洲。

（4）风险因素：①妊娠，导致先天性感染；②前往流行地区或疫情暴发地区旅行。

（三）临床表现

（1）只有约20%的寨卡病毒感染是有症状的，而且几乎不会造成死亡。

（2）成人和儿童无症状或轻度、非特异性病毒综合征。

（3）可引起发热、弥漫性皮疹、关节痛、肌痛和眼睛痛（类似于轻度登革热）。它也与吉兰-巴雷综合征有关。

（4）寨卡先天性综合征：妊娠期传播给胎儿可能导致小头畸形、颅内钙化以及对大脑、头皮赘皮和关节变形的影响。

妊娠期感染寨卡病毒会导致出生缺陷。

（四）诊断

建议孕妇及其性伴侣和新生儿进行检测，以识别潜在的先天性感染。

（1）优先采用血清的血清学检测。

（2）血清NAAT可用于检测早期感染时的病毒血症。病毒可在尿、精液和胎盘组织中存在较长时间（几个月）。

（五）预防和治疗

（1）没有疫苗。

（2）成人无须特殊治疗。

（3）为被感染的婴儿提供支持性护理。

七、东西部马脑炎病毒

东部马脑炎（EEEV）和西部马脑炎（WEEV）是由蚊子传播的罕见病毒，在美国东部和西部地区流行。它们一般不引起疾病，但可能引起非特异性发热症状。在某些情况下它们会引发神经感染，带有长期后遗症，甚至死亡（表12-1）。

（一）背景

披膜病毒科和甲病毒属的包膜（+）ssRNA病毒（如基孔

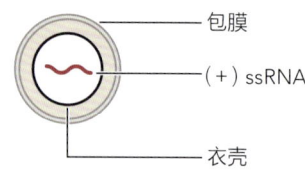

图 12-8　EEEV 和 WEEV

EEEV 和 WEEV 导致罕见和散发病例，而 VEEV 可导致大规模暴发。

肯亚病毒）（图 12-8）。

（二）传播
（1）蚊子：几种类型（脉毛蚊、伊蚊、库蚊及其他）。
（2）在蚊子和鸟类中进行生命周期循环，但人类和马有时也会作为终宿主被感染。
（3）标记动物：马。
（4）地理位置。① EEEV：美国东部地区。② WEEV：北美西部、南美。
（5）风险因素：①户外活动；②在流行的乡村地区旅行/居住，尤其是沼泽地。

（三）临床表现
（1）少于 5% 的感染有症状。
（2）非特异性发热疾病：肌痛、发热、关节痛。
（3）脑炎：头痛、发热、脑炎、精神错乱、行为改变、癫痫、昏迷和永久性神经损伤。
（4）幸存者可能会出现严重的长期后遗症，可能包括癫痫、瘫痪、认知障碍；几年后死亡。
（5）病死率：① EEEV：约 33%；② WEEV：约 3%。

（四）诊断
1. 血清学检测

血清学检测是首选方法。可在血清和脑脊液上进行。

2. 血清 NAAT

可用于检测早期感染时的病毒血症。

（五）预防和治疗
（1）没有针对人类的疫苗。
（2）支持性护理；没有特定的治疗方法。

八、其他重要的虫媒病毒

（一）日本脑炎病毒
类似西尼罗病毒，日本脑炎病毒是一种黄病毒，能引起相似的症状，但它发生在远东，可以通过疫苗加以预防。

（二）波瓦桑病毒

与西尼罗病毒类似，波瓦桑病毒也是一种黄病毒，大多数感染都是无症状的。但它可以引起更严重的脑炎，伴有永久性的神经后遗症。此外，它是由蜱而不是蚊子传播的，罕见，只发生在北纬地区。

（三）蜱传脑炎病毒

与波瓦桑病毒一样，蜱传脑炎病毒是一种由蜱传播的黄病毒，经常引起像脑炎一样的 CNS 感染，在世界北部地区（尤其是俄罗斯）发现。然而，它也能通过摄入未经巴氏消毒的肉类和奶制品获得，可以通过疫苗预防。

（四）委内瑞拉马脑炎病毒

VEEV 是一种甲病毒，像 EEEV 或 WEEV 一样能感染马。然而，它引起的是暴发病例而非散发病例，在南美洲和中美洲流行，而不是在美国，它的宿主是啮齿动物而不是鸟类。

（五）裂谷热病毒

与 CCHFV 一样，裂谷热病毒（rift valley fever virus，RVFV）是一种布尼亚病毒，主要通过与动物接触传播给人类，也可以通过节肢动物（蚊子）传播。它在非洲被发现，通常无症状或引起轻微疾病，但可引起 3 种严重的感染（表 12-1，另见表 11-1）。

1. 出血热

这种情况很少见，但病死率很高。

2. 眼部疾病

可能导致永久性失明。

3. 脑炎

可导致持续性神经功能缺损。

多项选择题

1. 一名妊娠 3 个月女性的伴侣在巴西出差 6 周后回到美国。他回忆在他逗留的第 1 周有大约 3 天轻微的发热和结膜炎。关于寨卡病毒感染，下列哪项是正确的？

    a. 伴侣的精液可能仍然具有传染性
    b. 伴侣的唾液可能仍然具有传染性
    c. 如果感染传染给母亲，产妇死亡的风险很高
    d. 在这段时间内胎儿不会有危险

2. 下列哪种病毒在血清学检测中最不可能与登革病毒发生交叉反应?
   a. 基孔肯亚病毒
   b. 寨卡病毒
   c. 西尼罗病毒
   d. 日本脑炎病毒

3. 以下哪种病毒可直接在人与人之间传播?
   a. 西尼罗病毒
   b. 黄热病毒
   c. 寨卡病毒
   d. 登革病毒

4. 在北威斯康星州,下列哪种蜱传病毒是导致脑炎的罕见原因?
   a. CCHFV
   b. 波瓦桑病毒
   c. 西尼罗病毒
   d. 拉克罗斯脑炎病毒

5. 以下哪种载体不会传播病毒(可能需要阅读本章以外的内容)?
   a. 库蚊属
   b. 蚊虫
   c. 温带臭虫
   d. 肩突硬蜱

6. 有针对下列哪种病毒的疫苗?
   a. 科罗拉多蜱热病毒
   b. 西尼罗病毒
   c. 基孔肯亚病毒
   d. 日本脑炎病毒

7. 登革病毒、基孔肯亚病毒和寨卡病毒是由下列哪种载体传播的?
   a. 白天蚊子叮咬
   b. 夜晚蚊子叮咬
   c. 蜱虫的幼虫阶段
   d. 蜱虫的成虫阶段

8. 以下哪种虫媒病毒会引起呕吐和黄疸?
   a. 委内瑞拉马脑炎病毒
   b. 登革病毒
   c. 基孔肯亚病毒
   d. 黄热病毒

9. 西尼罗病毒引起的脑炎发病 10 天后，下列哪项测试最有可能显示阴性结果？
    a. 血液 PCR
    b. 血液中 IgM 的血清学检测
    c. 血液中 IgG 血清学检测
    d. 脑脊液 IgM 血清学检测

10. 下列哪种病毒能在人类中达到足以使载体进一步传播疾病的水平（即引发感染的人类不是终宿主）？
    a. 西尼罗病毒
    b. 日本脑炎病毒
    c. 波瓦桑病毒
    d. 登革病毒

判断对错

11. 几乎所有的虫媒病毒都有一个基于 RNA 的基因组。　　T　F
12. 鸟类是几种虫媒病毒的宿主。　　T　F
13. 不同血清型的继发感染增加了登革出血热的风险。　　T　F
14. 组织学检测是诊断虫媒病毒感染的金标准。　　T　F
15. 蜱虫在若虫期不能传播疾病。　　T　F

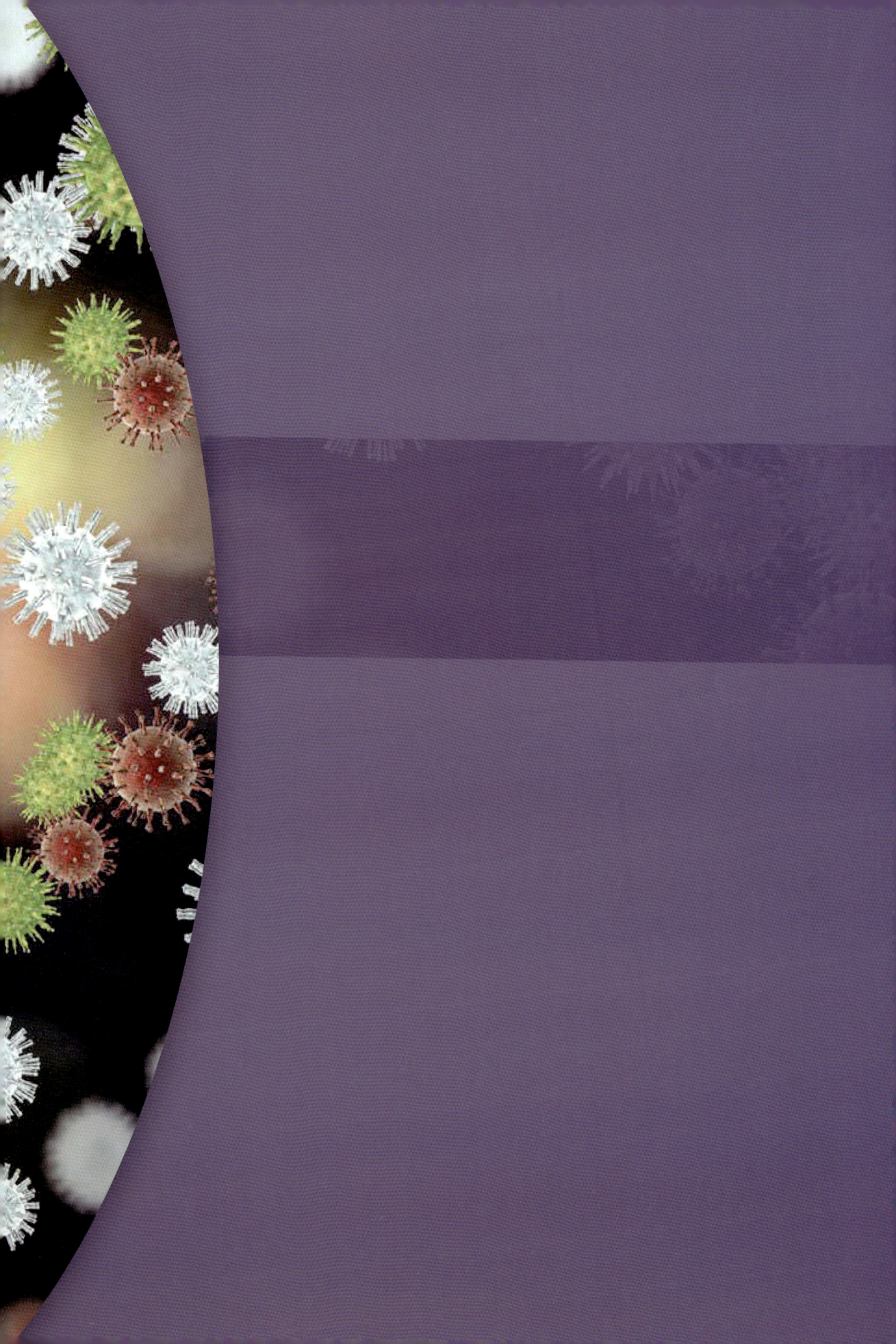

第三部分
诊断检测和技术

DIAGNOSTIC ASSAYS
AND TECHNIQUES

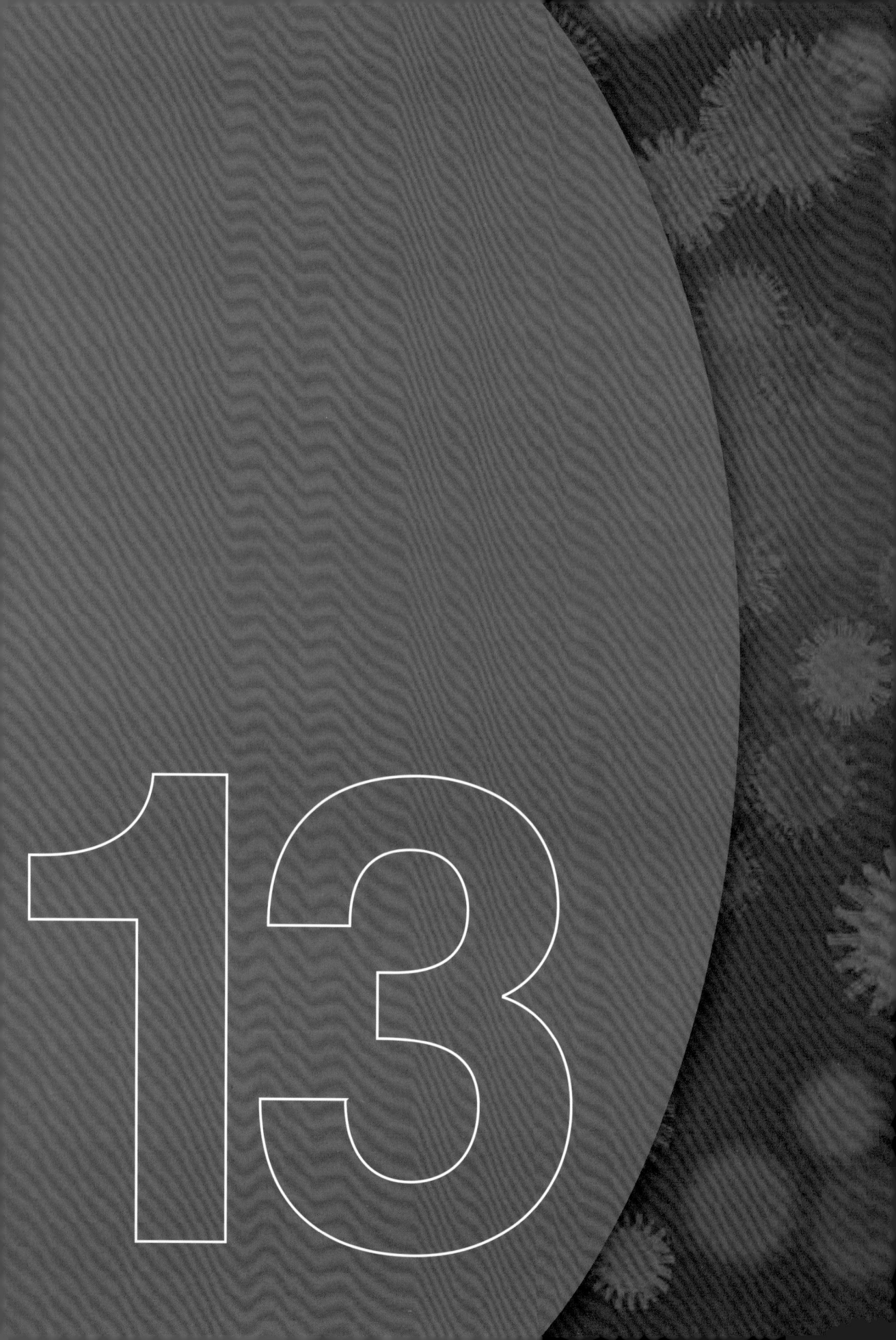

第十三章
培养和组织诊断技术

一、概述

病毒培养可用于鉴别活病毒的存在。它可用于广泛的标本类型，从组织到体液，而且能从单一的标本识别多种病毒类型。另一方面，它需要大量的专业技术知识，可能有较低的灵敏度，高劳动强度，而且由于病毒须复制到可检测的数量，可能需要时间较长。

> 病毒培养可以识别活的（复制活跃的）病毒。

二、常规病毒培养

在实验室中，常规的病毒培养是用来培养和扩增病毒的。该过程包括将标本接种到一层体外生长的真核细胞上，也被称为细胞单层（图 13-1）。

（一）细胞培养基

细胞单层浸泡在营养物质和抑制细菌生长的物质中。它通常由以下组成部分组成。

1. 缓冲介质

一种液体介质，通常含有盐、氨基酸、葡萄糖和维生素。经常添加酚红指示剂，当介质的 pH 值（通常在 7 ~ 8 之间）超出范围时产生明显的颜色变化。亮粉色 = 过碱；黄色 = 过酸。

2. 胎牛血清

一种高度浓缩的添加剂，以总培养基体积的 0 ~ 10% 的比例添加到培养基中，来提高单层细胞的存活率，促进生长。

3. 抗生素 / 抗真菌药

标本中的细菌可在培养基中生长，破坏单层细胞。抗生素和抗真菌药溶液通常以总体积的 1% 加入，以抑制细菌和真菌

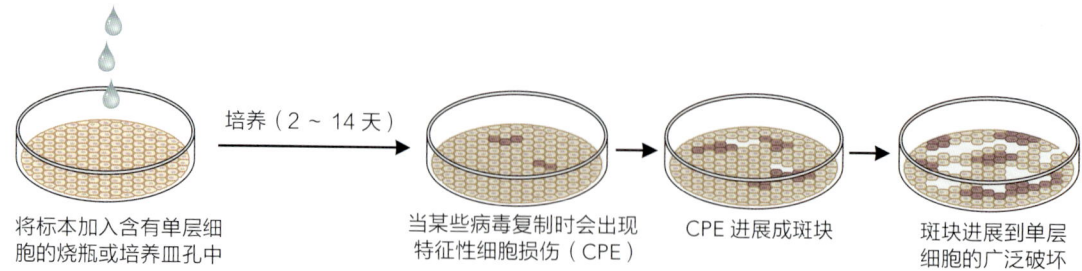

图 13-1　病毒培养过程

支原体的直径为 0.2~0.3 μm，可以通过细菌过滤器。它们是病毒培养中已知的污染原因。

污染。为了降低细菌污染和过度生长，某些标本（如呼吸道或粪便标本）也要通过孔径为 0.45 μm 的过滤器。

（二）固相

细胞培养可以在不同的表面上进行。

1. 试管

单层细胞生长在塑料或玻璃试管的一侧。每个试管都有单独的盖子，可以最大限度地减少泄漏、飞溅或散落的水滴造成污染的风险。试管培养是浸入培养基中培养的，需要经常不断地搅拌以促进气体交换以及维持 pH 值平衡。

2. 塑料板

包含多个凹槽，便于培养多个标本，节省空间，快速筛选病毒生长。另一方面，由于每个凹槽没有单独覆上盖子，因此污染的风险更大。

（三）细胞

不同的细胞类型能够生长不同的病毒。

经验法则：DNA 病毒在 MRC5 细胞中生长得更好。RNA 病毒在 RMK 细胞中生长得更好。

有几种不同的细胞类型可以用来形成单层细胞。可以多次传代的细胞在实验室中很容易使用，因为它们可以长期保持活力和健康。不同的细胞类型会生长不同的病毒，所以根据样本类型和潜在的感染病毒，一般会将标本接种到多种细胞类型上。表 13-1 列出了在一些最常用的细胞系中生长的病毒。

1. 原代细胞

原代细胞直接从动物或人体组织中获取。它们与正常细胞最为相似，但只能传代 1~2 次。像正常组织一样，它们可能还有细胞极性（细胞的顶端和基底的外观和/或功能不同）。例如恒河猴肾细胞（RMK）。

2. 永生细胞

永生细胞的表现很像癌细胞。它们可以无限分裂而不丧失生存能力，而且易于使用。另一方面，它们是最不像正常细胞

表 13-1 用于病毒生长的细胞 [26]a

病毒	原代细胞（RMK）	人类二倍体细胞（MRC5）	永生细胞（A549）	典型 CPE
RNA 病毒				
流感病毒	+	0	0	血细胞吸附阳性（CPE 不是独有的）
副流感病毒	+	0	0	
流行性腮腺炎病毒	+	0	+	
RSV	+	~	0	合胞体
鼻病毒	~	+	0	圆形折光的小细胞
肠病毒	+	+	0	泪滴状圆形折光的小细胞
DNA 病毒				
腺病毒	~	+	+	葡萄样细胞簇
CMV	0	+	0	圆形细胞聚集
HSV	~	+	+	斑驳的大型细胞
VZV	0	+	+	小而圆的细胞

a +，生长得很好；0，生长不良或根本不生长；~，中等或时好时坏。

的细胞。例如：肺癌（A549）、宫颈癌（HeLa）、喉癌（HEp-2）细胞。

3. 人类二倍体细胞

人类二倍体细胞介于原代细胞和永生细胞之间。它们的染色体数量与正常人类细胞相同，但可以传代很多次。在 10 ~ 50 次传代后，它们就失去了生存能力。如人胚胎肺（MRC5）细胞。

4. 报告细胞

报告细胞是包含整合报告基因的永生细胞。如果细胞感染了某种类型的病毒，基因表达就会被启动，从而迅速而容易地报告病毒的存在。例如：ELVIS 细胞。这些细胞含有来自大肠埃希菌的 *lacZ* 基因，该基因在正常条件下不表达。当细胞感染 HSV-1 或 HSV-2 时，*lacZ* 的表达被激活，产生 β- 半乳糖苷酶。加入一种被称为 X-Gal（5- 溴 -4- 氯 -3- 吲哚基 -β-D- 半乳糖苷）的底物，它能被 β- 半乳糖苷酶剪切，使细胞从无色变为蓝色。

5. 共培养

共培养是几种细胞类型在一个细胞单层中生长，以便多种类型的病毒可以同时生长和识别。

（四）培养

病毒有不同的生长速率（表 13-2）。有些在 1 ~ 2 天内生 病毒培养需 2 ~ 3 周。

表 13-2　病毒的生长速度

速度	生长速率	病毒
快	1~3 天	HSV
适中	2~10 天	流感病毒、肠道病毒（包括柯萨奇病毒、鼻病毒和埃可病毒）、腺病毒、流行性腮腺炎病毒、麻疹病毒、副流感病毒、RSV
慢	7~14 天	VZV、CMV

长，而有些则需要几周的时间。在培养期完全结束前，不能将标本报告为阴性。这一点很重要，因为在临床可控时间内可能无法获得结果。

（五）病毒识别

病毒颗粒在培养液中生长和放大，但它们无法直接用光学显微镜观察到。而是通过它们对细胞形态（CPE）的特征效应来识别的。然后使用更特定的检测来确认病毒病原体的身份。

（1）致细胞病变效应（CPE）：病毒感染的细胞中产生的形态学改变和细胞死亡称为 CPE。如图 13-2 所示，一些病毒引发非常具有特征的 CPE，但识别它们需要大量的专业技术知识。

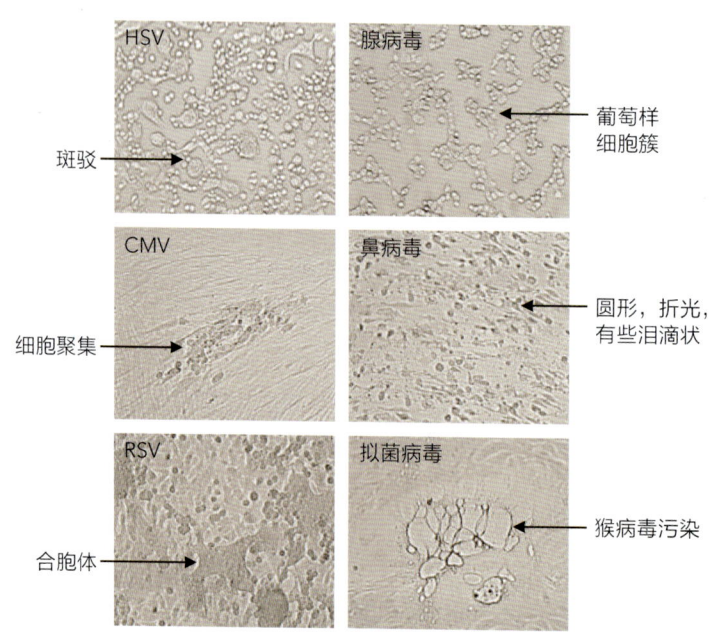

图 13-2　特征性 CPE 图像

细胞类型（带有感染病毒）：A549（HSV 和腺病毒）、MRC5（CMV 和鼻病毒）、Hep-2（RSV）和 RMK（猴病毒污染物）。经许可改编[58]。

（2）CPE 不是非常特殊的，因为多种病毒都能引起类似的细胞变化。假阳性 CPE 的诱因包括以下几点。①感染内源性病毒或其他病原体的宿主产生的细胞株可出现假阳性 CPE。例如，猴病毒可以引起假阳性 CPE（图 13-2）。这种病毒不会感染人类，但会感染产生原代细胞系的猴子。当未接种的阴性对照细胞也显示 CPE 时，应怀疑这一点。②标本中的分子可能对细胞有毒害作用，引起类似 CPE 的细胞变化。毒性通常与粪便、尿液、胆汁和血液标本有关。稀释原始标本可以减少样品中有毒物质的数量，但也会减少病毒载量，降低灵敏度。

（3）由于 CPE 的特异性低，必须通过其他方法确认。这些方法包括 PCR，快速病毒抗原检测，或用荧光标记的抗体进行抗原染色。

（六）职业危害（见第十七章）

（1）传染性活病毒的扩增会增加传播给实验室工作人员的风险。病毒培养要在生物安全柜中进行，使用适当的 PPE 和容器（见第十七章）。如果标本中存在特定致病性病毒（如 SARS 或埃博拉病毒）的风险，应尽量减少常规培养（即使是为了检测其他病毒）。

（2）用于病毒培养的真核细胞是从活体动物中产生的，可能含有意想不到的致病性污染物。例如，从感染了粗球孢子菌的猴子身上提取的细胞系被许多实验室使用，并导致两次实验室感染。

三、小瓶培养法

小瓶培养法比传统培养法更敏感和快速，因为它们检测的是病毒蛋白质的产生，这一过程在病毒复制一开始时就出现了。另一方面，病毒培养依赖于 CPE 的出现，而 CPE 只有在产生足量病毒使细胞单层发生可见变化后才会出现。小瓶培养操作方法如下（图 13-3）。

（1）小瓶是独立的瓶子，底部有一个玻璃盖玻片。盖玻片上面有单层细胞涂层。

（2）将样品加入单层细胞中。然后将小瓶离心，给细胞加压，增加感染性。

（3）病毒感染细胞并在 24～72 小时内开始复制。虽然完整的病毒颗粒可能还没有完全组装，病毒蛋白就已经产生了。

（4）盖玻片被从小瓶中取出并转移到一个玻璃载玻片上，

小瓶可以在 2～3 天内读取。

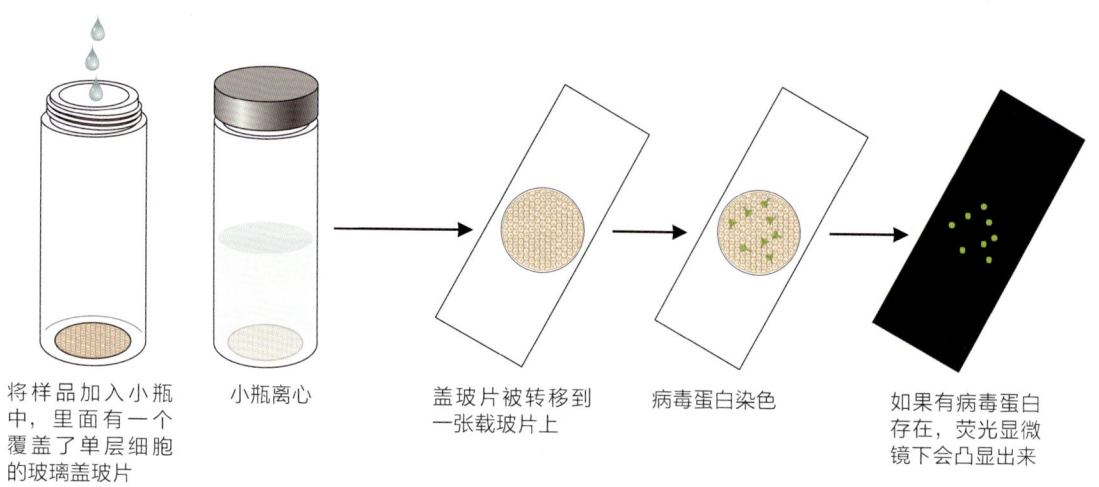

图 13-3 小瓶培养过程

然后加入丙酮以灭活病毒并固定细胞。

（5）荧光标记的抗体被加入，它可以与特定的病毒蛋白结合。荧光显微镜可以用来读取载玻片上任何带有病毒特征的着色。

四、血细胞吸附

血细胞吸附是用于确认在细胞培养中病毒生长的检测，这类病毒可以产生血凝素，如流感病毒、副流感病毒、麻疹病毒、腮腺炎病毒和风疹病毒。为了进行这项检测，将豚鼠的红细胞添加到受感染的单层细胞中。如果存在血凝素，血红细胞会呈块状吸附（或粘在）细胞上（图 13-4）。

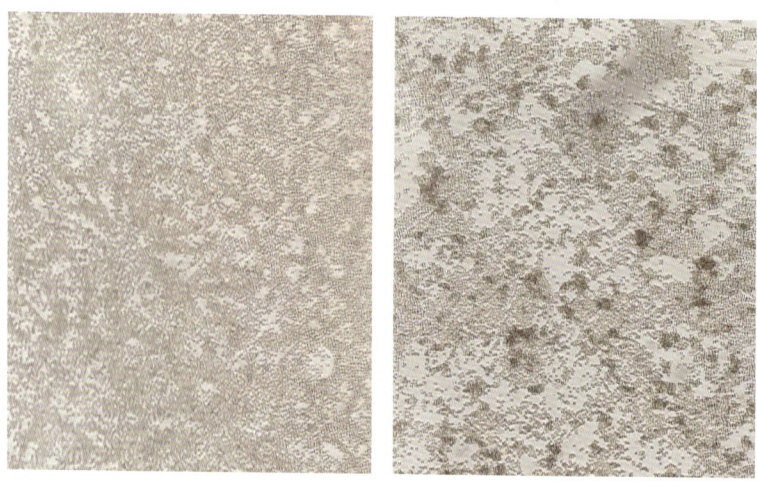

图 13-4 血红细胞在单层细胞上的血细胞吸附

（左）未发现病毒，（右）出现流感病毒。豚鼠的红细胞呈块状吸附在单层膜上。照片由 Northwell Health 的 Ute Werringloer 医生提供。

五、病毒量化

（一）空斑形成单位（plaque-forming units，PFU）

随着病毒复制，新的病毒粒子放射状扩散，感染邻近的细胞。单层细胞中的一簇坏死细胞称为空斑。就像菌落一样，斑块被认为是由单个病毒粒子扩增产生的。通过计算 PFU 可以量化一定体积的标本中病毒的数量（每毫升 PFU）。

> 病毒空斑形成单位（PFU）与细菌集落形成单位（CFU）相似。

（二）半数组织培养感染剂量（50% tissue culture infectious dose，$TCID_{50}$）

$TCID_{50}$ 试验用于估计悬液中感染病毒的数量（感染滴度）。
（1）在培养皿的每个凹槽上生长单层细胞。
（2）将病毒悬液连续稀释（通常稀释10倍），然后用于感染细胞单层。这种连续稀释在许多次重复中进行。
（3）在 50% 的复制中没有病毒（一般通过 CPE 的缺失检测到）的稀释度被认为是 $TCID_{50}$。

六、组织病理学和细胞病理学

这些技术通过直接检查染色细胞（细胞学）或组织切片（组织学）来检测病毒感染（表 13-3；图 13-6、图 13-7）。

（一）细胞形态的改变

一些病毒会使细胞产生特征性的形态学改变。有些变化属于高度病毒特异性，而另一些变化可能与其他疾病或感染重叠。在这种情况下，应通过更具体的检测来确定病因。例如，Tzanck 涂片是一种快速的检测方法，可以对病灶刮屑或液体进行检测。标本固定、染色后可见多核巨细胞，表明可能存在 HSV 或 VZV。但由于其灵敏度和特异性相对较差，该方法不再推荐。

（二）病毒包涵体

根据病毒的类型，新组装的病毒颗粒会聚集在细胞质或细胞核中。病毒和病毒蛋白的聚集物有时可以看作病毒包涵体。

（三）免疫组织化学（immunohistochemistry，IHC）

在组织切片上加入特定病毒蛋白的标记抗体。如果抗体结合，它们就会显示出特定病毒的存在。该方法可用于多种病毒，

表 13-3　病毒感染细胞的特征性组织学或细胞学特征（图 13-6 和图 13-7）

病毒	常用的染色	组织学和细胞学的特性	包涵体的位置
CMV	苏木精–伊红染色（hematoxylin and eosin staining, HE 染色）	细胞和细胞核变大（"猫头鹰眼"）	细胞质和细胞核
HSV	HE 染色, Tzanck 涂片	3M 的细胞形态：染色质边际（margination）（核边缘染色质沉淀）、成型（molding，细胞开始围绕或环抱邻近细胞成型）、多核化（multinucleation，细胞融合在一起）。可以将其看作是多核巨细胞	细胞核
VZV	HE 染色, Tzanck 涂片	多核巨细胞	细胞核
腺病毒	HE 染色	污迹细胞（受感染的细胞有大而圆的细胞核，看起来污迹斑斑）	
狂犬病毒	Sellar 染色	内氏小体	细胞质
传染性软疣	吉姆萨染色	软疣小体	细胞质
HTLV-1	瑞特染色	T 细胞中的花核	
RSV	HE 染色	合胞体	
HPV	巴氏涂片, 吉姆萨染色	细胞学上的异型性多核体（鳞状上皮细胞细胞核变黑、增大，核周围有光晕，核膜不规则）；宫颈上皮内瘤变（CIN）在组织学上表现为紊乱、未分化的分裂细胞	
细小病毒 B19	HE 染色	放大的毛玻璃状核，在红细胞前体中有染色质沉淀	
BK 病毒	巴氏涂片	尿液细胞学上的诱饵细胞	细胞核
JC 病毒	HE 染色	奇怪的（即不规则）星形胶质细胞；少突胶质细胞的细胞核增大	细胞核
	髓鞘染色	脑白质脱髓鞘	

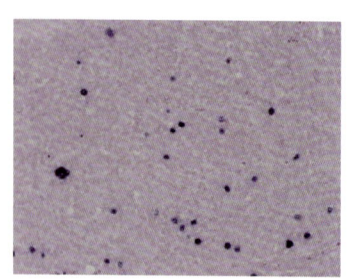

图 13-5　一例 T 细胞淋巴瘤患者的 EBER 阳性淋巴样细胞

经允许转载 [59]。

包括疱疹病毒，也有非培养病毒如 JC 病毒和 BK 病毒（见第十四章）。

（四）原位杂交（in situ hybridization，ISH）

ISH 类似于免疫组织化学，但检测的是核酸而不是蛋白质。所以采用与目标病毒基因组互补的标记核酸来代替标记抗体进行样本检测。当核酸结合时就会显示病毒基因组的存在。EBV 编码的小 RNA（EBER）是一种常用的原位杂交靶点（图 13-5）。

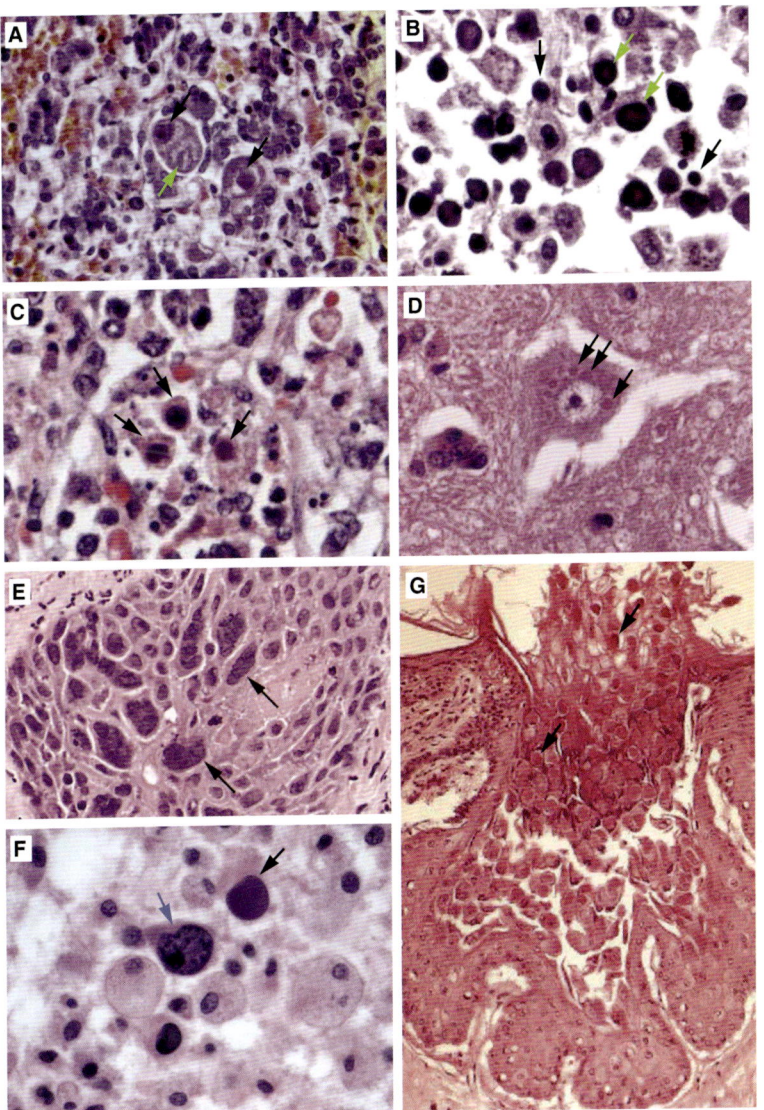

图 13-6　通过特征内含物或细胞形态对病毒进行组织学鉴定

A.CMV：图示猫头鹰眼细胞的细胞核（黑色箭头）和细胞质（绿色箭头）包涵体。照片由 CDC-PHIL 提供（ID#22200）。B. 细小病毒 B19：图示胎儿肝脏红细胞前体细胞增大的磨玻璃样细胞核（绿色箭头）与正常的核（黑色箭头）。C. 腺病毒：图示肺组织中的污迹细胞。照片由 Northwell Health 的 Morris Edelman 医生提供。D. 狂犬病毒：图示神经细胞细胞质中的内氏小体。照片由 CDC-PHIL 提供（ID#3376）。E.HSV：显示多核化、染色质边际和成型。照片由 Mayo Clinic 的 Bobbi Pritt 医生提供。F.JC 病毒：图示核内毛玻璃样外观的少突胶质细胞（黑色箭头）和奇异的星形胶质细胞（蓝色箭头）。照片由 Northwell Health 的 Jian Yi Li 提供。G. 传染性软疣病毒：图示有软疣小体的皮肤病灶。照片由 CDC-PHIL 提供（ID#860）。

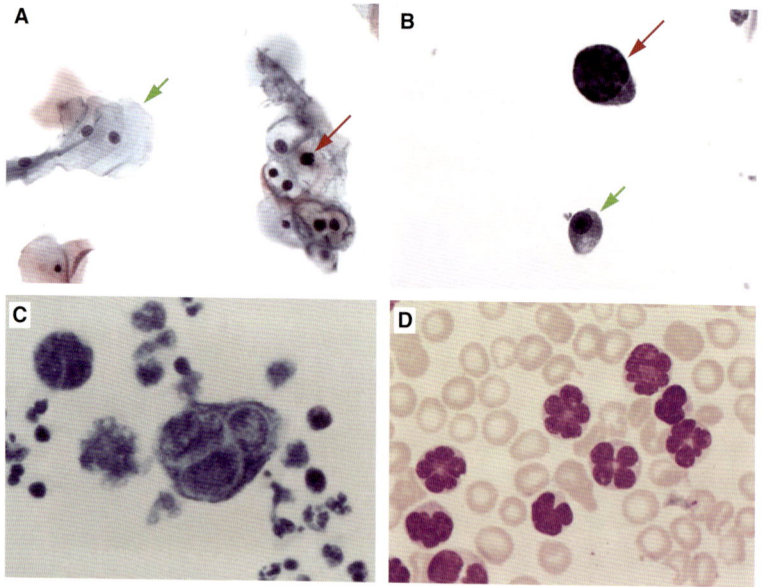

图 13-7 病毒细胞学鉴定

A.HPV：图示是正常鳞状上皮细胞（绿色箭头）和异型性多核体（红色箭头）的巴氏涂片。B. 细小病毒 B19：图示外周血涂片中红细胞前体细胞增大的（红色箭头）与正常的（绿色箭头）的细胞核。照片由 Northwell Health 的 Cecilia Gimenez 医生提供。C.HSV：图示病灶刮屑 Tzanck 涂片中的多核巨细胞。照片由 CDC-PHIL 提供（ID#14428）。D.HTLV：图示外周血涂片中的花朵样 CD4 T 细胞。照片经允许转载[60]。

七、电子显微镜

病毒个体可以用电子显微镜观察到，但光学技术无法观察到病毒，如光学显微镜。电子显微镜可以直接用于标本，在分子方法变得更普遍之前，这是鉴定在体外无法良好生长病毒（如诺如病毒）的唯一可用技术。不过，现在诊断实验室一般不采用电子显微镜，因为它昂贵、需要高度手动操作和密集劳动力，而且速度慢。但另一方面，它对于识别新病毒有帮助（例如，电子显微镜曾用于识别 SARS-CoV）。

多项选择题

1. 与 PCR 或血清学方法相比，病毒培养的显著优点是什么？
   a. 速度快
   b. 高特异性
   c. 识别"活"（正在复制）病毒的存在
   d. 只需要极少的技术专长

2. 小瓶培养法和常规培养之间最重要的区别是什么？
   a. 小瓶培养法鉴定病毒基因组，培养鉴定病毒蛋白
   b. 小瓶培养中的标本和细胞需离心，常规培养不用
   c. 小瓶培养法仅用于快速生长的病毒
   d. 小瓶培养法仅用于生长缓慢的病毒
3. 以下哪种病毒可以被 ELVIS 细胞识别？
   a. HSV-1/HSV-2
   b. VZV
   c. CMV
   d. 鼻病毒
4. 原位杂交技术 ____
   a. 与免疫组化相同
   b. 用细胞形态识别病毒
   c. 检测蛋白质
   d. 检测核酸

将下面的信息进行匹配。每个答案只用一次。

5. 通过不同方法对腺病毒的典型特征进行识别（可能需要阅读本章以外的内容）。

常规病毒培养	A. 晶格
小瓶培养法	B. 葡萄样细胞簇
组织学	C. 蛋白质荧光染色
电子显微镜	D. 涂污细胞

6. CPE 类型

合胞体	A. CMV
血细胞吸附阳性	B. HMPV
细胞灶	C. 流行性腮腺炎病毒
没有	D. RSV

7. 组织学/细胞学的典型特征

异型性多核体	A. HPV
多核巨细胞	B. JC 病毒
出现奇特的星形胶质细胞	C. 狂犬病毒
内氏小体	D. VZV

判断对错

8. CPE 对单一病毒具有高度特异性，应单独用于识别。　T　F

9. RMK 细胞主要生长 RNA 病毒。　　　　　　　　　　T　F
10. HSV 能在 1～2 天内在传统的细胞培养中生长。　　T　F

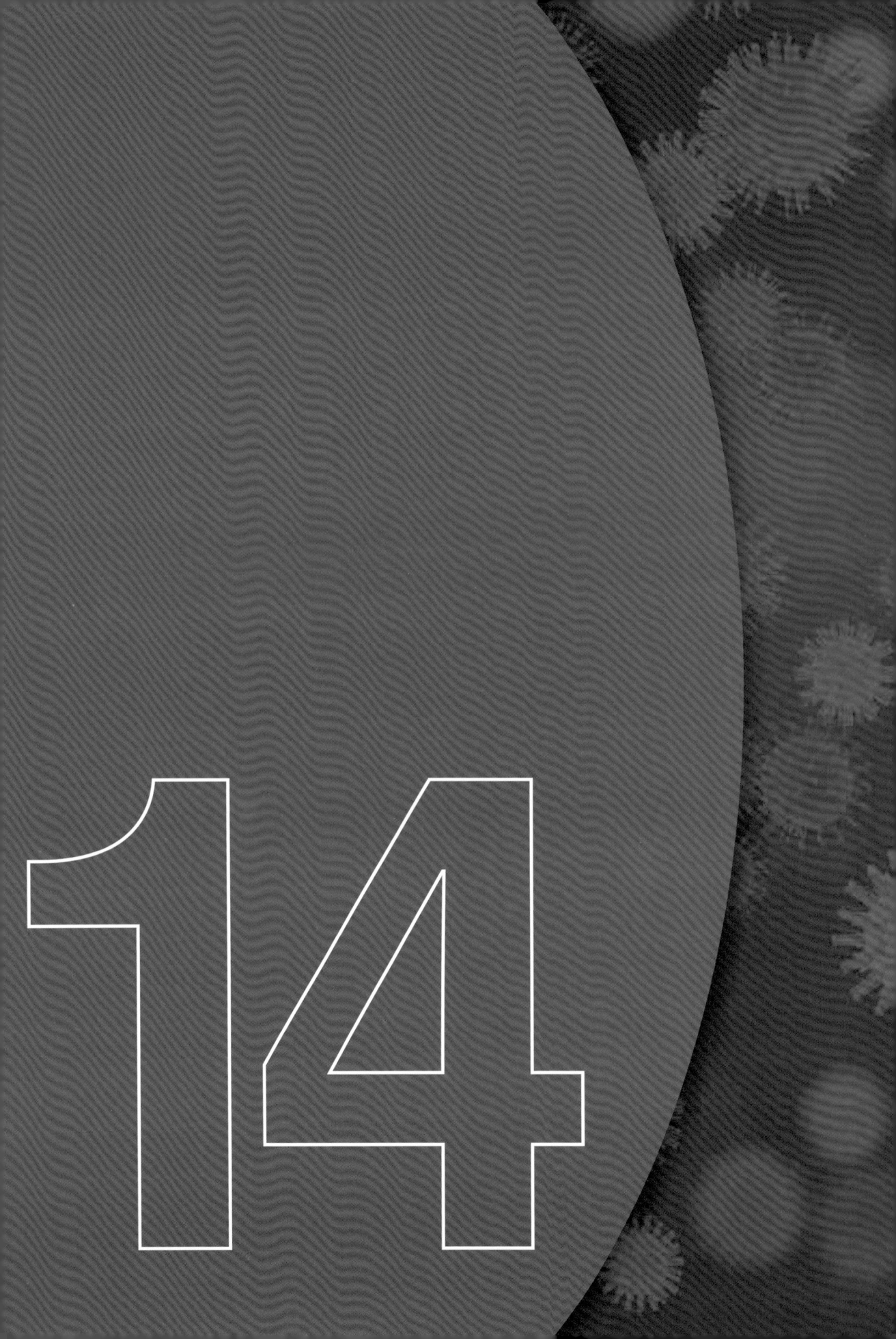

第十四章
基于免疫相互作用的诊断技术

一、概述

免疫检测是利用抗原-抗体相互作用进行的试验。抗原是触发免疫系统的外来物质(通常是蛋白质)。它们含有抗原位点,称为表位。抗体是一种Y形蛋白质,是由一种叫作浆细胞的修饰B细胞产生的。抗体是对抗原应答而产生的,能高度特异性地与抗原结合。不同类型的抗体、标签和固相使免疫分析具有不同的功能、周转时间、优势和局限性(表14-3)。

抗体也称为免疫球蛋白(Ig)。

(一)抗体用来结合抗原
抗体的Fab段负责与表位结合。

1. 多克隆抗体

由不同的浆细胞产生的高度相似的抗体。它们针对相同的抗原,但识别的表位略有不同。

2. 单克隆抗体

一组纯化的抗体,只识别一种类型的表位。这增加了靶点的特异性(图14-1)。

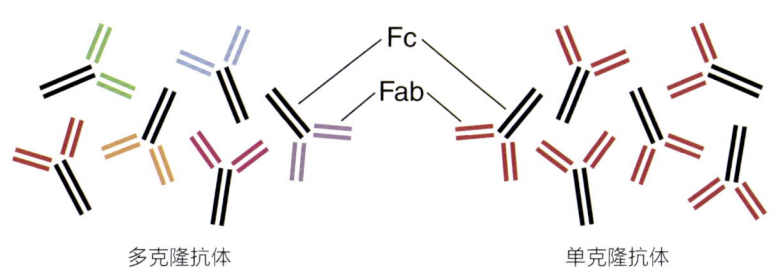

图 14-1　多克隆抗体和单克隆抗体

多克隆抗体检测相似的表位。单克隆抗体检测相同的表位。

(二)标签

抗体 Fc 段可以绑定标签或标记。当抗体检测到抗原时可作为一个标志(图 14-2)。

1. 酶标记

酶将底物分解产生可检测的产物,如光或有色化合物。

2. 荧光标记

荧光团能吸收特定波长的光(即颜色)然后发出不同波长的光。这种技术需要使用特殊的设备。例如,荧光显微镜用激光来激活荧光团,用不同颜色的滤光片来观察发射的光。异硫氰酸荧光素(fluorescein isothiocyanate,FITC)是一种常用的吸收蓝光、发出绿光的荧光团。

3. 标记珠

标记珠是一种合成颗粒,价格便宜,而且体积很大。当足够多的这些偶联抗体聚集在一起时,它们的颜色可以通过肉眼看出来。

> 酶标记 =EIA
> 荧光标记 = 免疫荧光分析
> 标记珠 = 横向流动分析

(三)固相

在许多诊断试验中,抗体或抗原与固体表面结合,因此在不冲走关键成分的情况下可以进行多重反应。固相包括微量滴定孔(小孔)、珠子或带状膜。

二、酶免疫测定

EIA 是一种利用与酶标记结合的抗体来检测蛋白质的技术。

(一)酶联免疫吸附测定(ELISA)

ELISA 是一种常用的方法,通常在 96 孔板上进行,这样可

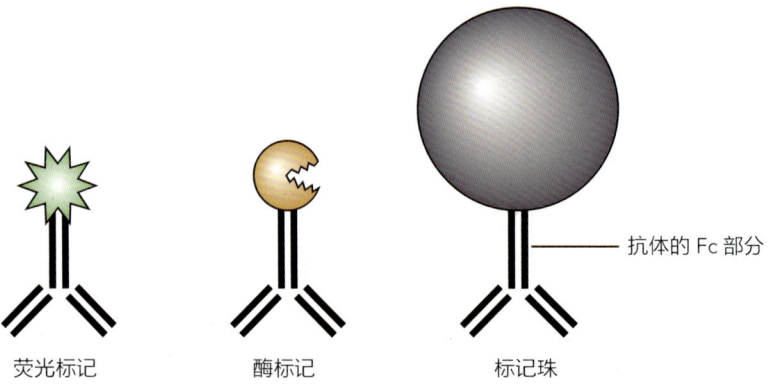

图 14-2　免疫测定中使用的各种抗体标记

以同时检测多个标本。ELISA 中最常用的酶标记是辣根过氧化物酶（horseradish peroxidase，HRP），它能将无色底物切成有颜色的化合物。在微量滴定孔中颜色变化一般通过测量吸光度的下降(即颜色的变化意味着更少的光可以通过滴定孔)来读取。ELISA 有很多步骤，如果用手动操作会需要大量的劳动，不过一些实验室有自动添加试剂的仪器。ELISA 的格式有很多种，这里介绍其中最常见的 3 种（图 14-3 和表 14-1）。

ELISA 通常在微量滴定板上进行。输出信息一般是颜色变化（但也可以是其他方式，如发光）。

1. 直接 ELISA

检测兴趣目标只需一个抗体结合步骤，因为用于检测蛋白质的一抗被标记。这种方法通常用于直接检测患者标本中存在的抗原。

（1）患者的标本固定在一个固相上，例如载玻片。

（2）加入直接与酶标结合的抗原特异性抗体。培养后，未结合的抗体被洗掉。

（3）添加底物，然后通过酶标记进行剪切。着色程度与目标蛋白结合的抗体数量相关。

2. 间接 ELISA

通过多个抗体结合步骤（即标记二抗而非一抗）检测兴趣目标。

（1）纯化的抗原附着在固相上，如载玻片或微滴孔。

（2）添加患者标本。标本中所含的任何抗体都能与抗原结合。未结合的抗体在培养后被冲洗掉。

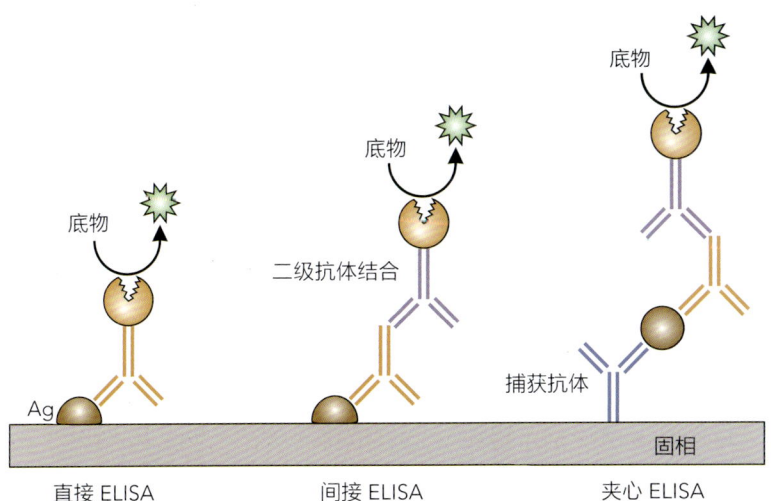

图 14-3 酶联免疫吸附测定（ELISA）技术的比较

直接 ELISA：标记的初级抗体（后简称"一抗"——译者注）与抗原结合。间接 ELISA：初级抗体与抗原结合。标记的二级抗体（后简称"二抗"——译者注）与初级抗体结合。夹心（捕获）ELISA：捕获抗体与固体表面结合，捕获感兴趣的抗原，然后用一抗和二抗检测。

表 14-1　ELISA 技术的比较

ELISA 类型	优点	缺点
直接	相对快速（只有一种抗体结合步骤）	由于信号没有被放大，灵敏度较低 每种检测都需要特定的酶标记抗体，制造成本很高
间接	灵敏度更高（多种二抗可与一抗结合，最终信号放大）	步骤中额外的一步 可能降低特异性（二抗可能与其他抗原交叉反应）
夹心（捕获）	即使是复杂的标本也具有高特异性（因为它直接被两种试剂检测：一种用于捕获，另一种用于检测）	优化抗体对（捕获和检测）可能是一个挑战

（3）将一抗特异性的酶标记二抗添加到标本中。培养后，未结合的抗体被洗掉。

（4）添加底物。酶标记产生的颜色与标本中抗原的数量相关。

3. 夹心（捕获）ELISA

在直接或间接 ELISA 之前，用一种抗体将兴趣目标特异性捕获到固相上。该方法可增加对兴趣目标的检测特异性。

（1）捕获抗体附着在固相上，如微滴孔。

（2）添加患者标本。当样品中未结合的蛋白质被洗去时，兴趣蛋白质（无论是抗原还是抗体）会被捕获到平板上。这一步增加了检测的特异性。

（3）然后通过直接偶联抗体一步检测感兴趣的目标，或者使用目标特异性的一抗和标记的二抗分两步检测目标。

（4）添加底物：显色程度与标本中抗原的数量有关。

（二）化学发光免疫测定（chemiluminescent immunoassays，CLIA）

类似于夹心 ELISA，但该方法使用酶标记抗体，能分解底物后发光。此外，固相通常是磁性或非磁性微珠（图 14-4）。该检测具有高通量、快速、自动化等特点，灵敏度比 ELISA 高约 10 000 倍。

（1）捕获抗体与固相结合，如微珠或 96 孔板。

（2）添加患者标本，以便目标抗体或抗原能够结合。未结合的材料被洗掉。使用磁珠时，磁铁将磁珠固定在合适的位置，以便将未结合的物质轻松洗掉。

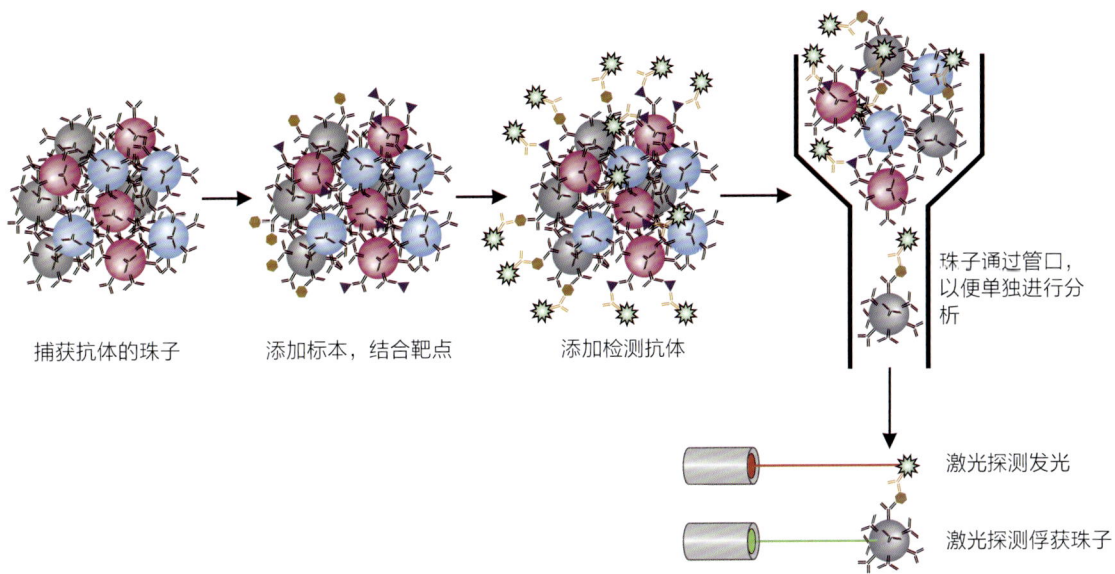

图 14-4 化学发光免疫测定（CLIA）原理

（3）添加一种目标蛋白质特异性的酶标结合二抗。

（4）添加底物，底物被剪切后发光。

（5）显色程度与标本中存在的目标蛋白的数量相关。

（6）如果实验设计为采用微珠，珠子会以高通量方式通过读取器。读取器用激光探测珠子的发光以及珠子的颜色。通过将不同的微珠附着在不同的捕获抗体上，基于微珠的 CLIA 可以用来结合和区分单个样本中的多个目标（例如多路复用）。

化学发光 EIA 的输出信息是光。这个试验可以在珠子上进行。

（三）免疫组织化学

一种直接从组织样本中检测抗原同时保留组织形态的技术（见第十三章）。

（1）将患者组织切片（新鲜的或石蜡包埋）固定在载玻片上。

（2）向组织中添加特异于相关抗原的单克隆抗体。①直接染色：酶标检测抗体直接与兴趣抗原结合（一个抗体结合步骤）。②间接染色：用未标记的一抗与兴趣抗原结合。添加在一端特异于一抗、另一端酶标记结合的标记二抗。

（3）添加酶底物。酶切割底物时产生一种有色产物，能够将细胞染色。多余的底物被洗掉。

（4）这种技术很有效，因为可以在组织中看到病原体。而且这种染色是永久性的，可以在常规的光学显微镜下检查。

（四）免疫印迹分析

这种方法是用标记抗体来检测膜上的病毒蛋白。该方法需要高劳动强度，且相对不敏感，因为必须存在大量的蛋白质才能被检测到。

1. 蛋白质印迹法（Western blot）

（1）病毒蛋白通过凝胶电泳分离并转移到膜上。需要注意的是，病毒蛋白的制备很复杂，可能含有其他蛋白质，而且可能无法很好地分离。这会降低特异性或使最终结果难以解释（图14-5）。

（2）患者血清（含抗体）与膜一起培养。如果出现抗体，它们将与特定的病毒蛋白带结合。所有未结合的物质都被洗掉了。

（3）添加酶标记抗体，将底物裂解成有色产物。

2. 线免疫印迹法（line blot）

与 Western blot 程序非常类似，但它不是用相对"脏"的蛋白质制备，而是选择已知有诊断价值的蛋白质（合成或重组）直接应用于膜上。患者血清与膜一起培养。如果出现抗体，它们会与特定的区域结合。这会使背景和非特定结合减少到最低。

3. 标准解读

（1）阳性：一定存在一定数量抗原的条带。

（2）阴性：除对照条带外，没有阳性条带。

（3）不确定：存在一些条带，但结果不符合阳性结果的标准。

（4）无法解读：条带有非特异性结合，难以读取。条带可能非常微弱，会使此类分析具有主观性并难以解释（图14-5）。

> 注意：线印迹法不同于线探针法（在第十五章中介绍）。这两种检测方法看起来很相似，原理也很相似，但前者是基于抗体与靶蛋白的结合，而后者是基于寡核苷酸探针与靶核酸的结合。

> 免疫印迹 EIA 在膜上进行。检测抗体通常产生颜色变化。

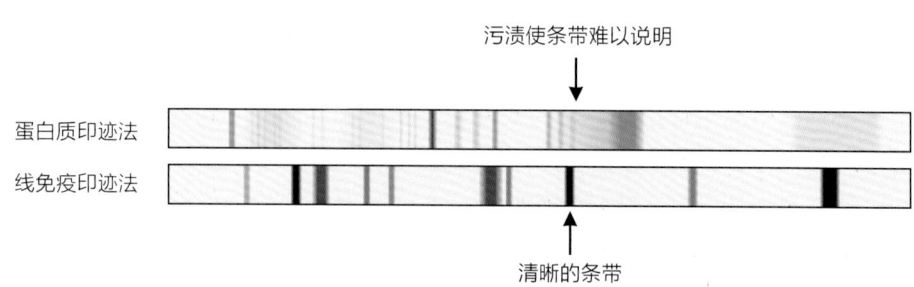

图14-5 免疫印迹分析

蛋白质印迹法包括制备纯化病毒，会产生"更脏"的带型。线免疫印迹法包含一定量的纯化蛋白，产生更清晰的结果。

三、免疫荧光检测

免疫荧光检测使用与荧光标记结合的抗体，必须用荧光显微镜读取。

（一）直接免疫荧光法

通过一个抗体结合步骤直接从标本中检测病毒抗原（图14-6）。

（1）将患者标本直接固定在载玻片上。

（2）将荧光标记抗体添加到载玻片上。这一步骤通常在湿盒进行，以防止干燥。

（二）间接免疫荧光法

检测抗原或患者形成的针对病毒的抗体。该方法是间接的，因为有两个抗体结合步骤。

1. 检测抗原

（1）患者标本固定在载玻片上。

（2）添加未标记的一抗与兴趣目标特异性结合（第一步抗体结合）。

（3）添加特异性于一抗的荧光标记二抗（第二步抗体结合）。

2. 检测抗体

（1）病毒抗原通常作为病毒感染细胞的制剂被固定在载玻片上。

（2）添加患者血清。如果血清中的抗体是抗原特异性的，则会结合（第一步抗体结合）。

（3）添加目标抗体特异性的荧光标记抗体（第二步抗体结合）。

随着时间的推移，荧光标记会变暗，所以该反应应立即读取，以达到最大的灵敏度。另一方面，酶诱导的颜色变化随着时间的推移会更稳定或更强烈。

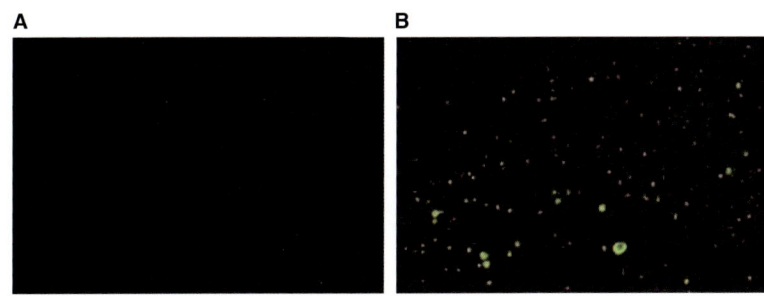

图 14-6　脑组织中狂犬病毒抗原的直接荧光免疫分析
A. 阴性；B. 阳性。照片由 CDC、NCEZID、DHCPP 提供[61]。

四、免疫层析分析

在免疫层析分析中，检测抗体结合在标记珠上。当足够多的检测抗体与抗原结合并聚集，会产生一种肉眼可见的颜色（图14-7）。

（1）将少量样品加到硝化条带的一端。样品液体在毛细作用下横向地通过条带。由于这种设计，该方法也被称为横向流动分析。

（2）样品液首先通过一个包含抗体的区域，该抗体与兴趣抗原特异性结合。这些抗体通常用金纳米颗粒或着色乳胶珠进行标记。

（3）之后样品液将迁移到下一个区域，该区域包含固定的捕获抗体。①在"测试"区域，固定抗体对兴趣抗原也具有特异性。抗原-抗体复合物将在该部分被捕获。②在"对照"区域，固定抗体将捕获多余的珠标记抗体。对照区位于测试区域之外，以确保样品液流经整个条带。

> 横向流动测定是通过毛细作用在条带上进行的。该方法可以肉眼读取颜色变化。

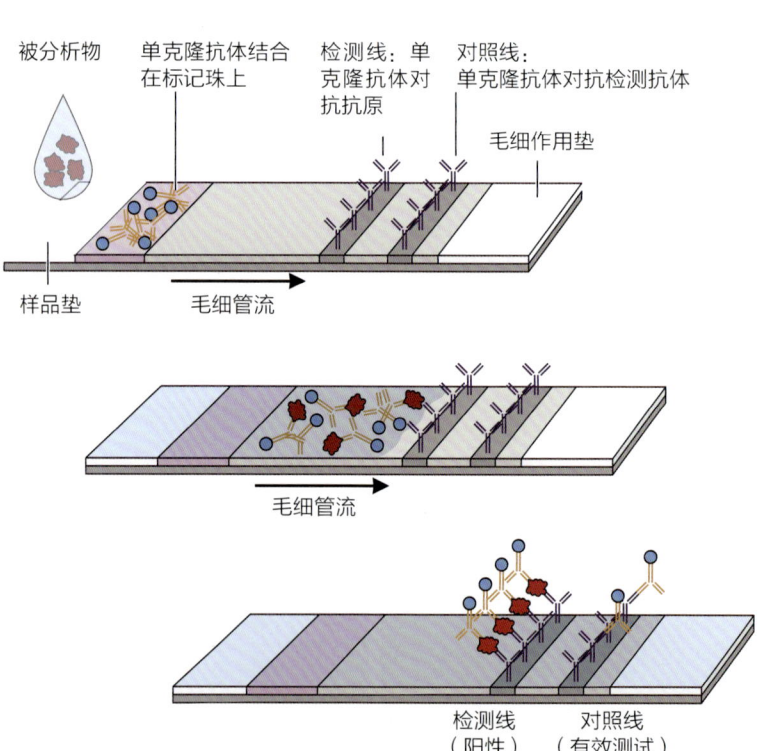

图 14-7　侧流免疫层析原理

标本在毛细作用下横向拉伸通过条带。在第一区域，标记抗体将结合兴趣抗原。在第二区域，捕获抗体将捕获抗体-抗原复合物。在第三区域，捕获的抗体将捕获未结合的抗体（对照）。后两个区域的结合可以肉眼读取。

（4）一旦固定，聚集的标记珠将在对照区和测试区（如果兴趣抗原存在）产生一条彩色条带，可直观读出。

（5）该检测速度很快，可以在几分钟内产生结果。

五、抗体定量

有时确定患者血清中抗体水平是高还是低是有用的。

抗体水平低说明轻度接触或时间久远的接触。高水平反映了最近有接触或有多次接触。

（一）血凝抑制试验

用于检测针对产生血凝素的病毒（如流感病毒和副流感病毒）形成的抗体数量（图14-8）。

（1）用微量滴定板连续稀释患者血清（例如，稀释2倍）。

（2）每孔加入相同数量的可产生血凝素的病毒。

（3）然后将红细胞添加到每个孔中。

（4）含有抗病毒抗体的滴定孔与病毒粒子结合，防止红细胞凝集(即粘在一起)。未凝集的细胞会落到底部，形成一个按钮。

（5）如果没有抗体，那么血凝素就会暴露出来，红细胞就会聚集在一起。红细胞凝集形成晶格，混合物肉眼可见呈弥散状。

（二）斑块减少中和试验

用于测定抗病毒的中和抗体的数量。由于特异性很高，有时该检测用于确认密切相关的病毒（如虫媒病毒）之间的抗体筛选（图14-9）。

（1）用微量滴定板连续稀释患者血清（例如，稀释2倍）。

（2）每个滴定孔加入相同数量的病毒。如果患者标本中有抗体，它们就会与病毒结合。

（3）将病毒抗体悬液加入含有细胞单层膜的孔中。上面覆盖着琼脂。

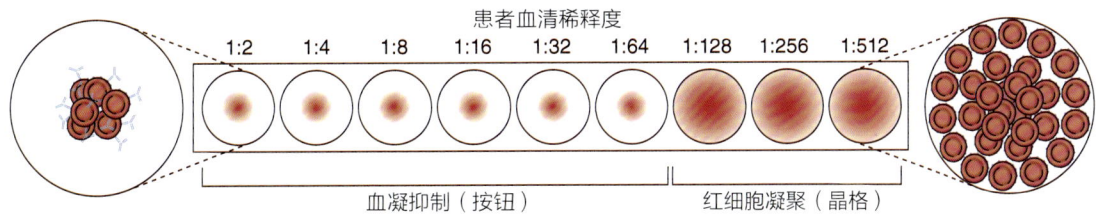

图 14-8　血凝抑制试验的原理

抗病毒抗体水平高的滴定孔能阻止病毒凝集红细胞，因此红细胞会落在孔底形成一个按钮。在抗病毒抗体水平较低的滴定孔中，病毒血凝素暴露，会导致红细胞凝集成弥漫性晶格。

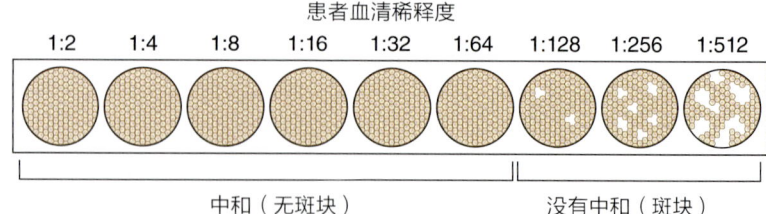

图 14-9　斑块减少中和试验的原理

含有低水平抗病毒抗体的滴定孔会使病毒无法中和，导致细胞单层中的细胞死亡（斑块）。

（4）如果孔中有足够的抗病毒抗体，病毒会被中和，阻止其杀死细胞。所以不会形成斑块。

（5）如果没有抗体存在，那么病毒会感染细胞并产生斑块。

六、血清学检测

血清标本的免疫分析可用于检测流动病毒蛋白或随后对感染的抗体反应。通过了解感染动力学，血清学分析能够识别急性、已治愈或正在进行的病毒感染（表 14-2）。

表 14-2　血清学检测结果的典型解释

感染状况	IgM	IgG	备注[a]
原始（未接触或感染早期）	−	−	如果在感染后过早进行检测，也可能出现这种结果。如果临床怀疑程度高，1~2 周后复查
早期感染（接触后 1~2 周）	+	−	IgM 是近期接触的标志。注意，IgM 会有高度交叉反应，可能导致假阳性。患者 2 周内复查，确认结果为真正阳性，记录血清转化为 IgG
最近或既往感染	+	+	可表明近期感染和血清转化。但是，IgM 在感染后可能会持续存在 3~6 个月，因此即使在感染消退后也可能存在。临床相关性是必需的
已治愈或既往感染	−	+	IgG 是既往接触的标志，因为它需要几周的时间才会出现，但会持续一生
已治愈或曾有过二次感染	−/+	+	IgG 水平比基线水平高出 4 倍表明可能有二次感染
接种疫苗	−	+	如果最近接触过疫苗，IgM 可能为阳性

[a] 抗体的产生和持久性可能因宿主或病毒类型的不同而不同。

（一）最初接触

病毒进入宿主细胞，复制并产生病毒蛋白。有些病毒产生的蛋白质在接触后几天内可从血清中检测到（例如登革病毒和 HIV 病毒）。

（二）初次抗体应答

当宿主第一次接触病毒抗原时，IgM 和 IgG 抗体需要数周的时间来形成对抗抗原表位的抗体。

（1）IgM 是产生的第一种抗体。需要 1～2 周才能够检测到，一般持续 3 个月左右。因此，它通常作为急性或近期感染的标志。

7～14 天 IgM 可检测到，持续时间约 3 个月。

（2）IgG 在 IgM 后 1～2 周（接触后 2～4 周）产生，但会持续一生。由于它是在 IgM 之后产生的，从 IgM 到 IgG 的血清转换表明感染已治愈或既往感染。

IgG 在接触后 2～4 周产生，并持续终生。

（三）随后的抗体应答

IgG 在血液循环中持续存在数十年，提供长期免疫以抵抗病原体的再次感染。这种记忆应答在二次接触时也提供了即时保护，因为记忆 B 细胞能够迅速增加 IgG（图 14-10）。

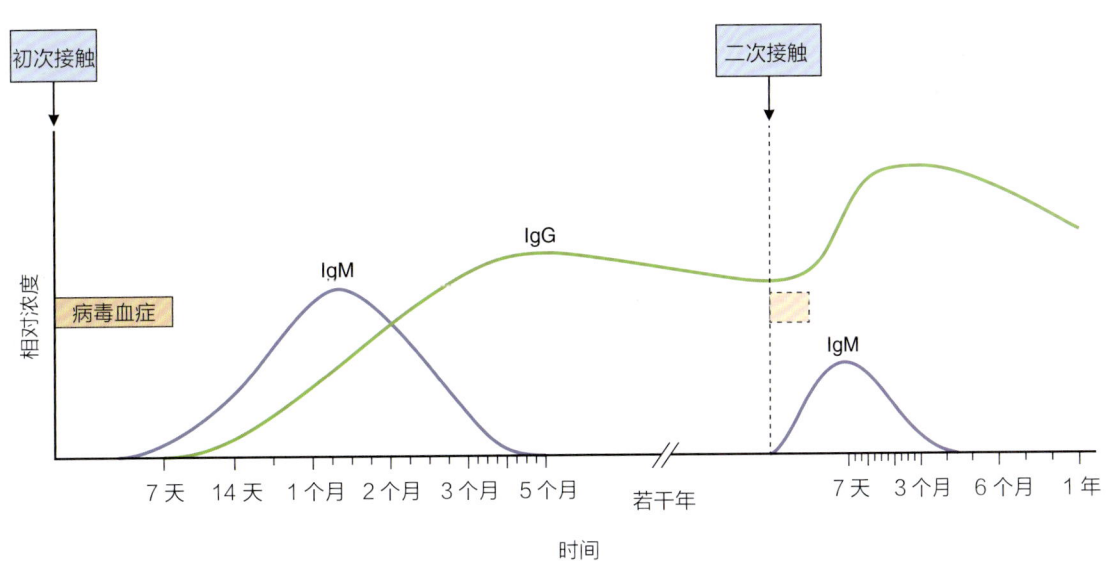

图 14-10 抗体应答动力学

初次接触时，首先产生 IgM 抗体，然后产生 IgG。第二次接触后，IgG 抗体迅速大量产生。

（四）血清学结果解读

IgM 和 IgG 并不总是按照预期出现或消失。举例来说，IgM 阳性结果可能是假阳性，或者可能是已痊愈的既往感染遗留下来的。IgG 阴性结果可能说明患者以前没有接触过，或者患者由于免疫抑制而无法产生抗体应答，或者由于最近的感染尚未产生抗体应答。因此，阳性或阴性结果不一定能排除感染。应该改为监测多个血清学检测结果的动态。

1. 急性期和恢复期成对标本

急性期和恢复期成对标本是评价血清学结果的最佳方法。在急性期和恢复期从患者身上采集标本，以证明感染发生而且已消退。在怀疑感染后尽快收集第一个标本。2~3 周后取第二个标本，检测血清转化为 IgM 和/或 IgG。在继发感染中，已经存在的抗病原体的 IgG 升高。通常认为急性期和恢复期血清中 IgG 的 4 倍增加是真正继发感染的迹象。

> 抗体滴度 4 倍变化表明了真正的二次接触。

2. 亲和力

亲和力是抗体-抗原相互作用的总强度。亲和性测试是一种不常见的二次测试，有时可用于鉴别 IgG 反应是近期的还是成熟的。

（1）随着时间的推移，IgG 抗体与其抗原之间的结合强度会增加。这是因为随着 IgG 不断地与病原体接触，结合位点逐渐成熟，并针对特定的抗原表位进行优化。因此，高抗体亲和力通常表明患者至少在 3~4 个月前就已经被感染了，而低抗体亲和力意味着感染更近（<3 个月前）。

> 高强度 IgG 可能是既往感染，低强度 IgG 可能是近期感染。

（2）值得注意的是，与 IgG 相比，IgM 对抗原的结合能力较弱，但由于它是五聚体（即有 10 个结合位点；见图 18-1），因此对靶点具有较高的亲和力。

（五）血清学检测的优点

（1）与 NAAT 或细胞培养不同，血清学检测可以识别病毒感染的阶段，如急性感染或已消退的感染。

（2）可从相对容易获得的样本（如血浆和血清）中检测 IgM 和 IgG。抗原也可以在血液中以及病毒存在的任何地方（尿、组织、脑脊液、呼吸道分泌物、粪便等）中检测到。

（六）血清学检测的缺陷

（1）血清学一般不能用于诊断非常早期的原发感染，因为延迟 1~2 周才产生了第一批抗体。因此，对于需要立即干预的急性疾病，血清学不是首选的诊断方法。

（2）血清学也可能产生假阳性和假阴性结果。①假阴性：如果过早地（在产生抗体之前）进行检测，或者如果他们的免疫系统变弱，没有出现强大的抗体滴度，接触病毒的患者可能出现抗体阴性。②假阳性：重新激活会引起抗体滴度。针对某种病毒产生的抗体可以对其他类似病毒产生交叉反应。类风湿因子和妊娠期间也可发生交叉反应。这些因素降低了诊断的特异性。

血清学检测通常对诊断非常早期的急性感染爱莫能助，因为第一批抗体通常在7天后才产生。

表14-3 免疫测定的比较[a]

测定名称	缩写	标记物类型	目的	最常见的形式或固相	优势	缺陷	用该方法检测病原体的例子
免疫组织化学	IHC	酶	在组织切片中检测抗原	载玻片	• 维持组织形态 • 染色是永久性的，不会褪色 • 可在福尔马林固定的、石蜡包埋组织上进行	• 手动操作 • 并非所有病毒市面上都有抗体	疱疹病毒、JC病毒、BK病毒、HPV、腺病毒、RSV、副流感病毒、细小病毒
酶联免疫吸附测定	ELISA	酶	在液体标本中检测循环抗体或病毒抗原	微量滴定孔（通常用96孔板）	• 用于血液和脑脊液等液体标本 • 可以自动化	• 有很多步骤 • 可能耗时较长而且很慢	流行性腮腺炎病毒IgG, HIV（第三代检测）
化学发光免疫测定	CLIA	酶	在液体标本中检测循环抗体或病毒抗原	微珠	• 比ELISA更敏感 • 高通量 • 自动化	• 比ELISA更昂贵	EBV、HIV（第四代试验）
直接/间接荧光测定	DFA/IFA	荧光	在组织、体液和其他分泌物中检测病毒抗原/抗体	载玻片	• 较快 • 直接从标本中检测（无须培养或扩增步骤）	• 手动操作 • 信号会随着时间的推移而减弱	很多呼吸道病毒、疱疹病毒、肠道病毒
检测试纸（横向流动）测定	LFA	着色珠子	在液体标本中检测循环抗体或病毒抗原	条带	• 操作非常简单和快速（即即时检测） • 便宜	可能灵敏度较低（例如，快速流感测试）。另一方面，快速的HIV LFA灵敏度较高	流感病毒、HIV
Western blot	WB	酶	检测抗原或抗体	膜	• 比ELISA更特异	• 高劳动强度、耗时 • 高主观性 • 低灵敏度	HIV确认（初代化验）
线免疫印迹		酶	检测抗原或抗体	膜	• 比Western blot更特异、更整洁	• 高劳动强度 • 相对主观	HIV

[a] 这些检测方法可用于检测在感染期间产生的病毒抗原或在感染后产生的抗病毒抗体。

多项选择题

1. 免疫组织化学（IHC）与原位杂交（ISH）有何不同（可能需要阅读本章以外的内容）？
   a. IHC 在组织上进行，ISH 在血清上进行
   b. IHC 与蛋白质结合，ISH 与核酸结合
   c. 光学显微镜无法读取 ISH 染色
   d. 它们是一样的；IHC 和 ISH 是可以互换的术语

2. 下列哪项会导致血清学检测假阳性？
   a. 感染类似病毒
   b. 类风湿关节炎
   c. 潜伏病毒的复活
   d. 以上所有

3. 寨卡病毒的血清学检测为何如此困难（可能需要阅读本章以外的内容）？
   a. 寨卡病毒无法刺激抗体
   b. 血清学阳性通常表示与类似病毒发生交叉反应
   c. 血清学检测只能对呼吸道病毒进行
   d. 寨卡病毒的病毒传播周期短

4. 以下哪项免疫分析是用微量滴定孔作为固相进行的？
   a. ELISA
   b. 免疫组织化学
   c. 化学发光免疫测定
   d. 免疫印迹

5. 化学发光免疫测定很有用，因为它们
   a. 高灵敏度
   b. 用抗体来结合核酸而不是蛋白质
   c. 通常在床旁检测
   d. 高度依赖手动操作

6. 在下列哪种情况下血清学比 PCR 更有用？
   a. 用于急性病的诊断
   b. 当怀疑的病毒是人群中常见的致病原
   c. 判断无症状个体是否接触过病毒
   d. 如果可行，PCR 总是首选的检测方法

判断对错

7. 多克隆抗体比单克隆抗体更具特异性。　　　　　　　　　　T　F
8. 横向流动检测速度很快，经常用作即时检测。　　　　　　T　F

9. 血清学检测是许多血液传播病毒的主要筛查工具
（可能需要阅读本章以外的内容）。　　　　T　F
10. 高亲和力代表抗体特异性低。　　　　　　　T　F
11. 免疫荧光测定是酶免疫测定的一种。　　　　T　F

15

第十五章

分子技术：核酸扩增

一、概述

核酸扩增试验（NAAT）可基于特定的基因序列进行微量核酸（最少一个副本）扩增。因此，与病毒培养、抗原或血清学方法相比，NAAT 是检测病毒存在的高灵敏度和高特异性的技术。

二、核酸的结构

核酸的结构是了解其如何扩增的关键。因为 ssRNA 或 DNA 是更多链的模板。

（一）核苷三磷酸和脱氧核苷三磷酸

核苷三磷酸（nucleotide triphosphates，NTP）和脱氧核苷三磷酸（deoxynucleotide triphosphates，dNTP）是核酸的组成部分。它们由 1 个糖（5 个碳原子）、3 个磷酸基和 1 个碱基组成（图 15-1）。

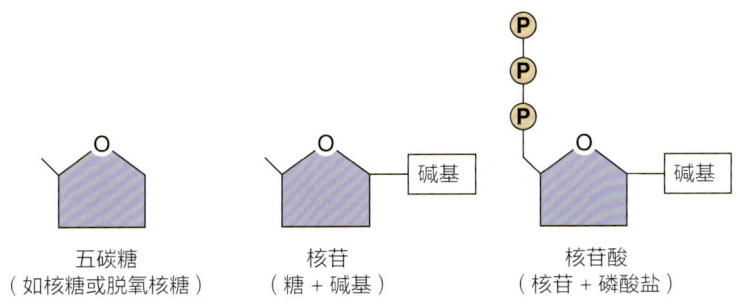

图 15-1　核酸的组成部分

1. 糖

RNA 中的糖是核糖。DNA 中的糖是脱氧核糖（脱氧核糖是缺少一个羟基的核糖）。

2. 碱基

形成 DNA 链只需 4 种碱基。除胸腺嘧啶外，RNA 用了相同的 4 种碱基，胸腺嘧啶被尿嘧啶取代。

（1）腺嘌呤（A）。

（2）胸腺嘧啶（T）：在 DNA 中，尿嘧啶（U）在 RNA 中。

（3）鸟嘌呤（G）。

（4）胞嘧啶（C）。

3. 磷酸盐

核苷酸通过聚合酶连接在一起，形成长链。当每个核苷酸被合并时，其失去 2 个磷酸盐（称为焦磷酸盐）成为核苷。留下一条由磷酸核糖主干组成的 DNA 或 RNA 链，所有的碱基都指向一边（图 15-1）。

> 有时核苷酸被称为碱基，尽管它们并不是同一类物质。这是因为碱基（如 A、C、G 和 T）是核苷酸中最独特的部分。

（二）核酸可以是双链的

某条链上的碱基能通过氢键与另一条核苷酸链上的碱基配对，就像拉链一样。腺嘌呤总是以 2 个氢键与胸腺嘧啶（或 dsRNA 中的尿嘧啶）配对。鸟嘌呤总是与具有 3 个氢键的胞嘧啶配对（表 15-1）。

（三）定向性

酶沿一个方向读取、复制和翻译核酸（图 15-2）。

（1）核酸链的起点称为 5'端。这是因为第一个核苷酸的核糖有一个游离的 5'碳，它没有连接到另一个核苷酸。

（2）新的核苷酸加在核糖的 3'碳上，因此核酸链从 5'→3'方向增长。这种定向性被缩写为 5'→3'。

（3）有义（也称为模板或编码）链：具有正确的 5'→3'方向的基因（即这条链的方向是"有意义的"，因为它在蛋白质合成的正确方向进行读取）。例如，mRNA 编码蛋白质，所以它总是在有义方向上。

> 互补链是合成 mRNA 的模板/图谱。

表 15-1 碱基配对过程中形成的氢键

碱基对	氢键数	缩写
鸟嘌呤与胞嘧啶	3	G ≡ C
DNA：腺嘌呤与胸腺嘧啶	2	A=T
RNA：腺嘌呤与尿嘧啶	2	A=U

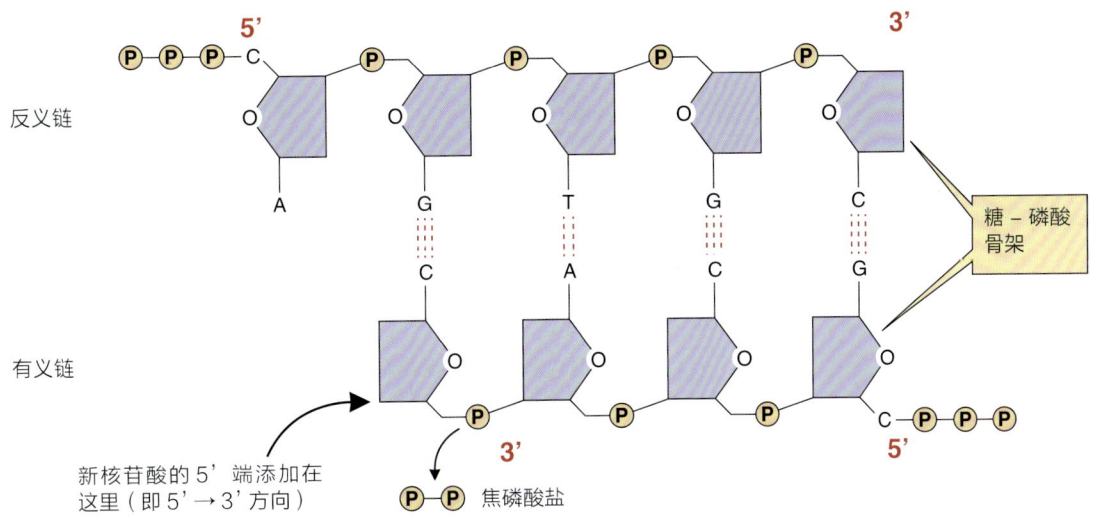

图 15-2　核酸合成的方向性

核苷酸只能由 5'→3' 方向添加。新核苷酸的 5' 端被添加到增长链的 3' 端。

（4）反义（也称为互补）链：包含 3'→5' 方向的互补碱基序列。反义链是 mRNA 的模板。

例如：

模板 DNA（意义）：　5'-CCTGGTA-3'

互补（反义）：　　　3'-GGACCAT-5'

mRNA：　　　　　　5'-CCUGGUA-3'

DNA 和 RNA 的合成总是沿着 5'→3' 方向进行。

三、扩增前样品处理

从标本中提取和纯化核酸，以便干净地进行扩增。该过程手动操作则劳动强度较高且耗时，临床实验室更常见的是使用自动化仪器。

（一）裂解

将病毒感染的细胞裂解，暴露全部核酸。裂解细胞有几种方法。

1. 机械破坏

细胞涡旋或用玻璃珠打破。

2. 洗涤剂

用于溶解膜脂。

3. 蛋白酶 K

添加以降解多余的蛋白质。

（二）提取

从裂解液中纯化核酸。

1. 有不同的提取方法

（1）手动方法：加入乙醇，使 DNA 从溶液中沉淀。沉淀物通过离心作用从大部分碎片中分离出来，形成颗粒。将苯酚和氯仿加入颗粒中。所有残留的碎屑都会溶解在苯酚中，而苯酚则会分离成一层明显的液体。在上面的水层中含有高度纯化的 DNA 和 RNA。

（2）自动化方法：核酸与磁珠相结合。洗掉碎屑，通过加热将核酸从珠子中释放出来。

2. 萃取有助于去除抑制剂

这些物质通过干扰模板、DNA 聚合酶或镁辅助因子来抑制 PCR。有些标本含有较高水平的抑制剂，因此更难准确地扩增。临床样本中发现的抑制剂示例包括以下几种。

（1）大便：胆盐和复合多糖。

（2）血液：血红素、血红蛋白和乳铁蛋白。

（3）尿：尿素。

（4）其他：肝素。

四、PCR

传统的 PCR 是一种常用的指数扩增 DNA 的方法。

（一）试剂

进行 PCR 需要 6 种试剂。

1. 模板或目标 DNA

包含需要扩增的特定 DNA 片段。

2. dNTP

含有脱氧核糖的核苷酸，用于制造新的 DNA。

3. 引物

约 20 个核苷酸的短 DNA 序列。它们被精心设计成与目标区域两侧的序列互补。

（1）PCR 引物成对使用。一个引物与紧邻靶基因上游的 DNA 杂交。这是正向引物。反向引物在基因的末端杂交，不过是在互补链上。精心设计的引物对目标区域具有高度的特异性。

（2）引物熔解温度（melting temperature，T_m）是指半数引物已熔解，半数引物仍与目标 DNA 结合的温度。这一温度通常设置在 60 ~ 64 ℃。

（3）一个含有过多 G 和 C 碱基的引物会有更多的氢键，需要更多的能量才能使其从模板 DNA 上断裂或熔解。因此，GC 含量高的引物熔解温度过高。G 和 C 核苷酸的适宜数量为总引物长度的 40%～60%。

（4）引物过短或一个碱基太多，特异性较低。

（5）引物不应该有互补的部分；否则它们将杂交形成引物二聚体，而不是与模板结合了。

4.DNA 聚合酶

一种合成新的 DNA 链的酶，它是通过添加核苷酸到结合引物上来实现的。Taq 聚合酶因其具有耐热性，是最常用的 DNA 聚合酶。这意味着它可以在使 DNA 变性的高温条件下自身不变性。

> Taq 聚合酶来自水生栖热菌（*Thermus aquaticus*），这是一种能在高温条件下生成新 DNA 的嗜热菌。这一点很重要，因为 PCR 中的 DNA 合成是在高温下进行的。

5.镁离子

DNA 聚合酶的辅助因子。没有这个辅助因子，聚合酶将表现不佳，也不会发生指数 PCR 扩增。

6.缓冲液

在反应中保持中性 pH 值，防止核酸降解。

> 主混合液是包含 dNTP、引物、DNA 聚合酶和镁离子的预混合溶液。模板 DNA 加入主混合物的等分液中。

（二）PCR 扩增

PCR 扩增主要有 3 个步骤：变性、退火和延伸。这些步骤会重复多个循环来扩增兴趣目标区域。每一步都是在不同的温度下完成的，所以用于 PCR 的仪器被称为热循环仪。下面是一个典型的方案，尽管温度和培养时间可能有很大差异（图 15-3）。

1.变性

模板 DNA 是双链的，将双链加热至 95℃约 30 秒，即可使其变性（即分离或熔解）。

> 变性温度通常在 95℃。

2.退火

将反应混合物的温度降低约 30 秒，使正反引物结合（退火）到其目标区域。正向引物结合序列的上游互补链，反向引物结合序列的下游模板链。

（1）退火温度一般在 56℃左右；不过它的范围可在 35～65℃，会根据 C 和 G 的含量以及扩增子的长度优化为特定温度。一般设置为比 T_m 低 5℃。

> 退火温度通常在 56℃左右。

（2）如果退火温度设置过低，引物会非特异性结合。如果退火温度设定过高，引物就会结合不够紧密，在延伸过程中脱落，扩增就不能正常进行。

3.延伸

温度升高至 72℃。该温度是 Taq 聚合酶的最适温度，Taq 聚合酶用退火引物作为起始点添加新的核苷酸。目标序列的长

> 延伸温度通常在 72℃。

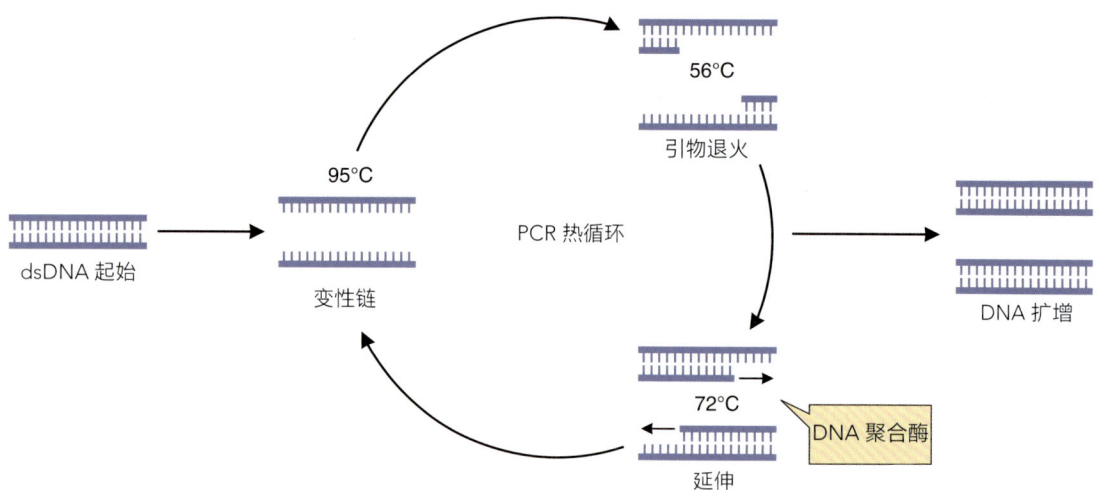

图 15-3 常规 PCR

变性：DNA 在高温（95℃）下分离成单链；退火：引物退火（约 56℃）；延伸：DNA 聚合酶通过在引物末端添加核苷酸来合成新的 DNA（72℃）；热循环：这个过程要重复几个循环。

由于扩增产物检测需要较高的劳动强度且耗时较长，临床实验室通常不采用终点法 PCR。相反，他们采用自动扩增方法，如实时 PCR。

度一般在 100～2 000 个碱基之间。更长的部分需要更长的时间来生成，可能会出现更多的复制错误。

4. 热循环

变性 – 退火 – 延伸步骤重复 20～30 次。

（1）在每个循环中，扩增的 DNA 或扩增子的数量增加一倍（即扩增子指数增长）。

（2）最终的拷贝数量将是循环次数的 2 倍。

（三）扩增子检测

在经典的 PCR 中，只在反应结束时检测 DNA 产物的量。因此，它有时被称为终点法 PCR，以区别于实时 PCR。

（1）用琼脂糖凝胶电泳检测复制的 DNA（图 15-4）。

（2）该方法手动操作、耗时、不敏感。

五、实时 PCR

实时 PCR 是 PCR 的一种修正，它不仅仅是在扩增结束后，而是能实时测量扩增产物的数量。为了做到这一点，用染料或荧光信号标记 DNA，在每个循环用激光检测（图 15-5）。这样做有两个显著的优点。首先，该过程是自动化的。其次，可以根据荧光信号最早被检测的时间来估计原始样本中 DNA 的数量。这种特定类型的实时 PCR 也被称为定量 PCR（qPCR）。

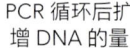

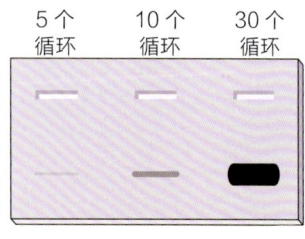

图 15-4 凝胶检测 DNA

每个 PCR 循环新 DNA 都会加倍。经典的 PCR，也被称为终点法 PCR 中，所有循环完成后在凝胶上跑 DNA。

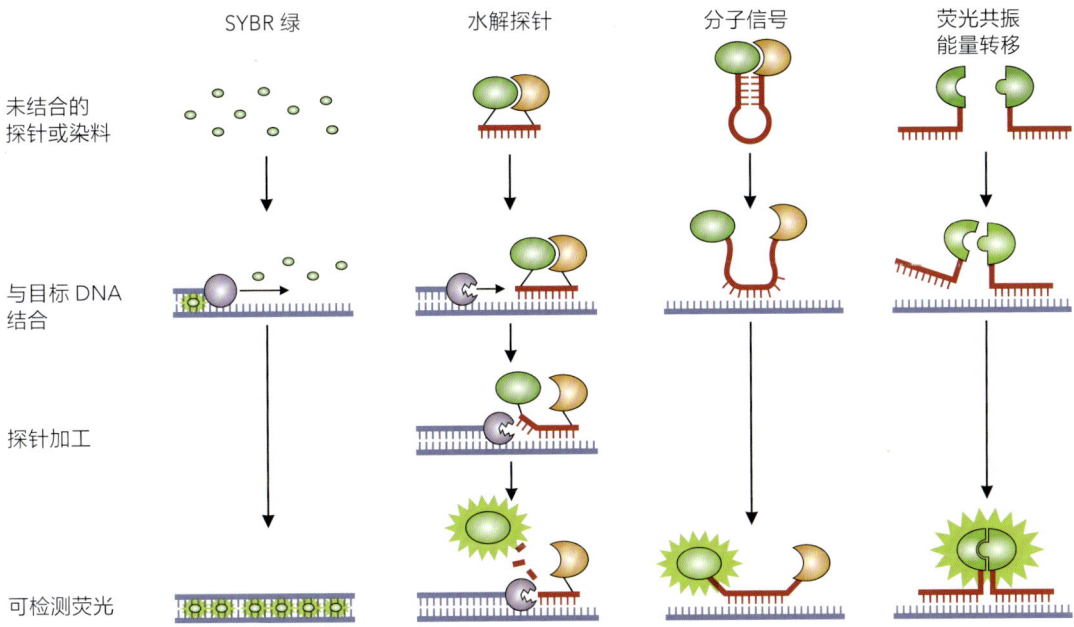

图 15-5 荧光标记探针和染料的原理

（一）荧光检测

将染料或荧光标记的探针加入反应混合物中。染料与 DNA 非特异性结合。探针是与扩增区域片段互补的 DNA 短序列（约 20 bp）。探针与 DNA 在非常特定的位置结合，因此它们提高了扩增子检测的特异性。

使用探针的 PCR 比添加染料更具特异性，因为引物和探针都必须特异性地结合到目标序列上。

1.SYBR 绿

一种常用的染料，嵌合（插入）在 dsDNA 的碱基对中，如新的扩增子。SYBR 绿只在嵌入 dsDNA 时才发出绿色荧光，所以在每个延伸步骤的终点时荧光量最大。

SYBR 绿色染料在嵌入 dsDNA 时发出荧光。

2. 水解探针

绑定在两个标记上的单个探针。当其被水解、标记彼此分离时，探针释放荧光。

（1）水解（或 TaqMan）探针在 5'端标记一个荧光团，在 3'端标记一个猝灭器。探针很短，所以两个标记非常接近。因此，猝灭器熄灭了由荧光团释放的任何荧光。

（2）探针在高温下会退火到兴趣区域。它们的 T_m 比引物的 T_m 高 10℃左右。因此，它们更具特异性。

（3）在 PCR 的延伸步骤中，温度提高到 72℃，Taq 聚合酶在增长的互补链上添加新的核苷酸。当它撞击退火探针时，聚合酶的核酸外切酶活性"咀嚼"探针，以继续延长互补链。

（4）"咀嚼"拆除探针，导致荧光团与猝灭器分离，使其发出荧光。

（5）水解探针不可重复使用；为使荧光发出它们不断被消耗。

3. 分子信标

像 TaqMan 探针一样，分子信标采用两端带有荧光团和猝灭器的单一探针。同样，当荧光团和猝灭器分离时荧光会被释放出来。然而，与 TaqMan 探针不同的是，标记保持在近距离，因为分子信标足够长，可以折叠。当探针绑定其兴趣靶点时，标记自然地分离，而不是通过"咀嚼"探针。

（1）分子信标在探针的起始和结束处有相互补充的序列。正因为如此，信标探针会折叠起来，形成一个发夹式的环形。这使荧光团和猝灭剂彼此靠近，当探针处于不活跃状态时熄灭所有荧光。

（2）目标 DNA 存在时，探针展开，以便探针的内部可以退火到其互补序列。这使猝灭器和荧光团彼此分离，释放荧光。

（3）与水解探针不同，分子信标探针不消耗，可以在每个循环中重复使用。

4. 荧光共振能量转移

荧光共振能量转移（fluorescence resonance energy transfer，FRET）是成对使用的探针，当它们在一起时释放荧光。

（1）设计一对探针，使它们在目标区域内彼此邻近退火。一个探针标记有供体荧光团（3'端），另一个标记有受体荧光团（5'端）。

（2）当这对探针与 DNA 的目标区域结合时，它们使荧光团标记贴近在一起。然后荧光团被光激活，这样能量就可以从供体转移到受体，释放荧光信号。

（3）与分子信标一样，这些探针不会被消耗，可以重复使用。

（二）荧光输出分析

实时荧光检测是一个强大的工具，因为它可以用来推断原始标本中病毒的数量（图15-6）。

（1）由于扩增子的数量在每个 PCR 循环后翻倍，通过荧光标记染料或探针产生的荧光量也翻倍。这一现象作为荧光输出的指数增长被检测到。

（2）循环阈值（cycle threshold，C_T）是检测目标跨越背景荧光水平的循环数。在这一点以上，该样品被认为是阳性的目标。

TaqMan 就像吃豆人。聚合酶必须"咀嚼"探针才能释放荧光。

分子信标有时被称为蝎子探针，因为它们像蝎子的尾巴一样展开。

与水解探针和分子信标探针不同，当两个标记相邻时，FRET 探针产生荧光，而不是猝灭。

经验法则：两条曲线之间的一个 C_T 差相当于 DNA 副本的2倍差。3 个 C_T 的差异相当于10倍的副本差异。

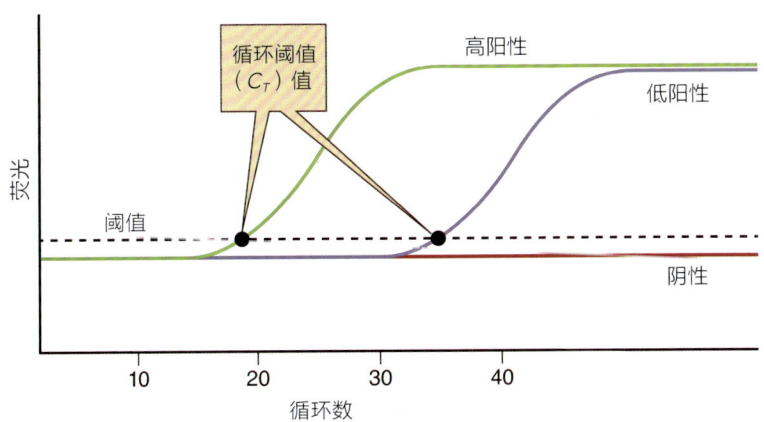

图 15-6 定量 PCR（qPCR）输出图
在阈值（黑线）下检测到的荧光当作背景。

（3）定性分析：根据扩增产物的存在与否，结果报告为阳性或阴性。当病毒的存在与否会影响对患者的处理时，这些类型的检测很有用。例如，在急性感染或重要的标本类型如 CSF 中这类检测是有用的。

（4）定量分析：具体量化原始样本中病毒的数量。可以通过将样本的 C_T 值与已知的标准曲线进行比较来实现，如下所述。

①根据已知的病毒浓度生成标准曲线。例如，10^0 拷贝数 /mL、10^1 拷贝数 /mL、10^2 拷贝数 /mL、10^3 拷贝数 /mL、10^4 拷贝数 /mL 和 10^5 拷贝数 /mL。将未知样品的 C_T 值与标准曲线进行比较。这就产生了对最初存在于未知样本中的病毒进行定量分析。②低 C_T 值 = 原始样本中存在大量的起始模板（即经过几轮扩增后病毒就可以被检测到）。③高 C_T 值 = 原始样本中起始模板量小（即要检测出这种病毒需要进行多次扩增）。

（5）定量分析是用来测量样品中的病毒载量或病毒负荷。这是通过定量分析测量的，随着时间的推移，它可以成为监测病毒感染的有用工具。例如，较低的或检测不到的病毒载量表明轻微感染或可控感染，而渐增的或高病毒载量表明进行性感染或严重感染。病毒载量有 3 种表达方式。①拷贝数 /mL：每毫升标本检测到的基因组拷贝数。重要的是，这个单位不是标准化的，同样的样品在不同的实验室用不同的方法进行测试时，可能会产生显著不同的"拷贝数 /mL"。因此，应该使用相同的实验室和相同的分析方法来监测患者一段时间内的拷贝数 /mL。② IU/mL：每毫升样品的国际单位数。这个单位是高度标准化的。它以世界卫生组织（WHO）传播的标准病毒制备方法为基础。单个实验室检测使用该制备法对其测定方法进行校准，标

低 C_T 值 = 原始样本中有大量病毒。
高 C_T 值 = 原始样本中有少量病毒。

定性分析给出阳性或阴性结果。定量分析给出量化的病毒载量。

经验法则：通常认为增加或减少半个对数（0.5）是显著的。

准化其值。只有某些病毒有 WHO 国际标准，可以以 IU/mL 报告。以下病毒具有国际 PCR 标准：HIV、HAV、HBV、HCV、细小病毒 B19、HPV16、HPV18、CMV、BK 病毒和 EBV[27, 28]。③ log 值：这是 10 的幂数。采用 log 值是因为当病毒载量较大时容易阅读。例如："5 log"比 100 000 IU/mL（10 的 5 次方）更清晰。它也让病毒载量值的差异变得更直观。思考下面的例子，50 000 IU/mL 的增长量看起来很多，但实际上只有 0.12 log 的差异。

第 0 天病毒载量：150 000 IU/mL=10⁵·¹⁸=5.18 log。

第 14 天病毒载量：200 000 IU/mL=10⁵·³⁰¹=5.30 log。

（三）熔解曲线分析

扩增目标的熔解温度（T_m）是 50% 的扩增子熔化（变性）的温度。为了确定这个值，将扩增 DNA 加热。随着温度的升高，双链扩增子变性，导致荧光下降（图 15-7，左）。

（1）T_m 是荧光下降 50% 的温度。

（2）荧光降低的曲线图较难解读。代替曲线的一阶导数如图所示，50% 的荧光中点转化为一个明显的峰（图 15-7，右）。

（3）熔解曲线分析可用于区分相似的扩增子，如同一属的不同毒株。例如，开发了能将登革病毒 4 种血清型退火的引物。如果每种血清型的扩增片段有不同的序列（因此 A、G、C 和 T 核苷酸的数量略有不同），它们会在不同的温度下熔解，可以根据不同的 T_m 进行区分。

（4）熔解曲线分析只能在荧光染料或探针未被消耗的情况下进行。

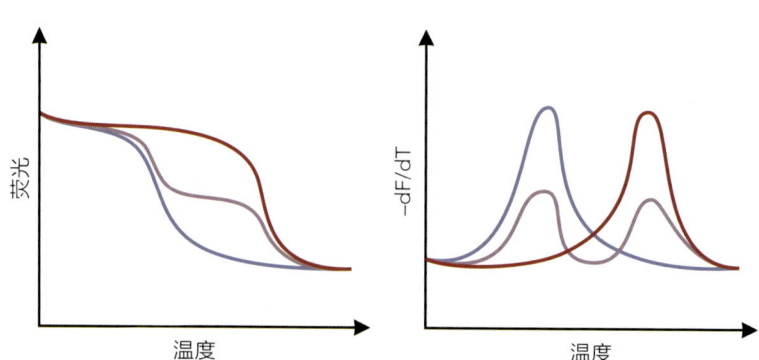

图 15-7　熔解曲线分析

荧光输出（左）随着温度的升高而降低。红色线表示单个扩增子具有高 T_m，蓝色线表示单个扩增子具有低 T_m，紫色线表示包含两个扩增子的反应，一个高 T_m，一个低 T_m。由于更易于理解，熔解曲线的一阶导数（右）更常用。

六、逆转录聚合酶链反应

逆转录聚合酶链反应（RT-PCR）用于对 RNA 模板而不是 DNA 模板进行 PCR。要做到这一点，首先需要将 RNA 转换为 DNA。这叫作逆转录。之后对 DNA 副本进行常规 PCR。

框 15-1　重要的 PCR 术语

> qPCR=real-time PCR（"实时 PCR"通常简写为"定量 PCR"或 qPCR）。不要把它与定性 PCR 混淆）。
> RT-PCR= 逆转录 PCR（不要把它与实时 PCR 混淆）。
> qRT-PCR= 定量逆转录 PCR（RT-PCR 也可以是定量）。

当使用水解探针时不能进行熔解曲线分析（这些探针被消耗了）。

（一）试剂

RT-PCR 需要 7 种主要试剂。

（1）RNA 模板。

（2）dNTP：制造新核酸所必需的构建模块。

（3）逆转录酶：一种聚合酶，它可以结合到 RNA 模板上，添加 dNTP 来生成 cDNA 链。

（4）RNA 酶抑制剂：该试剂必须添加到反应管中，因为 RNA 是非常脆弱的。RNA 酶普遍存在于皮肤、试剂和用品上，除非被抑制，否则它就会降解模板 RNA。

（5）镁离子：逆转录酶的辅助因子。

（6）引物：必须特异于病毒基因序列。为了扩增细胞 RNA，引物可以是 poly（T）串，与 mRNA 的 poly（A）尾部杂交。

（7）缓冲液：维持中性 pH 值。

除了为了稳定性而添加 RNA 酶抑制剂和用逆转录酶代替 DNA 聚合酶，RT-PCR 采用与传统 PCR 相同的试剂。

（二）逆转录

由 RNA 形成的 cDNA 是恒温的（它只在一个温度下存在）。试验方案可能有所不同，但在典型的步骤中，试剂在 48℃一起培养 30 ~ 45 分钟（图 15-8）。

（1）引物与 RNA 模板结合。

（2）逆转录酶形成互补的 DNA 链。

（3）RNA 酶 H 会降解原 RNA 模板。RNA 酶活性是某些逆转录酶固有的，或者可以在上述试剂中加入 RNA 酶 H。

（4）逆转录酶合成 DNA 模板链。

（三）RT-PCR 方法

主要有两种方法进行 RT-PCR。

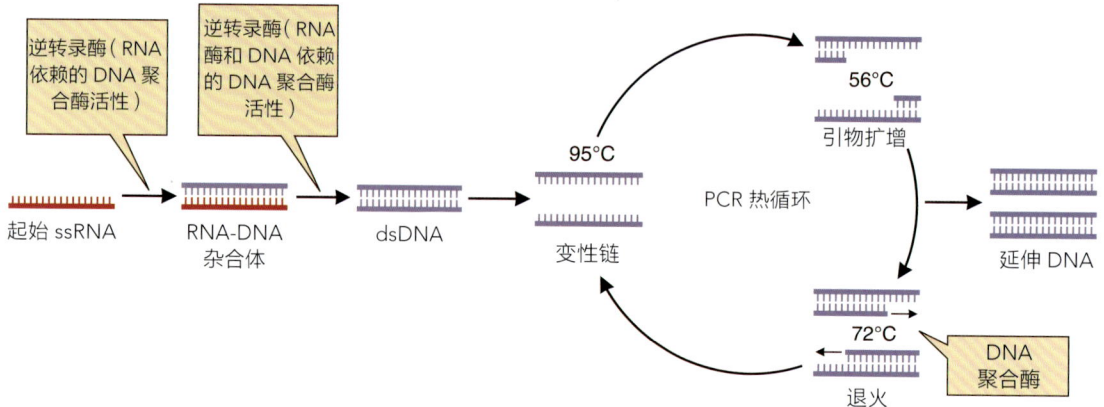

图 15-8　逆转录紧接着进行常规 PCR（RT-PCR）

RT-PCR 可以在一个或两个步骤中完成。在这两种方法中，ssRNA 都被转化为 RNA-DNA 杂合体，然后是带有逆转录酶的双链 cDNA。cDNA 进入常规 PCR 进行扩增。

1. 一步法 RT-PCR

逆转录和 PCR 扩增发生在同一试管中。在该反应类型中，两种反应使用相同的基因特异性引物。

2. 两步法 RT-PCR

进行逆转录。然后将 cDNA 转移到另一个试管中，作为模板 DNA，用 DNA 聚合酶进行 PCR 扩增。第一反应管和第二反应管可采用不同的引物组。

七、其他形式的核酸扩增

还有许多其他的核酸扩增方法，并不是所有的方法都被视为 PCR。以下是一些比较常见的替代方法。

（一）巢式 PCR

第一个 PCR 反应用一组初始 PCR 引物进行。第二个 PCR 反应是用第二组 PCR 引物完成的，这些引物属于最初的扩增子序列。该过程会产生嵌套在原始目标序列中的最终产物（图 15-9）。

1. 优点

提高特异性，因为进一步扩增只发生在正确扩增的扩增子上。提高灵敏度，因为有两轮 PCR 扩增。

2. 缺点

手动操作时扩增子污染的风险高。第一个 PCR 扩增管必须打开，以便将扩增物转移到第二个 PCR 管（即一个开放系统）。

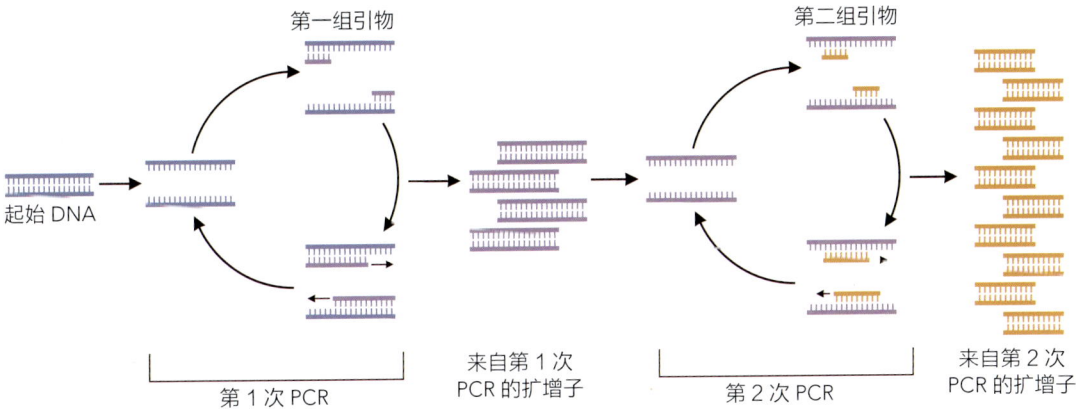

图 15-9 巢式 PCR
进行常规 PCR 反应。从第一个引物组扩增出的扩增子（显示为紫色）然后在另一个 PCR 反应中使用嵌套在第一个扩增子中的引物进行扩增。

（二）微滴式数字 PCR（ddPCR）

另一种不常用的定量 PCR 方法。在这个实验中，DNA 是绝对数量的定量。

（1）样本内的核酸是片段的。通过在油中形成乳化液，每个碎片被划分为单独的液滴。

（2）然后在每个液滴中同时进行单个 PCR 反应。荧光标记的水解探针用于检测靶特异性扩增的发生。

（3）用流式细胞仪读取每个液滴，以确定荧光是否存在。

（4）通过计算 PCR 阳性滴数比 PCR 阴性滴数来确定目标 DNA 的存在。此外，在某些液滴包含多个起始 DNA 片段的情况下，应用泊松分布校正。最终的定量表示绝对拷贝数，所以它不需要根据标准曲线计算。

（三）多重 PCR

在同一反应管中同时扩增多个目标。为了做到这一点，将不同兴趣目标特异性的引物组共同放在主混合液中。

1. 优点

对综合征检测非常有用，其在多种病原体引起临床类似综合征（如呼吸或胃肠道症状）时采用。当差异很大，或标本有限时（如 CSF），临床医师可以通过一个检测从单一标本中识别多种病原体。

2. 缺点

通常，真正的多重分析只能扩增少数目标（约 3 或 4），但仍然保持高特异性和灵敏度。

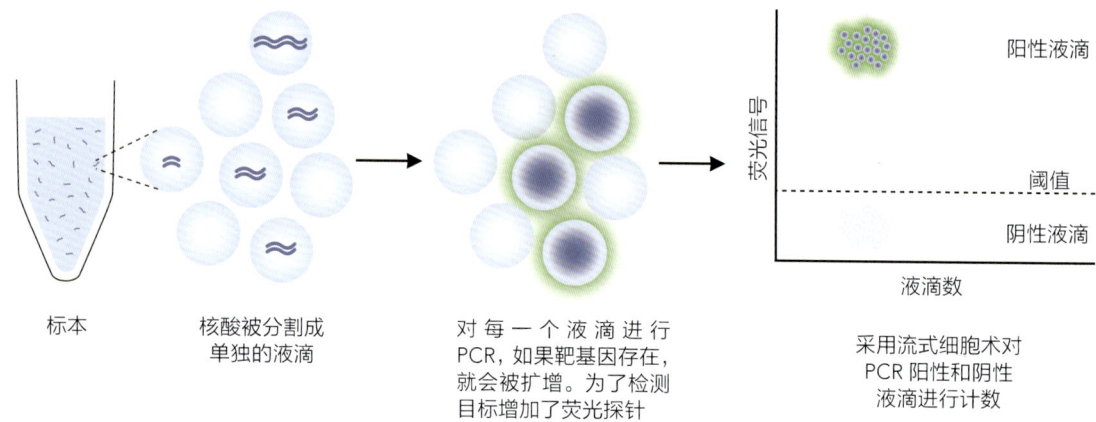

图 15-10 微滴式数字 PCR（ddPCR）

将 DNA 切成单独的片段，在单独的液滴中扩增。PCR 阳性液滴中的荧光代表靶基因的存在。定量阳性和阴性液滴可用于确定目标基因的绝对拷贝数。

多重 PCR 和熔解曲线分析是相似的，因为它们都可以用来识别多个目标。但是，多重 PCR 是用多个引物/探针组来扩增不同的序列。熔解曲线分析是在一个或多个目标序列扩增后进行的，根据它们不同的 T_m 来进行区分。

（1）必须更小心地设计引物。它们不能与其他引物形成引物二聚体，而且退火温度应大致相同。

（2）由于多重扩增同时发生，主混合液中的试剂消耗得更快。

（3）为了鉴定需要区分扩增的目标。例如，扩增物应该有不同的大小（如果它们在凝胶上可见的话），或者应该有不同颜色的荧光信号。不过，这些信号可能相互重叠，降低了特异性。

（四）转录介导扩增（transcription-mediated amplification，TMA）

该方法通过使用 RNA 聚合酶而不是 DNA 聚合酶来增加扩增物。RNA 聚合酶能够从一个单一的 DNA 模板中制造出许多 RNA 副本。加入逆转录酶将扩增的 RNA 转换回 DNA，该过程可以重复多次（图 15-11）。

（1）逆转录酶将起始 RNA 转化为 DNA。

（2）用 RNA 聚合酶扩增模板核酸。这是因为 RNA 聚合酶被设计成在每个循环可从一个 DNA 模板转录 100 ~ 1 000 个 RNA 副本（即在 n 个循环内产生 100n ~ 1 000n 扩增物）。另一方面，DNA 聚合酶被设计为复制 DNA，所以它只能在每个循环产生模板的数量 2 倍的扩增物（即在 n 个循环中产生 2n 个扩增物）。

（3）逆转录酶将所有的 RNA 扩增子转换回 DNA 模板，以便该过程重新开始。

（4）扩增是恒温的。RNA 聚合酶可以在不使 DNA 链变性

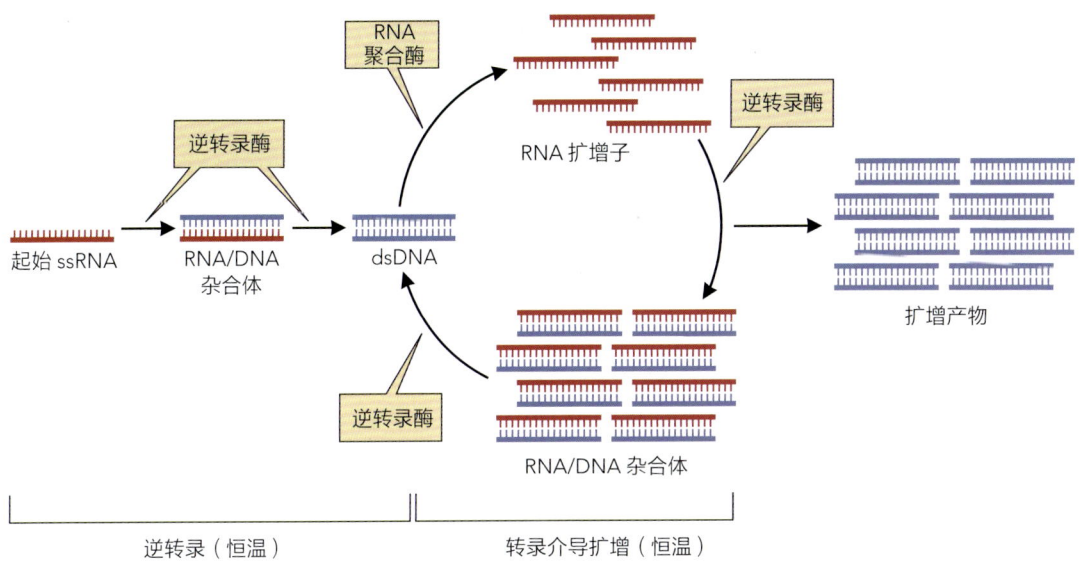

图 15-11 转录介导扩增（TMA）

ssRNA 被转化为 RNA-DNA 杂合体，然后通过逆转录酶转变成双链 cDNA。RNA 聚合酶将 RNA 转录成许多副本。然后 RNA 被转化为 cDNA，该循环进行重复。

或引物退火的情况下产生转录子，因此不需要温度循环。

PCR 每次循环都会使 DNA 加倍。TMA 在每个循环中会产生数百个 RNA 副本。

（五）线性探针法

这种技术很有用，因为它无须测序就可以区分多种相似的病毒或细菌核酸株（例如，HCV 基因分型）（图 15-12）。

（1）PCR 用于扩增目标序列。

（2）扩增子与酶结合。

（3）将扩增物添加到固定有多种类型寡核苷酸探针的条带上。结合的核酸序列将与其互补的探针杂交。

（4）添加底物。酶可以将底物分解，在杂交的位置产生可见的颜色变化。

八、确保 PCR 质量

（一）内部对照

在靶基因所在的反应管中加入一个对照序列。同时添加特异性对照引物，使对照序列和目标序列一起被扩增。该步骤可对扩增试剂的效力和每个试管内的条件起到控制作用。

（二）外部对照

将阳性或阴性对照序列加入目标序列的单独反应管中，使其能够完成所有 PCR 处理步骤,包括裂解和提取。扩增过程中,对照管和目标管同时进行热循环。除扩增反应外,外部样品可对预处理步骤起到控制作用。

(三) 校准器

一个已知起始模板材料数量(即拷贝数)的对照组,其运行以确保标准曲线是正确的,且 NAAT 的表现一致。

(四) 阴性对照

1. 无模板对照

无模板对照是最常见的阴性对照。反应管包含除模板材料外的所有 PCR 的必备要素。如果有任何扩增出现,就表明存在污染物质。在实际的患者试管中该污染物可能造成假阳性结果。

2. 无目标对照

无目标对照是反应管包含所有必要的 NAAT 要素和非目标序列。它的功能类似于无模板对照,但也对在添加模板过程中的错误和任何引物/探针组的非特异性起到控制作用。

3. 无扩增(或无酶)对照

无扩增(或无酶)对照包含除了聚合酶以外的所有 NAAT 必备要素。该反应管中不会出现扩增,所以,如果结果显示高水平的荧光,可能表明探针的问题(即探针降解)。

(五) 阳性对照

阳性对照识别潜在的假阴性结果。阴性对照识别潜在的假阳性结果。

包含所有 NAAT 必备要素,包括已知的模板 DNA。如果 NAAT 没有扩增阳性对照组,那么患者的结果可能是假阴性的,因为热循环运行不正确,样品中有抑制剂,或者没有添加关键试剂。

(六) 用于对照的材料类型

内部对照可以检测出每个 PCR 管中发生的问题(如抑制剂)。
外部对照可以检测整个流程中发生的问题(如预处理期间的问题)。

1. 纯化 DNA

可以是纯化的病毒 DNA 或含有病毒基因的质粒 DNA。因为它们没有传染性,所以处理起来是安全的。此外,DNA 是比较纯的,所以它的每毫升拷贝数可以非常精确地量化。但因为它比标本干净得多(即没有抑制剂,没有复杂的核酸结构等),它有时也无法准确地呈现病毒基因如何在样本中被扩增。

2. 病毒颗粒

它们与含有病毒的样本非常相似,但具有传染性,对实验室人员可能有危害。此外,病毒颗粒可降解,难以量化和保持一致。

3. 披甲 RNA

这是一种假病毒粒子，由噬菌体蛋白质包裹 RNA 序列而成。结果表明，RNA 稳定且免受 RNA 酶降解，序列高度一致，可以精确量化。因此，它们可以被用作定量标准。

九、污染

NAAT 能够扩增微量的污染核酸。这会导致假阳性结果，这可能是 NAAT 的一个严重缺陷。有几种方法可以减少污染。

（一）单向工作流程

试剂和人员单向移动，防止试剂和反应管被下游事件污染。

（1）设置一个预 PCR 区域用于建立主混合液（即包含 NAAT 的所有成分，除了模板核酸）。DNA 和 RNA 没有被带入该区域。

（2）采用单独的地点添加模板 DNA 或 RNA。

（3）采用单独的地点进行扩增。

（4）不同区域之间个人防护设备有所不同。

（5）样品和试剂分开存放。

（二）环境控制

（1）使用封闭空气箱或其他类似空间，以尽量减少气流的污染（见图 17-1）。

（2）在预 PCR 设置区域使用正气压，使污染物远离设置材料。

（3）在 PCR 后区域使用负压，阻止扩增后材料的传播。

（三）暴露于环境中

1. 开放系统

PCR 完成后打开反应管以便进行进一步分析。因为反应管中含有扩增的物质（即在很小的体积中有大量的模板 DNA），开放系统有很大的风险，工作表面或其他样本可能被雾化液滴污染。

2. 封闭系统

PCR 后反应管不打开，含有扩增物的气溶胶扩散到环境中的风险非常低。

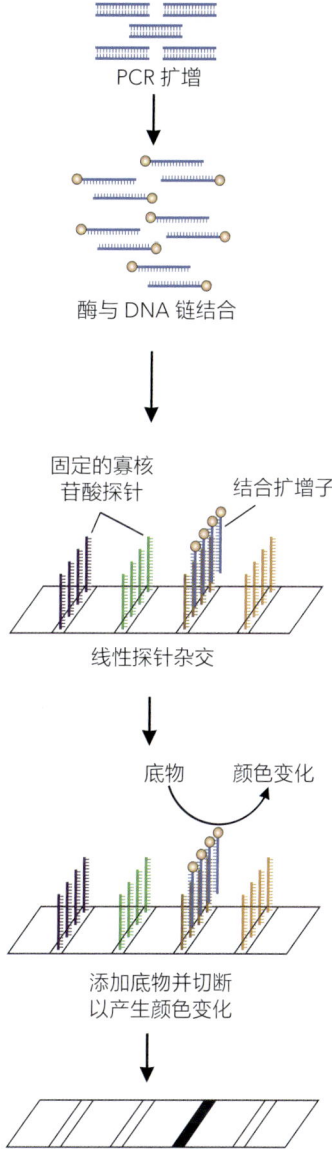

图 15-12 线性探针法试验

DNA 扩增子被酶标记。然后，将已知序列探针附着的膜进行清洗。酶的底物被冲洗过，因此任何结合的扩增子都会产生颜色变化。

封闭式系统（特别是从样品到应答系统）一般比开放系统更好，因为其污染风险更低。

3. 样品应答系统

样品应答系统是封闭系统的一个子设备，包括裂解、萃取、纯化、扩增和分析的所有步骤都以自动化方式在同一个反应盒内进行。该系统外部污染风险极低，不需要单独的安装空间，在临床实验室中越来越受欢迎。

（四）清洗

仪器和表面应用 10% ~ 15% 次氯酸钠（漂白剂）清洗，以降解核酸。漂白剂具有腐蚀性，所以要用酒精擦去漂白剂并迅速干燥。酒精本身不能充分降解核酸。

（五）降解扩增子

在进行新的扩增反应之前，先将新的 PCR 主混合液中来自前 PCR 反应的潜在遗留扩增物降解。如下所示。

（1）dUTP 代替 dTTP 作为一种核苷酸加入主混合液中。这是为了使所有扩增物都含有尿嘧啶而非胸腺嘧啶，从而与原始模板 DNA 有不同的构成。

（2）在反应管中加入一种名为尿嘧啶 –N– 糖苷酶（uracil-N-glycosylase，UNG）的 DNA 修复酶。

（3）主混合物在 50℃加热 2 分钟，使 UNG 将含有尿嘧啶的所有 DNA（即任何从之前的反应中遗留下来的污染扩增物）降解。

（4）将主混合物加热到 95℃，使 UNG 失活。

（5）PCR 热循环正常进行。

（六）擦拭检测

擦拭仪器及表面，进行 PCR 扩增，检测环境中是否有污染的核酸。该措施应该定期进行（每周或每月，取决于总量和技术能力）。

多项选择题

1. 两例患者 HMPV 的 PCR 结果阳性。一个 C_T 值为 12，另一个 C_T 值为 30。哪一个病毒载量更高？

    a. C_T 值为 12 的患者

    b. C_T 值为 30 的患者

    c. 没有标准曲线无法确定

    d. 没有校准器无法确定

2. 降低退火温度对 PCR 有什么影响?
   a. 减少已经变性的模板 DNA 的数量
   b. 增加非特异性引物结合
   c. 在每个循环中增加 3 倍的 DNA 扩增量
   d. 这是不可能的,退火温度始终为 56 ℃。
3. RT-PCR 是什么?
   a. 实时 PCR
   b. 逆转录 PCR
   c. 定量 PCR
   d. 右端 PCR
4. 下列哪种方法不能防止由于携带污染而产生的错误?
   a. 使用 UNG
   b. 单向工作流
   c. 用漂白剂清洗表面
   d. 使用校准器
5. 什么时候将 UNG 加入反应管中?
   a. 扩增前(PCR 前)
   b. 扩增后(PCR 后)
   c. 逆转录过程中
   d. 在转录介导扩增过程中
6. 实时 PCR 是如何测定 DNA 扩增量的?
   a. 采用熔解曲线分析
   b. 将结果与标准曲线进行比较
   c. 采用阳性液滴的泊松分布
   d. 将 C_T 值与内部对照值进行比较
7. 液滴数字 PCR 是如何量化 DNA 扩增量的?
   a. 测量凝胶的频带强度
   b. 将结果与标准曲线进行比较
   c. 使用正液滴的泊松分布
   d. 将 C_T 值与内部对照值进行比较
8. 关于熔解曲线分析,下列哪一项是正确的?
   a. 它显示了异常扩增物的存在
   b. 定量是必要的
   c. 用于将引物从模板 DNA 上熔化
   d. 可以在水解探针上进行
9. 以下哪种病毒需要用 RT-PCR 检测?
   a. HBV
   b. 腺病毒

c. 轮状病毒
d. HSV

判断对错

10. 核酸沿 3′ → 5′ 方向合成。　　　　　　　　　　　T　F
11. 反义链是 mRNA 的模板。　　　　　　　　　　　T　F
12. cDNA 的生成是恒温的。　　　　　　　　　　　　T　F

16

第十六章

分子技术：测序

一、概述

测序是一种用来确定核酸中核苷酸（A、T、C 和 G）的准确顺序的技术。这一信息非常有价值，因为它可以用于识别生物个体、生物群体、突变、暴发隔离群之间的关系，甚至是宿主基因在应对病原体感染时的转录。然而，测序需要大量的技术专业知识、设备和数据分析，因此在临床实验室中还不常见。第一代测序仪可以对纯化 DNA 片段进行测序。一些临床实验室用其进行简单的应用，如识别生物体。二代测序（next-generation sequencing，NGS）可以同时处理大量的 DNA，因此它可以用于高通量、复杂的应用。然而，NGS 技术尚未普遍应用于临床实验室，因为该技术需要新型技术专业知识、专门的仪器和强大的计算能力（表 16-1）。

（一）测序的应用
1. 全基因组测序

用于发现新的病原体和创建新的参考序列。NGS 并行处理的 DNA 要多得多，而且在整个基因组测序（从病毒到人类）方面效率极高。桑格（Sanger）测序也可以用于全基因组测序，但很烦琐，主要有两种方法。

（1）引物行走：即对连续的 DNA 片段进行测序。引物用于对 DNA 某个片段进行测序。一旦该序列已知，就会在该区域内创建另一个引物来对下一部分进行测序。

（2）散弹枪法：一种对 DNA 随机片段进行测序的方法。模板基因组被随机分解成数百个 1～300 个碱基长度的片段。每个片段插入一个通用质粒中，这样它是稳定的，并且片段两侧的区域已知。然后用通用引物对片段进行测序。霰弹枪法更

表 16-1　Sanger 测序与 NGS 的特点及应用比较

参数	Sanger 测序	NGS
通量	低	高（大规模并行测序）
成本	适中	中等至较高（取决于每次运行的样本数量）
需要专门的仪器	是	是
样品制备	复杂	非常复杂
需要大量的数据分析	高	非常高
全基因组测序	可能，但困难，费力，耗时	更简单、更快，并且有更高的通量
病原体识别	对病毒来说通常不起作用，因为所有病毒中不存在始终不变的单一基因。对细菌/大多数分枝杆菌（16S rRNA）和真菌（28S 或 ITS rRNA）非常有用，用于一些诊断实验室	对所有生物都有用，甚至是未知病原体。它可以利用单基因和多基因位点的基因鉴定
宏基因组学	没有用	非常有用，但需要大量的生物信息分析。可用于识别病毒群系/微生物群系、生物体的相对数量、病原体和人类基因的转录，以及人类基因与特定病原体的相关性
耐药性测试	识别存在的主要变异中的突变。选择的基因必须先用 PCR 扩增。目前在参考实验室中使用，最常见的是 HIV、HCV 和流感病毒	识别主要和次要变异株中出现的突变，以及它们的相对比例。限制使用
毒株相关性	对特定的病毒或病原体具有可能性。必须选择有鉴别性的位点，并且需要用 PCR 来扩增选中的基因	有助于根据病毒的所有突变来确定病毒暴发的来源和进展
BK 病毒	尿液细胞学上的诱饵细胞	细胞核
JC 病毒	奇怪的（即不规则）星形胶质细胞；少突胶质细胞的细胞核增大	细胞核

快，因为某片段的测序不必取决于前一个片段的结果。但是，与"引物行走"不同的是，该方法需要更多的运算能力和算法使所有的序列以正确的顺序组装。

2. 生物鉴定

对一个特征性保守基因片段进行测序，并与已知序列数据库进行比较，以便对其进行鉴别。

（1）Sanger 测序用于细菌、分枝杆菌和真菌的鉴定，但不用于临床实验室的病毒鉴定。①细菌和分枝杆菌：对 16S rRNA 的约 500 bp 进行测序，可以将数百个物种区分到属和种水平。②真菌：对 18S、28S 或内在转录间隔区（internal transcribed spacer，ITS）rRNA 约 300 bp 进行测序，可以将数百种酵母和霉菌区分到属和种水平。③病毒：不常用，因为所有病毒都没有高度保守的独立基因区域；事实上，病毒甚至有非常不同的核酸类型（见巴尔的摩分类，第一章）。

（2）NGS可以用同样的保守区域（例如，16S、18S或ITS rRNA）识别细菌和真菌。然而，它可以对所有的DNA进行排序，因此它也可以通过病原体的全基因组序列来识别病原体，包括病毒。全基因组测序能提供额外的信息，如菌株分型和抗性基因。

3. 宏基因组学

对样本中的所有核酸进行测序来确定所有生物体及其相对比例。该方法用于描述微生物生态系统。Sanger测序不能用于此，但NGS可以识别患者标本中（"微生物群系"和"病毒群"）的所有病原体（包括病毒），慢性感染中形成的所有菌种，以及每种病原体的相对数量。

4. 耐药性突变的检测

目前Sanger测序用于识别抗病毒药物靶向蛋白质编码基因中的突变。例如，HIV中的蛋白酶、整合酶和逆转录酶以及A型流感病毒的神经氨酸酶基因突变。NGS可用于识别病毒中的所有突变和变异，尽管这些突变的影响尚且未知。

5. 毒株相关性

病毒测序可以鉴定病毒暴发过程的起源和演化，指导疫苗株的选择，并为分类目的确定相关性。Sanger测序和NGS测序均可用于菌株间的相似性鉴定，但NGS测序具有更高的分辨率，因为它可对更大比例的病原体进行测序。

（二）测序的重要缺陷

（1）检测需要高劳动强度，需要专业技术和特殊仪器。测序还需要强大的数据分析工具，尤其是NGS。

（2）测序前的扩增会带来假性结果（例如只扩增最普遍的基因变异或引入新的点突变）。

测序前的扩增可能会给宏基因组学分析带来偏差，因为一些片段可能比其他片段扩增得更多。

（3）该分析可对任何DNA进行测序，甚至是存在于试剂、介质、材料或患者标本中的低水平污染物。

（4）如果对单个基因进行测序（例如，Sanger测序），可能不足以区分某些病原体物种。

（5）宏基因组学数据的理解很困难，因为我们没有真正定义哪些序列是正常微生物群系/病毒群系的一部分。例如，我们目前对哪些微生物体是共生的，哪些是真正的病原体，结果是否代表潜在的污染，以及微生物体相对比例的意义是什么，都知之甚少。

二、测序基础知识

基因测序需要大量的样本准备工作，以确保核酸能被读取。然后，输入材料放置在专门的测序仪器上，记录核酸片段的特定碱基序列。最后，根据用途需要采用各种生物信息学工具对序列结果进行分析。

（一）测序流程概述

Sanger 测序共 4 步，NGS 测序共 5 步（图 16-1、图 16-2）。

1. 提取和纯化

从标本中提取核酸。DNA 是纯化的。如果需要对 RNA 进行测序，则对其进行纯化，然后转化为 cDNA。

2.（仅限 NGS）文库的生成

DNA 被分解成片段。将 DNA 短标签（称为衔接子）添加到片段的末端。

3.PCR

扩增目标基因，以便有足够的材料进行测序。只有少数二代平台不需要这一步。

4. 测序

测序仪器识别 DNA 片段中存在的碱基序列。

5. 数据分析

对序列结果进行清理和评估。

> 碱基识别是序列中碱基的标识。

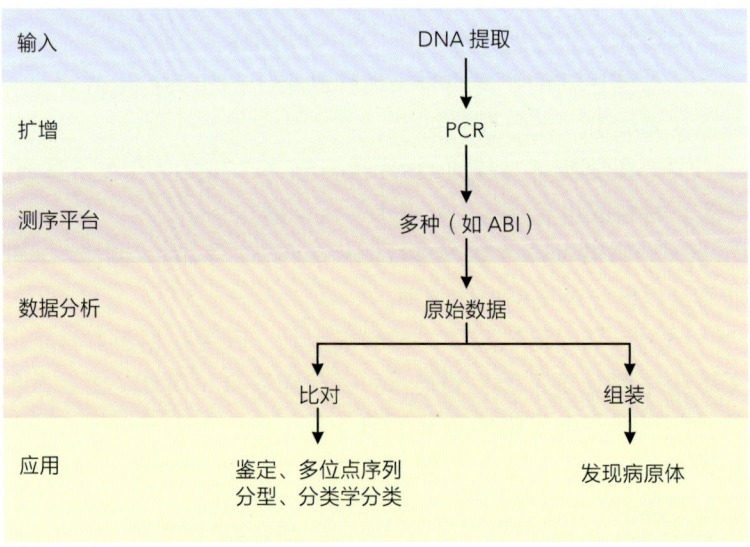

图 16-1　Sanger 测序流程概述

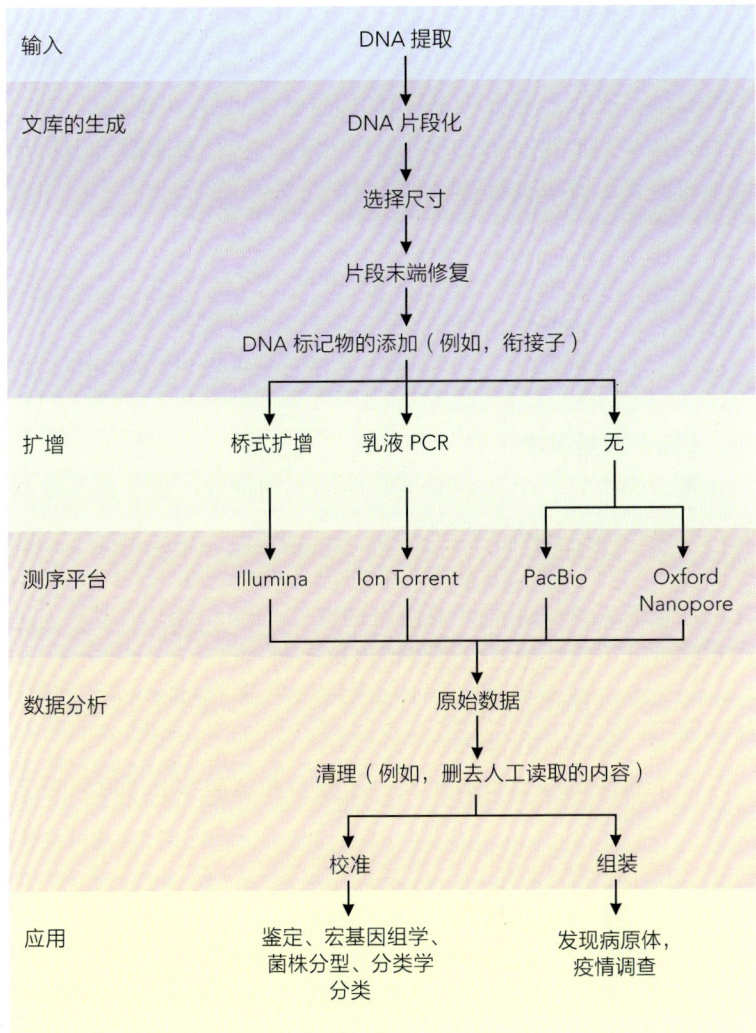

图 16-2 二代测序（NGS）流程概述

（二）Phred 碱基质量值（Q 值）

Q 值能够测量某序列碱基识别正确的概率。Q 值越高表示准确度越高（表 16-2）。Sanger 测序的精度通常为 Q20，而 NGS 法的基准分数至少为 Q30。

表 16-2　Phred 碱基质量值

Phred Q 值	碱基识别错误率	碱基识别准确度
10	1/10（"1 个零"）	90%（"1 个 9"）
20	1/100（"2 个零"）	99%（"2 个 9"）
30	1/1 000（"3 个零"）	99.9%（"3 个 9"）
40	1/10 000（"4 个零"）	99.99%（"4 个 9"）

术语"碱基"和"碱基对"经常互换使用,因为知道一个碱基也就清楚了它的配对碱基。

(三)读取长度

读取长度是一个测序平台在一段时间内可以产生的碱基识别的数量。读取长度越长,提供的信息越多,更有可能是唯一的,能与其他序列产生足够的重叠,从而确定它们在基因组中的环境。长度表示碱基或碱基对的数目。

(1)碱基对(bp)。
(2)千碱基对(kb 或 kbp)=1 000 个碱基对。
(3)百万碱基对(Mb 或 Mbp)=1 000 000 碱基对。
(4)十亿碱基对(Gb 或 Gbp)=1 000 000 000 碱基对。

(四)覆盖深度

覆盖深度是一个核苷酸被测序的平均次数。覆盖的深度越大,对碱基识别的把握就越大。

(1)当对一个大型基因组进行测序或基因组组装时,深度就更加重要,这样才能涉及所有的碱基。当为鉴定小型基因进行测序时,较低的覆盖深度是可以接受的。

(2)深度测序不是一个特定的术语,它通常指的是 $>7\times$ 覆盖范围。全基因组测序通常需要 $\geq 30\times$ 覆盖范围。

(3)超深测序也没有定义,但通常意味着 $>1\,000\times$ 覆盖范围。

三、第一代测序法

Sanger 测序也被称为"双脱氧"或"链终止"测序。

第一代测序法一次对一小部分 DNA 进行测序。马克萨姆-吉尔伯特法测序是一种化学裂解测序方法,因为它通过在特定位置裂解模板来识别核苷酸模式。它高度手动操作,费力,难以操作,已被 Sanger 测序取代。Sanger 测序最初是作为一种酶链终止法发展起来的,它能在合成新 DNA 链时识别核苷酸序列。Sanger 测序是最常用的测序方法,通常在临床实验室做简单用途,如识别生物体或识别特定基因的耐药性突变。Applied Biosystems(ABI)系统是 Sanger 自动化测序最常见的平台,其运行方式如下(图 16-3)。

(一)提取和纯化

对起始样品进行裂解,提取和纯化 DNA。如果需要对 RNA 进行测序,则对其进行纯化,然后转化为 cDNA。

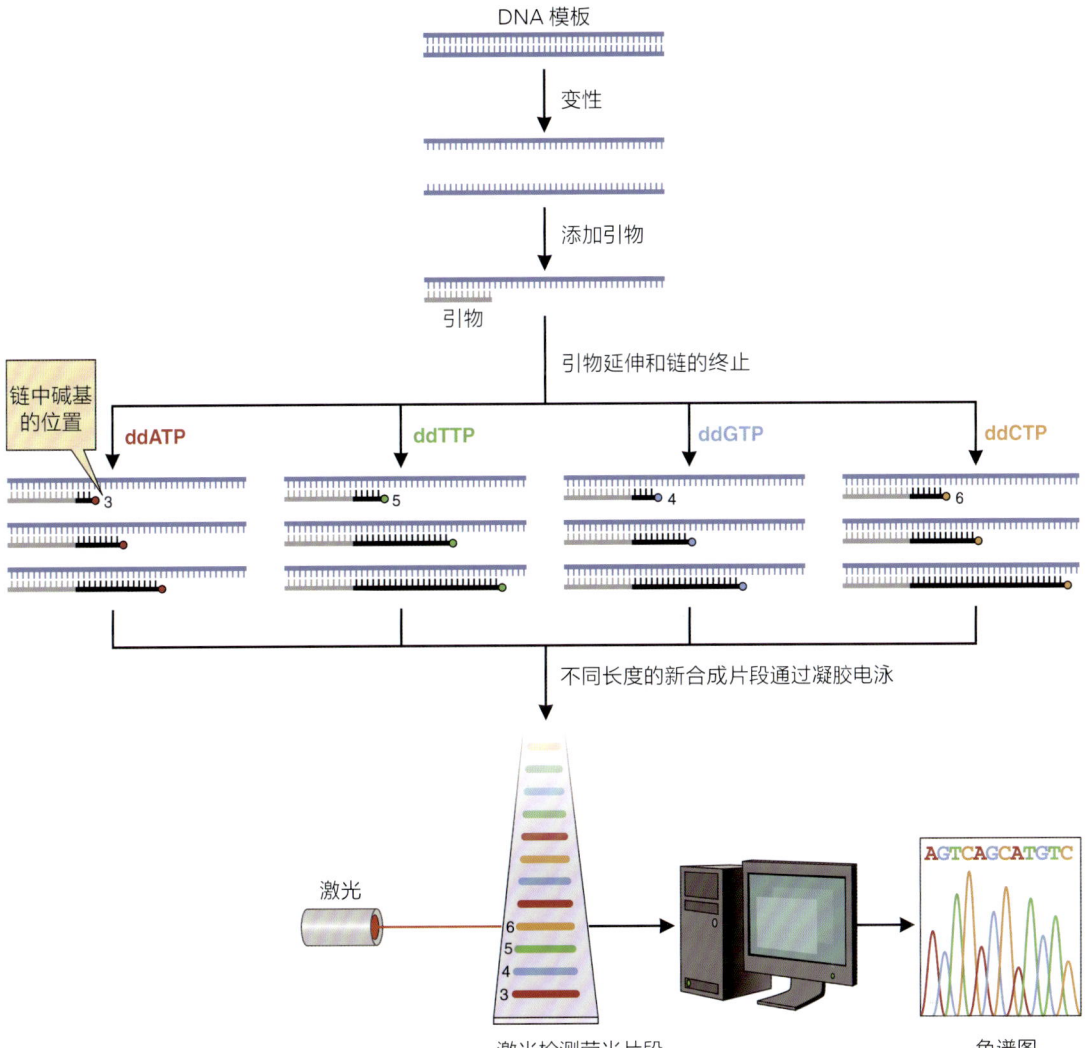

图 16-3 Sanger 测序

将 DNA 的目标片段变性。一个单序列引物与其中一条链结合，这样 DNA 聚合酶就可以合成互补链。聚合酶主要使用 dNTP，但偶尔会加入荧光标记的 ddNTP，从而终止合成。然后将所有的片段按尺寸分开。之后用激光测量每个片段末端的荧光。用计算机将其转换成色谱图，荧光的颜色被转换成特定的碱基识别。荧光标记碱基的顺序决定了目标 DNA 的序列。

（二）PCR 扩增

将目标基因或目标区域扩增，以便有足够的起始材料进行测序。

（三）链终止测序

1. 变性扩增 DNA

将 dsDNA 扩增子加热到 95℃来使双链分离。

2. 测序引物退火

添加单个引物（不像 PCR 使用两个引物），与目标区域杂交。可使用下列任一种引物（图 16-4）。

（1）正向引物：与基因上游结合。它与反义链杂交，因此编码链可以进行测序。

（2）反向引物：与基因下游结合，但与编码的有义链杂交。这将产生反义链序列。为了得到原始的基因序列，碱基应通过翻转来颠倒顺序，然后通过将每个碱基识别转换为其匹配的碱基来互补。例如：

序列结果： AATTGC
翻转后： CGTTAA
互补后： GCAATT

3. 合成

> ddNTP 是链终止子。

DNA 聚合酶、dNTP 和荧光标记的双脱氧核苷酸（ddNTP）加在一起。

（1）ddNTP 是缺少一个羟基的脱氧核苷酸。3'-OH 的缺失防止 DNA 聚合酶添加更多的核苷酸，所以 ddNTP 的加入终止了 DNA 链的延伸。有 4 种 ddNTP 可用，每个对应于匹配的 dNTP：ddATP、ddCTP、ddGTP 和 ddTTP。

（2）每种 ddNTP 都用不同的荧光染料标记，以便通过颜色区分每种 ddNTP 的加入。

（3）在测序过程中，DNA 聚合酶在合成新核酸链时加入

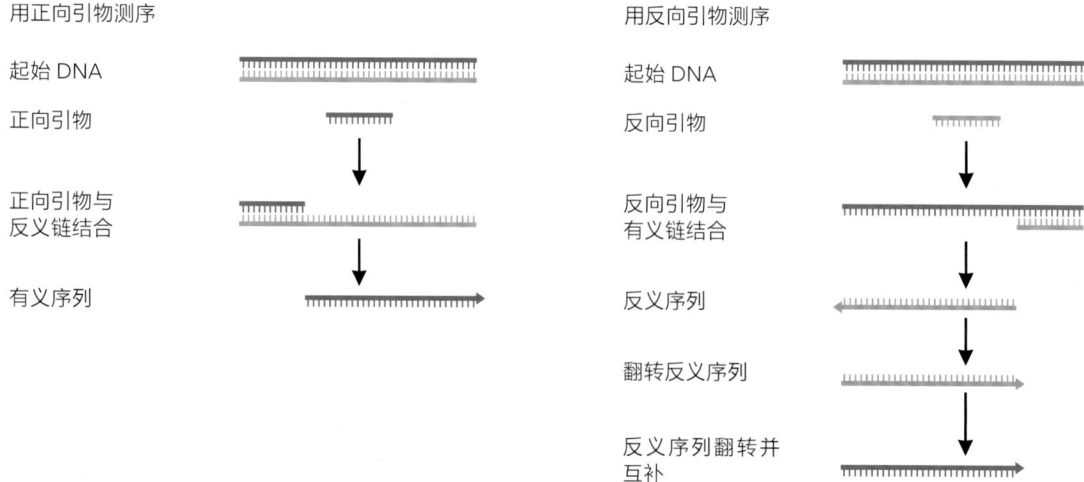

图 16-4　正向和反向引物测序对比

左图：正向引物与反义链结合，产生一个有义序列。右图：反向引物与有义链结合产生反义序列。序列必须"翻转"（颠倒），然后每个碱基必须与互补碱基交换，以得到最终的有义序列。

dNTP 或 ddNTP。混合物中的 ddNTP 浓度很低（与 dNTP 相比约为 1：100），所以 ddNTP 只在非常偶然的情况下被引入。当它加入时，会终止延伸。

（4）经过多轮的合成，根据 ddNTP 合成的位置，得到的片段的长度是不同的。每条新合成的 DNA 链末端都有一个 ddNTP。

（四）解析

（1）新合成的片段放入长而薄的玻璃毛细管，其中充满了半液体聚合物。这称为毛细管凝胶电泳，它能按尺寸，从最小的（1 个碱基长）到最大的（片段的总长度），将片段分离。

（2）激光可检测到与每个碱基关联的染料标签。

（3）将荧光信号形成色谱图。软件将每个信号峰值转换为适当的碱基识别（图 16-3）。

> Sanger 测序对短片段（每次 500~700 个碱基）是精确的。

四、二代测序

NGS 是一个非特异性的术语，包括许多不同类型的高通量和大量 DNA 同时测序的平台。这意味着 NGS 系统可以通过对多个 DNA 片段同时进行测序，在一次运行中识别出数百万个碱基。因此，NGS 对数量庞大的 DNA 测序非常有用，例如生物基因组（整个基因组）、应对疾病或感染的活跃转录基因（转录组），或临床标本中的所有病原体基因组（微生物组或病毒组）。该类型技术有潜质为诊断检测带来颠覆性变革，因为一次检验可以取代多次费力、缓慢、灵敏度低、无法定量的及其他专用检测。NGS 通常采用以下方式执行。

> 二代测序：高通量、大规模并行测序。

（一）核酸提取

对于某些应用（如宏基因组学或长序列读取），为了获得足够的特异序列，需要大量的起始 DNA（多达 1~5 μg），因为在每个处理步骤中都会有材料的损失。

（二）文库的生成

这一步是对输入 DNA 的预处理，以便它能被测序器读取。"文库"是通过将原始 DNA 片段化，并在每个片段上添加名叫衔接子的标签（图 16-5）而形成。

1. 片段化

将核酸分解成许多片段。根据所用技术，片段会很短

（100～1 000 bp），也可以很长（5～20 kb）。片段化可通过3种主要方式实现。

（1）酶催化：内切酶和转座酶切割DNA。

（2）机械方法：声波剪切DNA（例如，声波剪切、水力剪切和超声裂解），或者通过小孔施压将DNA分解成片段（如雾化）。

（3）化学法。

2. 清理或选择尺寸

为提高结果的质量需选择正确尺寸的片段。其他片段（如引物二聚体或衔接子二聚体）除外。

（1）凝胶电泳法：片段在凝胶上运行，将含有正确尺寸片段的条带剪下并纯化。该操作一般是手动的。

（2）磁珠法：固相可逆固定化（solid-phase reversible immobilization，SPRI）珠子在聚乙二醇（polyethylene glycol，PEG）存在下与DNA片段结合。PEG的浓度控制着结合片段的尺寸。例如，磁珠-PEG与DNA比例较低的溶液将选择较大的片段。磁珠用磁铁固定住，未结合的片段就会被冲走。该方法可以自动化以达到更高通量。

3. 末端修复

用3种酶（T4多核苷酸激酶，T4DNA聚合酶，克列诺大片段）将每个片段的末端修复成平端。

4. 衔接子结合

衔接子是短（20～40 bp）核苷酸序列，由一种称为连接酶的酶加到文库片段的末端。其序列是平台特有的。添加衔接子的目的如下。

（1）在测序过程中与流通池结合。

（2）PCR扩增。衔接子区域可以作为引物的结合位点，这样就可以将样本中的衔接子结合片段扩增。

（3）在数据分析过程中对DNA序列进行排序。

5. 条形码

条形码是一种DNA标签，用于区分某些文库中的DNA片段。条形码有两种类型。

（1）样品条形码：某样品所有片段中插入一种序列，这样就可以与另一个样品的片段区分开来。通常将这类DNA标签合并到衔接子中，因此它们有时被称为索引衔接子。样品条形码可使一次测序反应多路进行，因此在单次运行中可以同时运转带不同条形码的数个样品，在数据处理阶段依据其条形码进行排序。

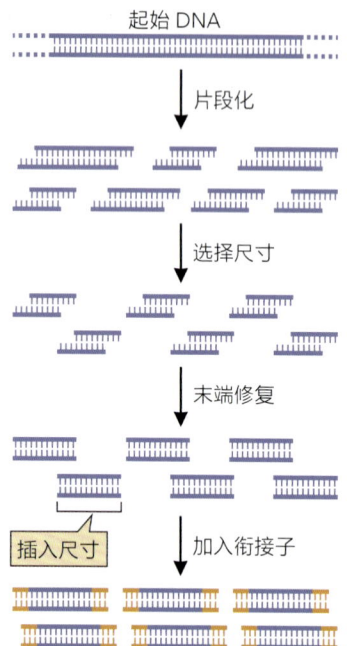

图16-5 NGS生成文库的过程

将纯化的DNA分割并浓缩为最佳尺寸的片段。将片段末端变为平端，之后连接上衔接子。

DNA标签（如衔接子或条形码）是短核苷酸序列，其合并到DNA片段中，易于识别。

插入尺寸：DNA片段尺寸。文库片段尺寸：插入尺寸+衔接子和其他标签。

（2）分子条形码：添加到文库中每个片段的特殊序列，因此某样本的片段就可以与其他片段区分开来。通过分子条形码，用户可以删除重复的序列读取，因为具有相同分子条形码的片段都来自相同的母片段。

（三）DNA 扩增

许多 NGS 平台需要在测序前对 DNA 片段进行扩增。PCR 扩增增加了测序起始材料的数量，从而提高了测序的特异性。但是，该步骤可能会引入误差。例如，低水平的点突变可能由于 PCR 扩增而丢失。

（四）测序

可以在几个不同的平台上进行，不同平台有不同的方法、优势和缺陷（表 16-3）。

五、NGS 平台

有几家公司生产 NGS 平台，但其采用的是不同的测序流程。理解每个系统背后的化学反应很重要，因为其决定了运转时间是快还是慢，可以读取长片段还是短片段，产生精确序列还是可变序列，是否需要预扩增，能够测序的 DNA 数量，以及哪里会引入误差（表 16-3）。

样品条形码：用于多路复用（同时对多个样品进行排序）。

分子条形码：用于去除样本中的重复序列。

表 16-3 NGS 方法的比较

测序平台	第几代	扩增方法	测序技术	读取长度[a]	质量值	核苷酸测序总量	运行时间[b]
Applied Biosystems	Sanger	PCR	链终止	适中	Q20	500～1 000 bp	非常快
Illumina	NGS	桥式扩增	可逆染料终止子	短	Q30	< 15 Gb 或 500 Gb（取决于仪器）	适中
Ion Torrent	NGS	乳液 PCR	电压变化	短	Q20	约 1 Gb	非常快
PacBio	NGS	无	单分子测序	长	Q10～Q50	< 0.1 Gb	非常快
Oxford Nanopore	NGS	无	直接单分子测序	长	Q10	< 1 Gb	非常快

[a] 短，100～400 bp；中等，700～1 000 bp；长，> 4 000 bp。
[b] 中等，1～3 天；非常快，不到 6 小时。

（一）Illumina（MiSeq，HiSeq，NextSeq）

这是最常见的 NGS 平台。它只进行短序列读取（< 400 bp 的片段），但可以同时对大量的片段进行测序，因此测序的 DNA 总量非常大，质量也很好。为了进行测序，首先要用桥式扩增法对样品中的每个 DNA 片段进行扩增。然后，通过将扩增子变性为单链，并使用被称为可逆染色终止子的标记核苷酸合成互补链，来对扩增子进行测序。与新链结合的每个碱基都会被记录下来，从而得出最终的序列。整个过程如下。

（1）从起始模板材料创建一个片段文库。

> DNA 文库是一组具有衔接子的 DNA 片段。

（2）从流通池中获取片段文库。流通池是一个含有与 DNA 衔接子杂交的寡核苷酸片段的固体表面。

（3）通过桥式扩增将每个文库片段同时进行扩增（图 16-6）。像经典的 PCR 一样，DNA 模板链变性，退火与引物结合，然后用聚合酶延伸互补链。与传统的 PCR 不同，该类型的 PCR 直接在流通池上进行，DNA 片段的一端与表面结合，但自由端可以弯曲并附着在附近的任意自由寡核苷酸引物上（即 DNA 链就形成了"桥"）。正因为如此，经过多次扩增后，在原始模板周围形成了扩增簇。

> 桥式扩增在流通池表面形成各个片段簇。片段簇的作用在于其可以放大出现的任何荧光信号。

（4）通过采用可逆染料终止子进行合成来实现测序。这类特殊核苷酸附着在染料上，在某循环中暂时终止进一步合成。这个暂停使得测序器结合并记录碱基。之后染料被移除，以便下一次可逆染料终止核苷酸的过程继续进行（图 16-7）。①添加引物，然后结合到片段的顶部。②流通池的表面有大量的核苷酸可逆染料终止子，它会与互补碱基簇结合，进一步合成会暂时终止。③未合并的多余可逆染料终止子被洗掉。④用激光激活染料，然后用照相机拍下流通池的照片。如果核苷酸结合成簇，摄像机就会在那个位置检测到信号。用化学方法去掉荧

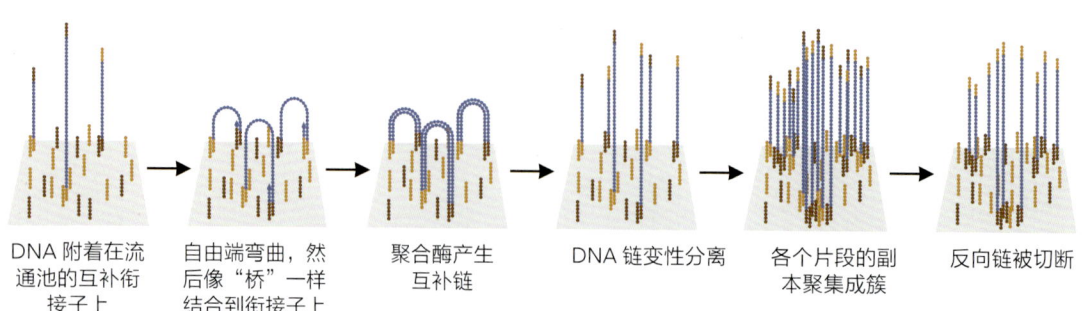

| DNA 附着在流通池的互补衔接子上 | 自由端弯曲，然后像"桥"一样结合到衔接子上 | 聚合酶产生互补链 | DNA 链变性分离 | 各个片段的副本聚集成簇 | 反向链被切断 |

图 16-6　桥式扩增

DNA 文库片段与固相结合。在扩增过程中，片段弯曲形成"桥梁"。一组组扩增子在流通池上形成簇。

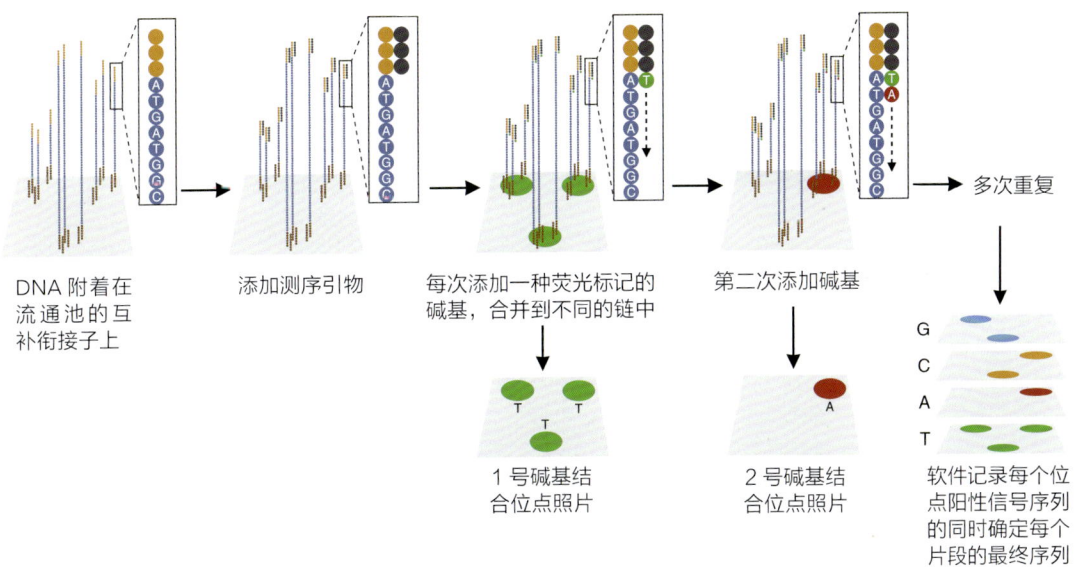

图 16-7　通过合成进行 Illumina 测序
将可逆终止子添加到 DNA 簇中，相机就可以对已结合的荧光位点进行拍摄捕捉。

光标记，这样就可以重复下一种核苷酸的循环。⑤计算机将摄像机捕捉到各个簇的光信号转换成恰当的碱基识别。

（5）在 Illumina 系统中，测序可以从 DNA 片段的任意方向进行（取决于片段与流通池结合的方向），因此被称为双末端测序。

Illumina 采用可逆终止体进行合成测序。

（二）Ion Torrent（个人基因组机，质子）

该平台对总量较少的 DNA 进行测序，相对于 NGS 系统，其精确度较低，但速度非常快，仪器占地面积也很小。它的工作原理是新核苷酸整合到扩增 DNA 链时测量 pH 值的微小变化。

（1）从起始模板材料创建一个片段文库。

（2）采用乳液 PCR 进行片段扩增（图 16-8）。该方法中，PCR 通常在液滴中单独悬浮的小珠上进行。这些液滴就像显微镜下的反应室，数千个 PCR 在一个反应管中同时发生。在珠子上进行乳液 PCR 的方法如下。①微小的捕获珠（直径约 1 μm）被涡旋成水 - 油乳浊液，每个都悬浮在液滴中。②珠子上附有引物，DNA 片段可以退火和延伸。③ PCR 结束时，珠子上覆盖着扩增的 DNA。该过程在各个液滴中同时发生，PCR 是在成千上万个片段上同时进行的。

乳液 PCR：通过将各反应分离成其自身的水 - 油乳浊液的液滴，数千个不同的 PCR 同时进行。

（3）然后采用焦磷酸测序技术在微芯片上进行测序（图

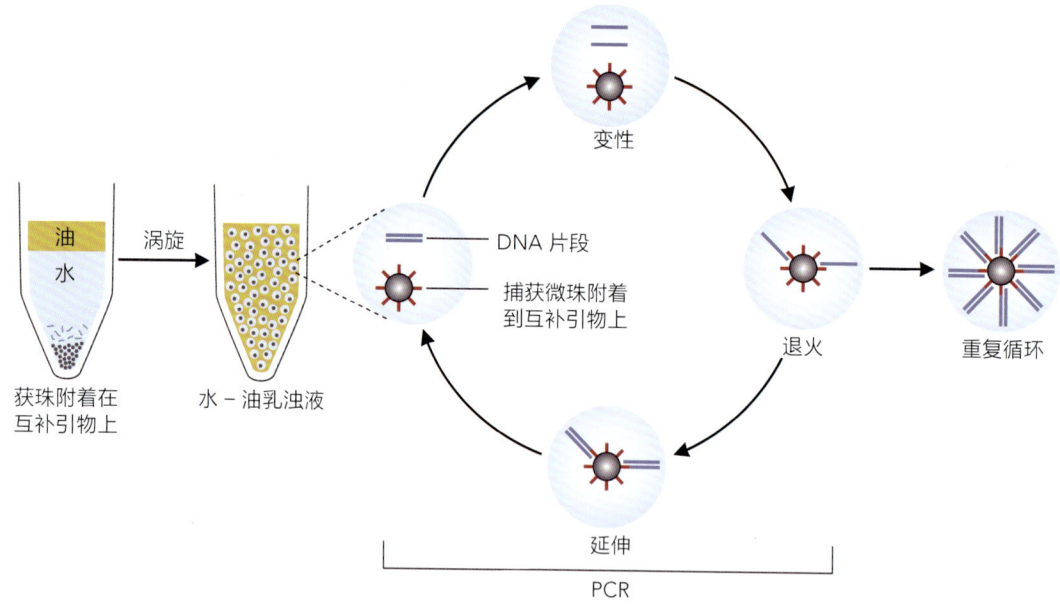

图 16-8 乳液 PCR
捕获珠在水-油乳液中被乳化成微小的液滴。对每个珠子进行 PCR。

16-9）。这种方法以焦磷酸盐（两个磷酸盐）的释放而命名，每当一个磷酸添加到生长中的 DNA 链上时，焦磷酸盐就会从 dNTP 上切下。同时每个焦磷酸盐会释放一个质子（H^+）。这些带电的质子会引起 pH 值的微小变化，检测到这一变化表示合成了新的 dNTP。①珠子被冲进微芯片的小孔中，这样每个孔只有一颗珠子。②芯片各个孔中的 DNA 聚合酶对珠子上 DNA 模板进行复制。③同一时间芯片中只充满一种类型的核苷酸。随着核苷酸的结合，产生了焦磷酸和 H^+。每个反应孔作为一个单独的电压表来测量出现的电压变化。

Ion Torrent 方法通过测量下一个已知核苷酸结合时 pH 值的微小变化来识别。

（三）PacBio（SMRT，单分子实时测序）

该技术采用直接观察 DNA 聚合酶在生长链上添加核苷酸的过程（图 16-10）。与其他常见的测序平台不同，模板无须先扩增，可以实时确定序列。在这个系统中，DNA 聚合酶能读取长序列，但总测序量很小。

（1）DNA 片段化。通过将片段两端加入钟形或发夹型衔接子（称为 SMRTbell 衔接子）来创建文库。使得整个 DNA 片段呈环状。

环状 DNA 用于测序。

（2）基因组文库加入芯片中，其中含有称为零模波导的数千个微反应孔，因此每个孔中只有一个环状片段。每个孔都有

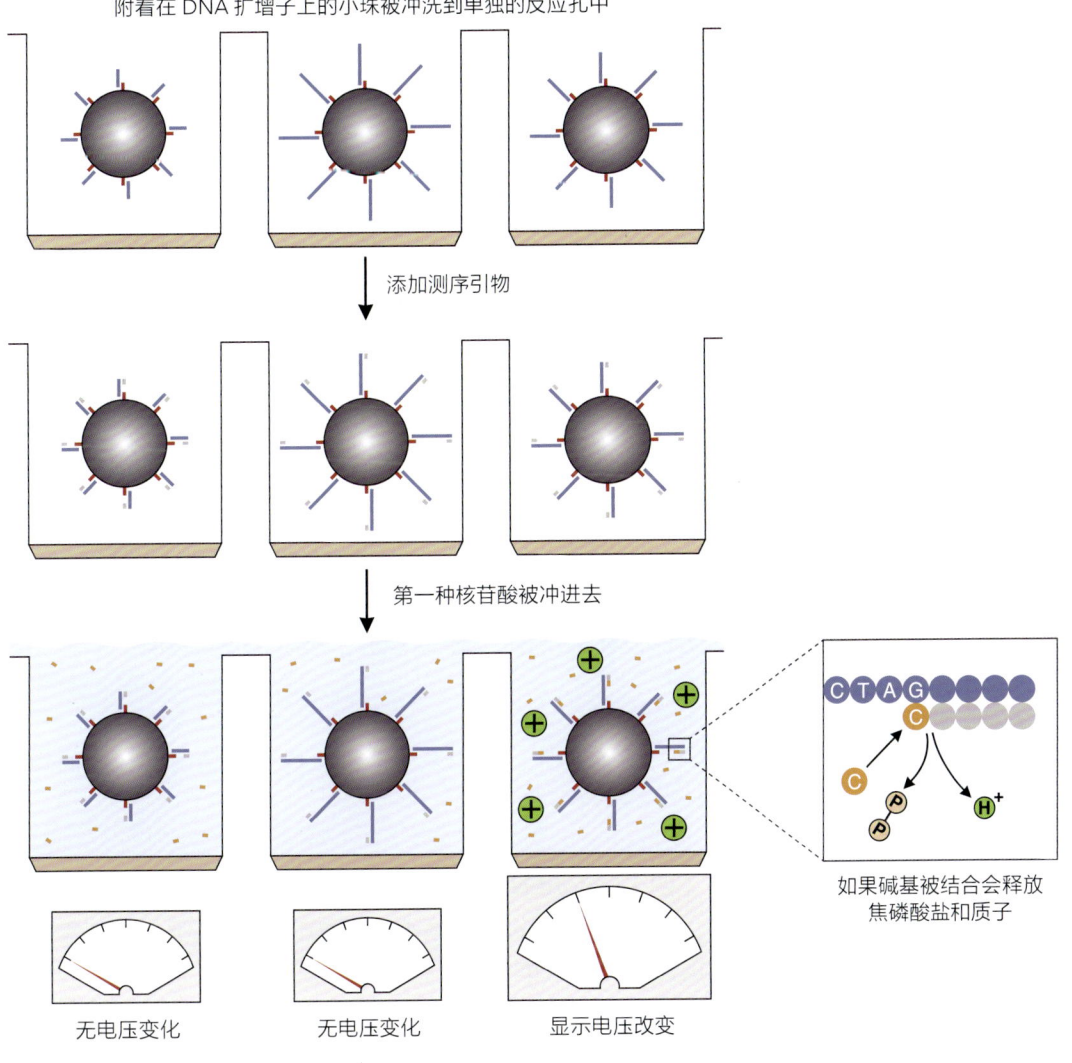

图 16-9 焦磷酸测序与 Ion Torrent 系统

测序是通过合成来完成的。DNA 聚合酶与核苷酸结合的反应孔中，产生焦磷酸盐和 H^+。该现象会引起 pH 值的轻微变化，pH 值是用高灵敏度电压表测量的。

一个 DNA 聚合酶。

（3）DNA 聚合酶用荧光标记的核苷酸合成环状片段的互补链。荧光染料附着在每个核苷酸的磷酸末端，因此每当 1 个核苷酸加入时，荧光标记就会被切断并产生信号。所以，与其他测序方法不同，4 种核苷酸可以同时添加到芯片上。

PacBio 系统不需要扩增。

（4）零模波导被精心设计得像高倍显微镜，以便 DNA 合成发生时，荧光染料信号可直接检测到，然后解读为碱基识别。

（5）单个拷贝测序错误率高（> 10%）。为了改善这一点，我们使用环状一致测序，将长度在 0.5 ~ 2 kb 之间的环状片段

单次 SMRT 测序的错误率非常高。通过环状一致测序的多次测序大大改善错误率。

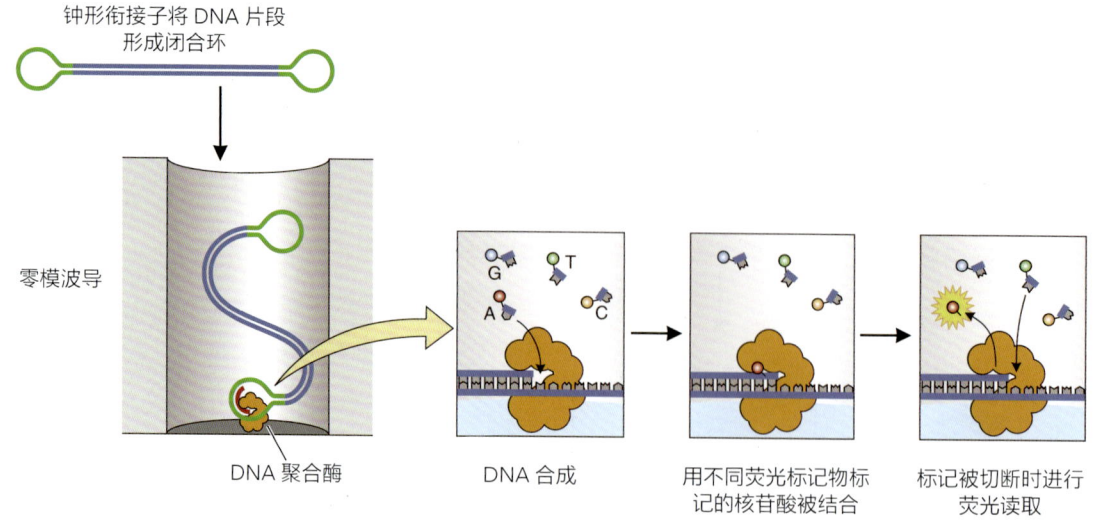

图 16-10　PacBio 测序系统

DNA 片段用 SMRTbell 衔接子循环。每个片段冲进一个叫作零模波导的小孔中，其中包含 1 个 DNA 聚合酶和 4 个荧光标记的碱基。当聚合酶合成互补链时，荧光标记被切断，这一变化可直接检测，然后转换成碱基识别。

进行 3～5 次测序。使该系统能够生成整体精确度较高的一致序列。

（四）Oxford Nanopore（MinION）

一种小型便携式测序系统。与 PacBio 技术类似，不需要进行 DNA 扩增，对单个链进行实时测序和监测。但是，与其他平台不同，无须进行 DNA 合成或裂解。确切地说，是通过电流的变化直接从链中读取核苷酸序列（图 16-11）。因此，纳米孔可以非常快速地读取长序列，但精确度很低。

（1）通过将发夹衔接子加到片段末端来创建文库。这样可以将模板链和互补链连接起来，从而使整个链连续读取而不中断。另一个衔接子加到另一个自由端，这条链就可以在纳米孔被捕获。

（2）DNA 文库加到芯片中。该芯片是数百个被称为纳米孔的微小通道的支架。纳米孔可以是蛋白质、人工合成或者两者的混合。

（3）每个孔的入口都附着一种进行性酶。它可以将 dsDNA 模板分离，让其中一条链通过孔（核苷酸链将"加工"后通过）。

（4）穿过孔的每个核苷酸都会在经过纳米孔表面时产生电流的特征变化。该特征变化被转换成碱基识别。

> 纳米孔测序与其他方法不同，因为它不需要合成。它直接"读取"链上的核苷酸，而不是记录当互补链合成时添加的核苷酸。

六、计算数据分析

Sanger 测序和 NGS 数据都需要分析和解读。对 NGS 的分析要复杂得多,因为该技术会产生数量庞大(例如,Tb)的数据。

(一)输入

原始序列数据通常以两种主要格式存储(图 16-12)。

1. FASTA

FASTA 是一个文本文件,包含一个标题/描述行,以">"开头。从下一行开始以单个字母的形式按顺序列出核苷酸序列。这种格式对原始序列非常简单,不包含格式化(甚至不包含空格或行号)。

2. FASTQ

FASTQ 是一种紧凑的文本格式,共有 4 行。这 4 行包含序列数据和它们的 Phred 质量。

(1)第 1 行:标题/描述行,以"@"开头。

(2)第 2 行:核苷酸序列。

(3)第 3 行:另一个以"+"开头的描述性行。

(4)第 4 行:一串字符,每个字符代表一个核苷酸。每个字符都是对应碱基识别质量的代码。一般采用美国信息交换标准代码(American Standard Code for Information Interchange,ASCII)+33 字符。

(二)数据预处理或清理

(1)如果适用,片段序列按条形码排序。

(2)调整衔接子序列。

(3)删除低质量的读取序列。

(4)删除非目标读取。例如,如果使用的是全标本 DNA,那么读取到的人类基因组图谱就会被删除。

(三)数据处理

1. 校准(或读取比对)

某个序列与参考序列进行对比(或比对)。通常用于识别有机体或识别变异(例如,点突变、缺失、插入和重排)。

(1)公共数据库:新的序列数据通常与大型数据库中的已知序列进行比较,如 GenBank(来自美国国家生物技术信息中心[National Center for Biotechnology Information,

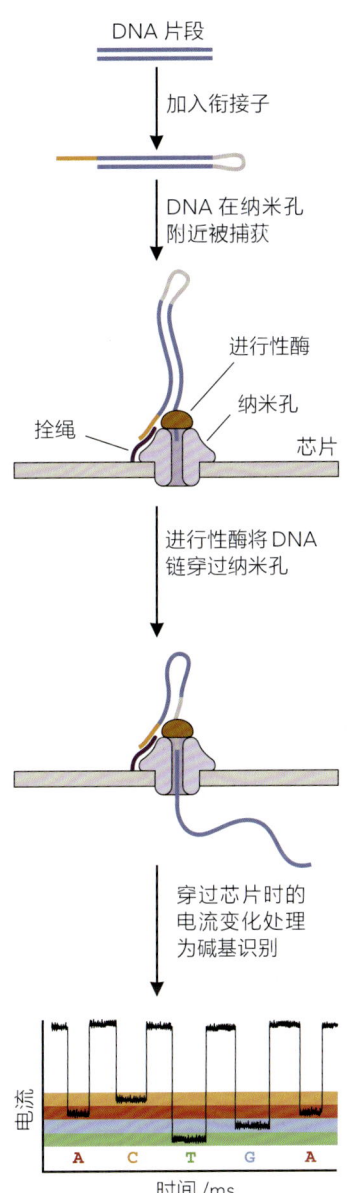

图 16-11 纳米孔测序

添加衔接子以使互补链呈线状。另一个衔接子将模板 DNA 拴在纳米孔附近。一种进行性酶将 DNA 片段送入管道,其穿过小孔时的电流特征性变化被记录下来,作为独特的碱基识别。

	FASTA	FASTQ
Line 1	＞GENESEQ	@GENESEQ
Line 2	AGTCCTTGGAATACCCGGAA	AGTCCTTCCAATACCCGGAA
Line 3		+
Line 4		; ! ; ! ; ; ; 9; 7; ~ .7; 393D3

图 16-12　FASTA 和 FASTQ 格式序列数据的示例

NCBI］）、欧洲分子生物学实验室（European Molecular Biology Laboratory，EMBL）和日本 DNA 数据库（DNA Databank of Japan，DDBJ）。

（2）常用的校准软件包括：① BLAST（Basic Local Alignment Search Tool，基本局部比对搜索工具）；② SAMtools；③ BWA（Burrows-Wheeler Aligner）；④ Bowtie2；⑤ SOAP（Short Oligonucleotide Analysis Package，短寡核苷酸分析包）。

（3）"暗物质"：无法进行分类的序列，因为它们与数据库中的任何数据都不匹配。对病毒来说这个问题很严重，因为其相对多样化和充满未知。

2. 组装

短序列以正确的顺序进行组装，以形成长序列。这一步通常是为了构建之前未测序过的基因组。可以通过几种方式完成组装。

（1）参考序列：根据短序列与参考序列的同源性将其拼接在一起（例如，相对于相似物种的基因组）。

（2）拼接组装：在没有参考序列的情况下，严格采用重叠的片段将一个新的 DNA 序列拼接在一起。这一步骤需要大量的时间和强大的计算能力，一般用于对全新的病毒进行测序。

（3）K-mers：常用于短读取组装。用算法将一个序列分解成长度为"k"的更短序列，然后根据 k-1 子链的重叠排列在一起（用德布鲁因图）。

（4）用于汇编的常用软件：① Velvet（例如，Illumina）；② SPAdes（例如，Illumina and PacBio）；③ MIRA（例如，Ion Torrent）；④ CLC 基因组工作台。

（四）后处理

序列数据可存储为两种主要格式。

1.SAM

存储经过处理的人类可读版本序列数据。

2. BAM

SAM 格式的二进制版本。

（五）数据可视化

用特定的程序将数据可视化。可用于解析或鉴别，发现问题，识别低质量的碱基识别，以及查看读取位置与其他序列比对的位点。

多项选择题

1. 通过哪些因素使 NGS 平台比 Sanger 测序提高了通量？
    a. NGS 采用毛细管凝胶电泳
    b. NGS 要快得多
    c. NGS 并行处理更多的 DNA
    d. NGS 需要更多的计算分析

2. 什么是序列比对？
    a. 组装新生基因组
    b. 通过删除多余的序列来清理序列数据
    c. 将新生成的序列与参考序列进行比对
    d. 选择正确的测序平台

3. 什么是乳液 PCR？
    a. 在油水乳浊液中进行的 PCR
    b. 依次在水和油中进行测序
    c. 采用桥式扩增的 PCR
    d. 以上皆是

4. 哪个测序平台使用桥式扩增？
    a. Illumina
    b. Ion Torrent
    c. Oxford Nanopore
    d. Sanger sequencing

5. 采用哪种方法来提高测序结果的准确性（Phred 质量分数）？
    a. 可逆染料终止子
    b. 链终止
    c. 合成测序法
    d. 环状一致测序

6. 哪个步骤 NGS 必需的，而在 Sanger 测序中是非必需的？
    a. DNA 提取
    b. 文库生成
    c. 数据分析
    d. 以上都不是

7. 一旦生成了文库，下面哪个系统是便携的？
    a. Illumina
    b. Applied Biosystems
    c. Oxford Nanopore
    d. Ion Torrent

8. 下列哪个系统使用焦磷酸测序？
    a. Illumina
    b. Oxford Nanopore
    c. PacBio
    d. Ion Torrent

9. PacBio 和 Oxford Nanopore 都是单分子系统，在测序前不需要扩增。这类系统有何不同？
    a. 在 Nanopore 系统中 DNA 聚合酶附着在孔上，在 PacBio 系统中 DNA 聚合酶附着在零模波导上
    b. Nanopore 系统中没有 DNA 聚合酶
    c. Nanopore 系统一般具有较高的 Phred 分数
    d. 以上皆都不是；除了 Nanopore 系统读取更长以外，两者相同

10. 什么是序列色谱图？
    a. 显示序列带的凝胶
    b. Illumina 平台上"丛生"序列的位置
    c. Applied Biosystems 测序仪输出的荧光峰
    d. 零模波导的颜色序列

判断对错

11. "暗物质"是无法进行测序的 DNA。　　　　　　T　F
12. NGS 可用于 16S rRNA 测序。　　　　　　　　T　F
13. NGS 不太适用于对宏基因组学研究。　　　　　T　F
14. 比对比从头组装更具计算挑战性。　　　　　　T　F
15. 用于 Sanger 测序所有病毒的通用基因是长末端重复区（可能需要阅读本章以外的内容）。　　T　F

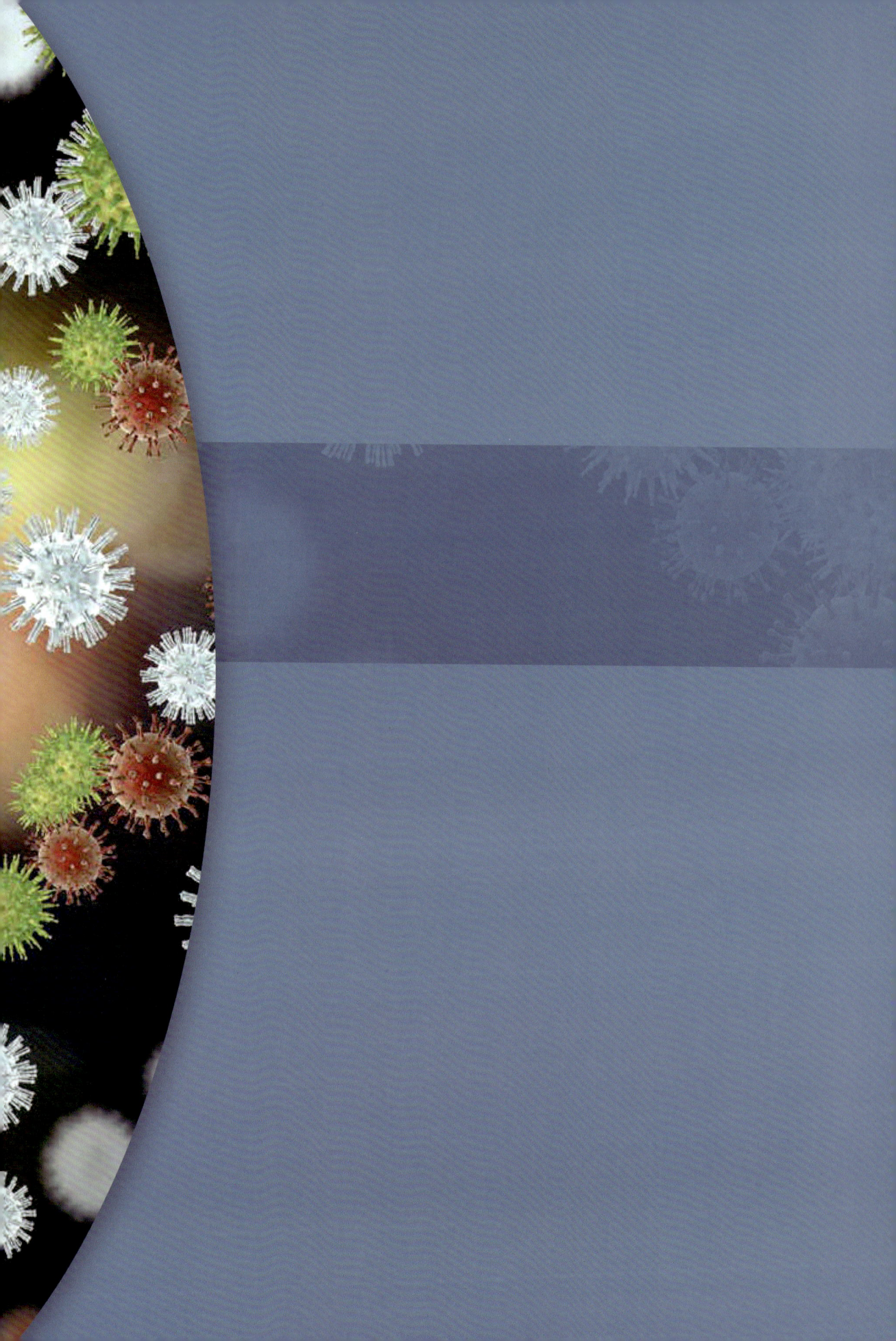

第四部分
病毒感染的预防和治疗

PREVENTION AND MANAGEMENT OF VIRAL INFECTIONS

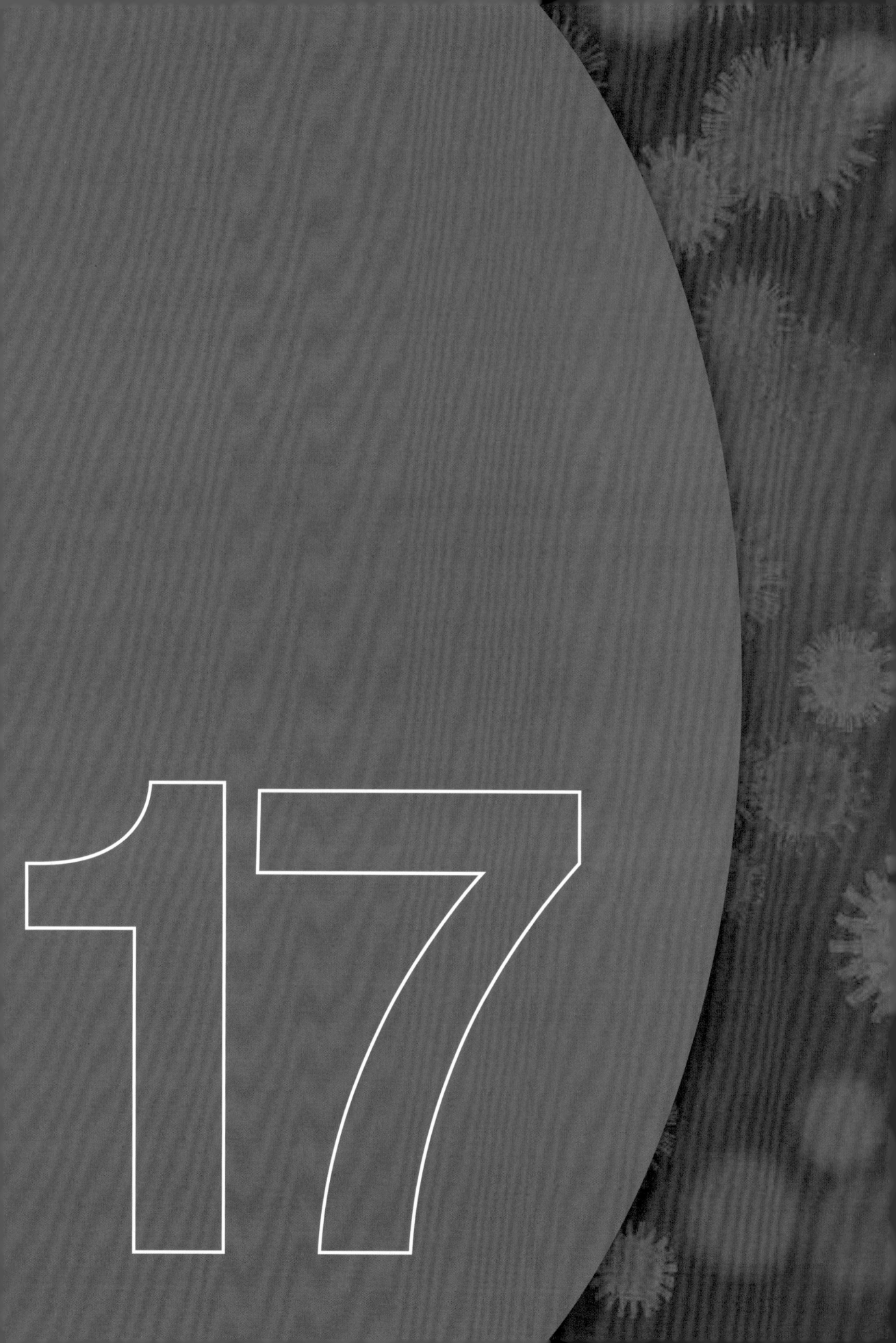

第十七章
生物安全

一、概述

病原体可能对宿主种群造成从局部暴发到全球大流行的一系列影响。卫生保健工作者有接触传染性病毒病原体的职业风险。可采取若干措施保护医院和实验室工作人员，如个人防护设备（personal protective equipment，PPE）和专门的实验室处理程序。感染控制措施，如隔离和消毒，可防止病毒病原体向医护人员和住院患者传播。

二、生物安全分类

根据病毒病原体的传染水平，它们是否为生物恐怖主义的潜在媒介，或者是否需要为公众健康着想对其进行监测，可以用几种不同的方式对其进行分类[29]。

（一）生物安全防护等级（biological safety level，BSL）

病毒和细菌病原体根据其致病性、易传播性和可治疗性分为BSL1～4级（表17-1）。医院和实验室可根据员工和患者的风险程度利用该分类制定病原体政策。例如，大多数临床实验室保持BSL2操作，这意味着他们有能力处理中等风险的病

框17-1　表示疾病分布的重要术语

> （1）散发：某种疾病在某一地区的罕见发生。
> （2）地区性：某种疾病在某一地区的正常流行。
> （3）暴发：在有限区域内疾病病例的突然上升（高于预期）。
> （4）流行：在更大范围内病例数上升（高于预期）。
> （5）大流行：分布广泛的流行。

原体。因此，如果标本或分离物具有较高的风险，临床医生应通知实验室工作人员，以便实验室可以考虑隔离标本，将其送到高风险的实验室和/或进行最低限度的检测。

（二）可报告病原体

可报告病原体是指如果在患者体内发现，必须向公共卫生机构报告的病原体。这些病原体是罕见的、高风险的，可能导致重大疫情，因此需在全省和/或全国范围内监测其患病率。

（三）特定制剂

特定制剂是对国家安全、公共卫生和安全产生重大影响的病原体或毒素。其通常是可报告病原体的一个子集，可作为生物恐怖主义的潜在媒介。持有和运输这类病原体有严格的规定。一旦确诊，诊断实验室必须在7天内将病原体转移或消灭。

（四）实验室响应网络

全国各地配备了能够有效应对生物和化学威胁的公共卫生和其他（如军事）实验室网络。

（五）哨点实验室

哨点实验室能够识别潜在威胁的实验室（如临床实验室）。哨点实验室的作用是识别潜在的威胁因素，并将其升级到实验室

> 可报告病原体：公共卫生机构监测的病原体。
> 特定制剂：一种潜在的生物恐怖主义。

表 17-1 生物安全防护等级说明[29]

BSL	有害物质	实验室操作	例子[a]
BSL1	这些制剂的致病风险非常低	使用标准的实验室操作和设备。可以在开放式工作台上完成操作。进入实验室受限	游离核酸或非致病性病毒
BSL2	可引起中度或严重疾病，但不易通过吸入传播的中等风险制剂	大多数工作可以在开放式工作台上完成，但当产生气溶胶时，接触标本时使用PPE和头罩。设备进行常规消毒，实验室人员接受病原体处理方面的专门培训，实验室的进出受限	细胞核
BSL3	有致严重疾病的高风险病原体	所有的工作都要戴着头罩，工作人员也要穿戴额外的PPE。所有的废弃物离开实验室时必须加以净化。经特殊设计的设备：负压下，废气经HEPA过滤，设有缓冲间，出入受限	EEEV、WEEV、VEEV、日本脑炎病毒、黄热病毒、裂谷热病毒、圣路易脑炎病毒、汉坦病毒
BSL4	含有高度风险导致致命疾病的危险物质，易于传播（例如吸入），且没有治疗方法或疫苗	全部人员要经过严格训练，出入受到严格限制。所有工作要在三级生物安全柜中进行，或广泛使用PPE（例如，正压套装）。在出口洗澡、更衣	埃博拉病毒、CCHFV、拉沙病毒和马尔堡病毒

[a] 有关病毒名全称请参阅本书前面的缩写列表。

响应网络。这些实验室必须符合有关运输和病原体销毁的要求。

三、隔离检疫

感染控制是对具有传染性感染的患者采取隔离防范措施和 PPE 限制，以防止传染因子传播给其他患者和工作人员。最常见的隔离措施有标准隔离、接触隔离、飞沫隔离和空气隔离（表 17-2）。根据病原体的传播方式和可能发生的暴露类型，采用不同程度的隔离（表 17-3）。

四、个人防护设备

PPE 包括手套、防护服、口罩或呼吸器等个人防护装置，用于保护卫生保健人员或实验室工作人员免受患者或实验室材料的伤害[30]（表 17-2）。PPE 的穿脱顺序非常重要，因为不正确的顺序可能会导致有害生物体的接触和传播。

（一）穿戴

穿戴 PPE 的过程（采用"自下而上"的原则）：防护服、口罩/呼吸器、护目镜和手套。

（二）脱下

脱下个人防护用品的过程。一般来说，首先要脱下污染最严重的部分（如手套）。

1. 技术 1（按字母顺序规则）

手套、护目镜、防护服、口罩/呼吸器。洗手。

2. 技术 2（"污染严重优先"原则）

手套、防护服、护目镜、口罩/呼吸器。洗手。

表 17-2 用于不同隔离预防措施的 PPE

预防措施类型	PPE	注意事项
标准隔离	手套	包括防止传播的手部卫生基本防护。需要时可戴手套；例如，当区域明显被污染时
接触隔离	手套、防护服	用于直接或间接接触（如污染物）传播的生物体
飞沫隔离	手套、防护服、口罩	用于通过飞沫进行短距离传播的生物体。患者应使用单间或与其他患者间隔 ≥ 1 m
空气隔离	手套、防护服、N95 呼吸器	用于可通过悬浮在空气中的细小的气溶胶颗粒远距离传播的生物体

表 17-3　CDC 对病毒感染患者隔离预防措施的建议[31]

病毒类型或病毒诱发综合征	典型的/推荐的隔离措施[a]	病毒示例
虫媒病毒	S	EEEV、WEEV、VEEV、圣路易脑炎病毒、加州脑炎病毒、西尼罗病毒、登革病毒、黄热病毒、科罗拉多蜱热病毒
人畜共患病病毒	S	汉坦病毒、狂犬病毒
胃肠道病毒	S, 如果患者尿失禁用 C	腺病毒、诺如病毒、HAV、肠道病毒、轮状病毒
	C 和 D, 或者单独 D	腺病毒、鼻病毒、流感病毒、腮腺炎病毒
呼吸道病毒	C	HMPV、RSV、副流感病毒
	A, D 和 C	SARS、MERS
肝炎病毒	S	HAV 到 HEV
	S	肠道病毒和副肠孤病毒
	S, 如患者免疫功能低下或具有播散性疾病, 应加用 A 和 C	VZV
引发皮疹的病毒	A	麻疹病毒
	D	风疹病毒（新生儿感染除外）
	D	细小病毒 B19
	A 和 C	天花病毒
	C, 直到病灶结痂	牛痘病毒、猴痘病毒、播散性或严重的 HSV 黏膜皮肤疾病
	S	传染性软疣
引起结膜炎的病毒	C	腺病毒、肠病毒 70、柯萨奇病毒 A24
引起新生儿/先天性疾病的病毒	C	HSV、风疹病毒
导致瘫痪的病毒	C	肠病毒（脊髓灰质炎病毒、肠病毒 D68）
引起潜伏/持续感染的病毒	S	HIV、CMV、EBV, 大多数病例是 HSV
引起出血热的病毒	S, D 和 C	拉沙病毒、埃博拉病毒、马尔堡病毒、CCHFV

[a] A, 空气隔离；C, 接触隔离；D, 飞沫隔离；S, 标准隔离。

五、生物安全柜

生物安全柜（biosafety cabinet，BSC）或"防护罩"，是实验室设备的一部分，为操作试剂、进行分析和处理样品提供可控的防护环境。主要有 3 种类型，所提供的气流和保护量有所不同（表 17-4 和图 17-1）。大多数人体标本要在至少为 BSL2 标准的生物安全柜中进行处理，因为其中可能藏有感染剂。

表 17-4 生物安全柜类型及功能[29]

类型	设计	保护对象
封闭空气箱（亦称 PCR 工作台）	• 没有气流，以防止通过气流污染物料	材料
BSC I 级	• 空气通过开放的前部吸入 • 空气通过 HEPA 过滤排出	人员
BSC II 级	• 有 4 种不同的类型，排放和再循环的空气体积不同 • 空气通过前格栅吸入，通过 HEPA 过滤，然后将清洁的空气推送到材料上 • 空气通过 HEPA 向下排放到标本上	人员和材料
BSC III 级（又称手套箱）	与房间完全隔绝。通过永久性固定手套处理标本 • 空气通过 HEPA 吸入 • 空气通过两个 HEPA 排出	人员和材料（最大限度地保护）

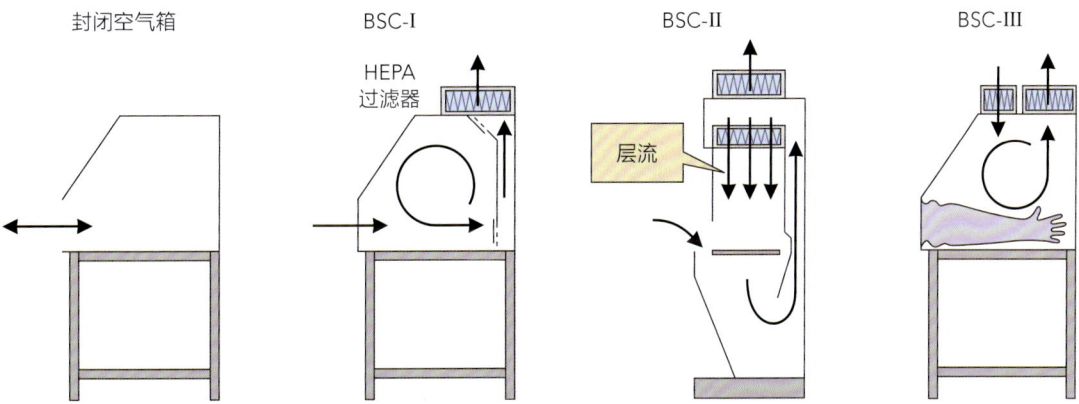

图 17-1 生物安全柜（BSC）的比较
箭头指示气流的方向。

多项选择题

1. 对特定制剂的最佳描述是什么？
   a. 可报告制剂
   b. 生物恐怖主义的潜在制剂
   c. BSL4 制剂
   d. 无药可治
2. 黄热病毒可引起发热、病毒血症、腹泻和"黑色呕吐物"，甚至可以致命。然而，在医院只需对其采取标准的隔离措施。为什么（可能需要阅读本章以外的内容）？
   a. 它很少引起严重疾病
   b. 它是可以治疗的

c. 它不会在人与人之间传播

d. 以上皆是

3. 在诊断实验室中使用的大多数病毒归类为哪类 BSL？

    a. 1

    b. 2

    c. 3

    d. 4

4. 为什么 HIV 不在 BSL4 条件下处理？

    a. 绝对没有与实验室人员接触的风险

    b. 有疫苗

    c. 不会引起严重或致命的疾病

    d. 不易传播（例如，不易通过呼吸道传播）

5. 大多数感染呼吸道病毒的住院患者除了其他预防措施外，还需要进行飞沫隔离。以下哪种呼吸道病毒只需要接触隔离？

    a. 流感病毒

    b. 腮腺炎病毒

    c. 鼻病毒

    d. RSV

6. 以下哪种病毒需要空气隔离？

    a. 流感病毒

    b. 副流感病毒

    c. 麻疹病毒

    d. 细小病毒 B19

判断对错

7. 住院患者隔离预防措施是用来保护患者的。   T F

8. 空气隔离和飞沫隔离措施是一样的。   T F

9. 所有患者标本均应视为具有潜在传染性。   T F

10. 脱下防护设备时，手套是应脱下的第一件个人防护用品。   T F

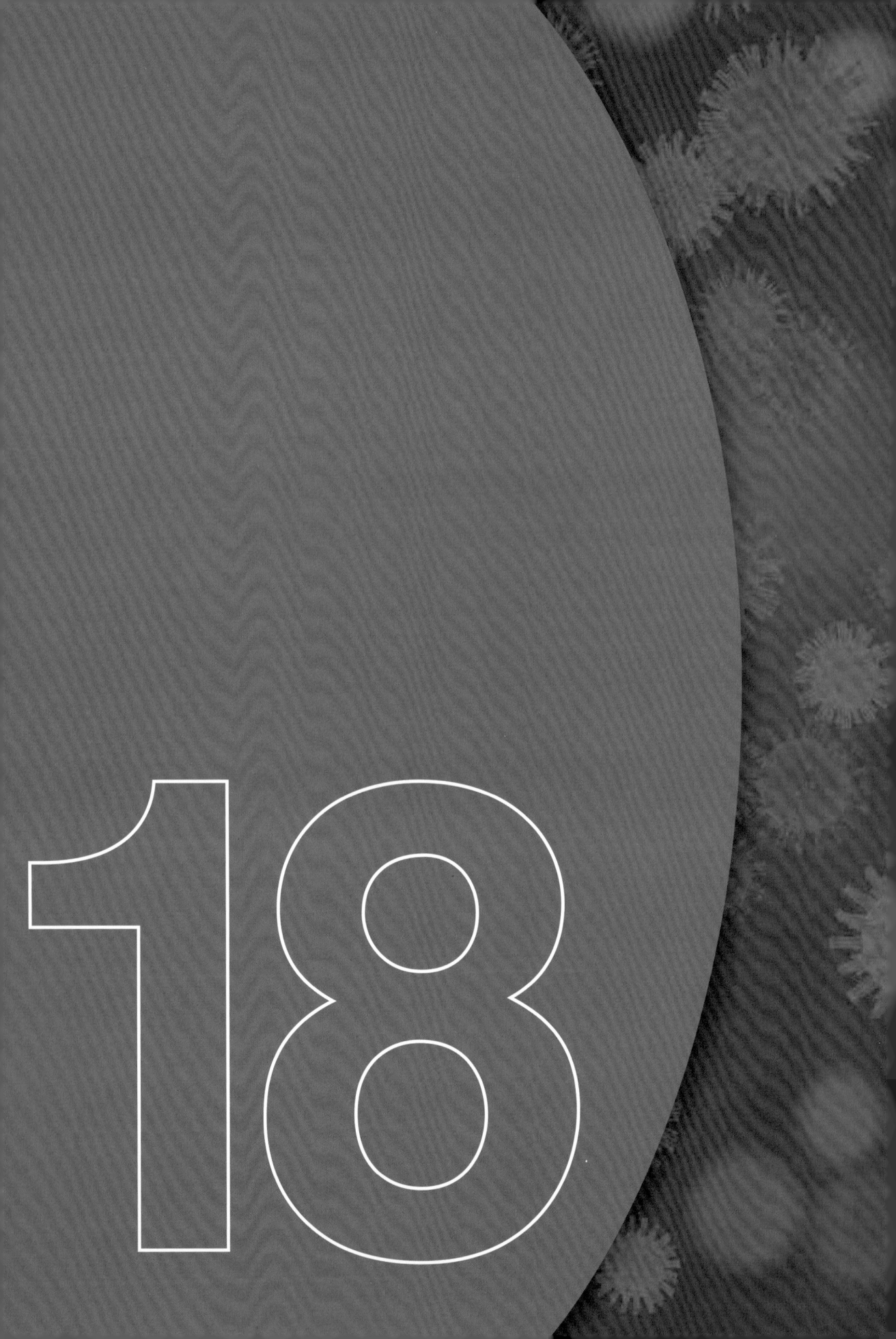

第十八章
疫　苗

一、保护性免疫反应的类型

迄今为止，疫苗是对抗病毒的最佳防御手段（事实上，大多数疫苗都是为对抗病毒而设计的）。大多数疫苗是通过诱导主动免疫反应来起作用的。这是因为其产生的抗体反应对病原体具有高度特异性，可提供长期保护。有些病毒可通过被动转移预先形成的抗体而被中和。这是一种不够强烈的保护形式，但是当个体无法产生自身的快速抗体应答时是有用的。最后，一些疫苗利用细胞免疫来刺激 B 细胞和 T 细胞的免疫反应。

（一）自然感染

通常会引起最强烈的免疫反应，因为它会导致最大限度的抗原暴露，激活体液应答和细胞应答。然而，由于涉及病毒感染的发病率和病死率，这种获得免疫的方式具有潜在危险性。

"水痘聚会"（以及其他类似的病毒"聚会"）是有意让儿童接触传染性病毒。由于其具有导致严重疾病的潜在风险，不推荐使用这种方法。

（二）主动免疫

主动免疫对抗原产生的主动抗体反应。有时被称为体液应答。

（1）未感染个体没有接触过特定的病原体，也没有针对它的抗体。

抗原是引起免疫应答的物质（通常是蛋白质）。

（2）在体液反应中，通常在接触后 1～3 周首先产生 IgM 抗体。但是该抗体不会长期存在。

抗体也称为免疫球蛋白（Ig）。

（3）IgG 抗体通常在接触后 2～4 周产生，具有高度特异性且长期存在。疫苗通过激活 IgG 的产生来产生效用。

（4）抗体能通过以下方法灭活病原体。①中和作用：中和抗体具有高度保护作用，因为它们能将病毒包裹，防止病毒感染细胞（病毒被"中和"）。②补体结合：抗体结合病毒，触发称为"补体"的蛋白质将感染细胞溶解,招募吞噬细胞。③调理作用:抗体结合病毒,为吞噬作用做标记。

(5)主动免疫会引起长期记忆应答。记忆 B 细胞具有高度持久性,在随后接触病原体时迅速产生中和抗体。

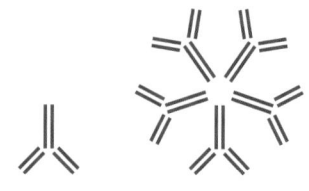

图 18-1 单体抗体（IgG）和五聚体抗体（IgM）的排布

（三）被动免疫

将预先制备的抗体转移到原始宿主体内的过程。这些抗体可以中和病原体,但保护作用是短暂的,因为只有抗体存在时,保护作用才会持续。

1. 母源抗体

妊娠期间产生的抗体,为胎儿和新生儿提供保护。

（1）母源 IgA 可被分泌到母乳中,保护黏膜抵抗胃肠道病原体[32]。

（2）IgM 抗体是五聚体,能结合多达 10 个表位（图 18-1）。因此,它因为体积太大而无法穿过胎盘。

（3）IgG 是一种可以结合两个抗原表位的单体（图 18-1）。它足够小,可以通过胎盘,可以为胎儿提供被动免疫。

婴儿在出生后大约 6 个月受胎盘 IgG 抗体的保护。

（4）妊娠中期和晚期时母体产生的 IgG 抗体穿过胎盘,在新生儿的血液中循环。它们在妊娠期和胎儿出生后 6～8 个月提供保护[33,34]。因此,建议在妊娠期对几种病毒进行免疫接种（只接种灭活疫苗）。

2. 静脉注射免疫球蛋白（intravenous immunoglobulin, IVIG）

从数千名健康捐赠者的血浆中汇集免疫球蛋白的静脉注射溶液。

（1）健康人的血浆含有对抗多种病毒的循环抗体,可用于保护那些无法抵抗感染的人（如移植患者）。

（2）例子:人狂犬病免疫球蛋白（抗狂犬病）和乙型肝炎免疫球蛋白（抗 HBV）。

（四）细胞免疫应答

$CD4^+$ 细胞毒性 T 细胞（辅助细胞）和 $CD8^+$ 细胞毒性 T 细胞（杀伤细胞）的激活。疫苗利用这种细胞应答的试图引发广泛的激活反应,因为辅助 T 细胞能激发 B 细胞、其他 T 细胞和巨噬细胞。杀伤 T 细胞有选择性地攻击并摧毁感染细胞。

二、疫苗类型

疫苗应足够广泛,以覆盖多种病毒病原体,且具有足够的特异性,不会与任何自身抗原发生交叉反应[35]。主要有6种类型的疫苗,具有不同程度的免疫原性和风险(图18-2和表18-1)。

(一)减毒活疫苗

含有经过修饰的致病性较低的活病毒粒子。

(1)病毒株可以在非人类细胞中传代来减毒。经过多轮复制后,病毒会选择使其在新的细胞类型中生长得更好,而在人类细胞中生长不良的突变。稳定且对人体毒性降低的菌株可用于免疫接种。

(2)减毒活病毒能模拟真实感染,因此往往会引起强烈的多因子免疫反应。

(3)重要的是,复制病毒,即使是减毒病毒,也有实际感染的风险。①在免疫系统健康的个体中,减毒疫苗株的免疫通常是无症状的。它们很少引起轻度感染。②在免疫抑制的个体中,一种减毒病毒有可能引发疾病,导致显著的发病率和病死率。③复制的病毒粒子,即使是减毒的,也能从健康的受体身上脱落并传播给风险个体。

(二)灭活疫苗

含有被化学物质、热或辐射灭活的完整病毒粒子。这类疫苗由于是活病毒粒子制成而具有高抗原性,但它们无法复制。因此,它们通常只诱导抗体(而不是细胞)反应,不会引起感染。

(三)亚单位疫苗

只含有病原体的抗原部分。这将非特异性免疫激活的风险降到最低,但降低了免疫反应的总幅度。

> 免疫抑制人群、孕妇、老年人(65岁以上)和极年幼者(6月龄以下)不应接种减毒活疫苗。

> 对于灭活的"被杀死的"疫苗,请记住:"**P**op and **I** killed **A R**abid **J**apanese **T**ick"[脊髓灰质炎(polio)、流感(influenza)、甲型肝炎(hepatitis A)、狂犬病(rabies)、日本脑炎(Japanese encephalitis)、蜱传脑炎(tick-borne encephalitis)]

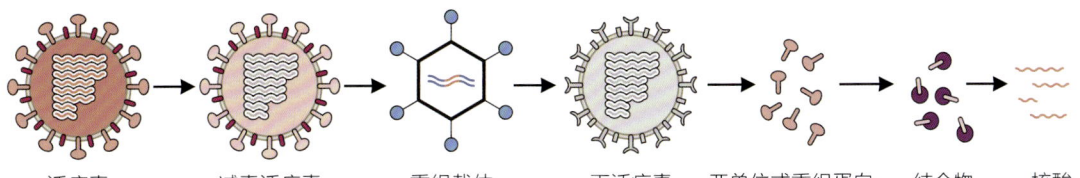

免疫原性和风险降低

活病毒 → 减毒活病毒 → 重组载体 → 灭活病毒 → 亚单位或重组蛋白 → 结合物 → 核酸

图18-2 按免疫原性和引发感染风险逐渐降低的顺序排列的疫苗种类

表 18-1 病毒疫苗 [36-39]

病毒	常用疫苗名称	提示	疫苗类型	剂量	传递方式	备注
腺病毒[40]		军事人员	减毒活病毒	2 剂，每剂含有不同的血清型	口服	接种血清型 4 和 7 型的疫苗
登革病毒[41]		仅供流行地区使用。在美国没有批准	活性重组载体	3 剂	皮下注射	包含所有的4种血清型会导致 ADE
汉坦病毒[42]		仅限美国以外地区（中国、韩国）	灭活病毒	3 剂；前 2 剂间隔 1 个月，第 3 剂间隔 1 年	肌内注射	包含佐剂
HAV	HepA	儿童，常规；前往疫区的未接种疫苗的旅行者	灭活病毒	2 剂	肌内注射	
HBV	HepB	儿童，常规	亚单位	3 剂（新的 2 剂适用于 > 18 岁人群）	肌内注射	疫苗的靶点是表面抗原。接种疫苗也可以预防 HDV 感染
HEV[43]		在中国，只有 16 岁以上的人才被许可注射疫苗	亚单位	2 剂	肌内注射	
HPV	HPV2、HPV4 或 HPV9	后儿童期，常规；未接种疫苗的性行为活跃的成人	亚单位	2 剂或 3 剂，取决于品牌	肌内注射	疫苗的靶蛋白是 L1 蛋白。可以接种 2 种、4 种或 9 种血清型的疫苗。所有剂型都包括 HPV16 和 HPV18 毒株
流感病毒	三价，灭活	每年	灭活病毒	1 剂；65 岁以上人群可使用高剂量剂型	肌内注射	接种 2 种 A 株和 1 种 B 株疫苗
	四价，灭活	每年	灭活病毒	1 剂	肌内注射或皮内注射，适用于 18～64 岁人群	接种 2 种 A 株和 2 种 B 株疫苗
	重组（三价）	每年	灭活病毒	1 剂	肌内注射	接种 2 种 A 株和 1 种 B 株疫苗
	流感减毒活疫苗（live attenuated infuenza vaccines, LAIV）（四价）	每年	减毒活疫苗	1 剂	鼻内	接种 2 种 A 型和 2 种 B 型疫苗

(续表)

病毒	常用疫苗名称	提示	疫苗类型	剂量	传递方式	备注
日本脑炎病毒[44]		前往亚洲旅行＞1个月；流行地区的常规疫苗接种	灭活病毒；在美国以外的地方使用减毒活疫苗	2剂，相隔1个月	肌内注射或皮下注射	
麻疹、腮腺炎和风疹病毒	MMR	儿童，常规	减毒活疫苗	2剂	皮下注射	罕见：如果在妊娠期接种可导致先天性风疹综合征
脊髓灰质炎病毒	灭活脊髓灰质炎病毒（如索尔克疫苗）	儿童，常规（在低发病率地区使用）	灭活病毒	4剂	肌内注射或皮下注射	对全部3种血清型进行疫苗接种
	口服脊髓灰质炎病毒（如萨宾疫苗）	儿童，常规（仅在流行地区使用）	减毒活疫苗	4剂	口服	对所有3种血清型进行疫苗接种。可能导致疫苗相关的脊髓灰质炎
狂犬病毒		职业风险人群（如兽医）；前往高风险地区的国际旅客	灭活病毒	3剂：接触前 2剂：接种过疫苗人群接触病毒后 4剂：以前没有接种过疫苗人群接触病毒后	肌内注射或皮内注射	可用亚单位疫苗
轮状病毒	RV1或RV5	儿童，常规	减毒活疫苗	2剂或3剂，取决于品牌	口服	接种1种或5种血清型疫苗。肠套叠的风险
天花病毒	牛痘	职业风险人群（如实验室工作人员、一些军事人员）	减毒活疫苗	1剂	划痕	
蜱传脑炎病毒[45]		美国没有。前往欧洲进行长途旅行及大量户外接触的旅行者考虑接种	灭活病毒	2剂或3剂，在＞6个月的过程中	肌内注射	
黄热病毒[46]		前往流行国家旅游	减毒活疫苗	旅行前至少10天注射1剂	肌内注射或皮下注射	罕见并发症：疫苗相关的内脏性或神经系统疾病
VZV（水痘）	VAR，水痘	儿童，常规	减毒活疫苗	2剂	皮下注射	
VZV（带状疱疹）	ZOS，带状疱疹	患者年龄＞60岁	减毒活疫苗	1剂	皮下注射	含有高剂量水痘疫苗
		患者年龄＞50岁。可用于免疫缺陷个体	亚单位	2剂	肌内注射	包含1种佐剂。这是首选剂型

重组（亚单位）疫苗不同于重组载体疫苗。

（1）一种编码抗原蛋白的病原体基因被重组到另一种生物体中，比如细菌或酵母细胞，这样就可以大量生产这种蛋白。所以这种情况有时被称为重组或重组亚单位疫苗。

（2）这类蛋白质也可以从病毒制剂中纯化。

（四）活重组载体疫苗

将目标病毒的基因重组为病毒载体（如载体病毒）。这种杂合体病毒具有高度抗原性，因为它们模拟了真正的病毒感染。但是，它们不会引起疾病，因为载体和目标病毒并非完整病毒。

（五）结合疫苗

当病原体只含有抗原性较低的靶点（如糖类）时，使用结合疫苗。这些弱抗原靶点与其他已知抗原结合，这些抗原能强烈刺激免疫系统。

（六）DNA疫苗

一种不常见的新型疫苗，旨在刺激细胞介导免疫，而不是体液免疫。这类疫苗由核酸（DNA）而不是蛋白质或共轭碳水化合物组成。当该DNA进入细胞中，它会翻译出新的蛋白质；然后蛋白质被加工并呈现在细胞表面。这种蛋白质的呈现会激活T细胞，因此宿主建立一种应答，在病毒开始复制时将感染细胞杀死（跟体液免疫不同，病毒一旦产生，就会使其中和）。

三、疫苗接种

（一）给药时间

（1）大多数疫苗是预防性的，也就是说，为了预防疾病要在接触病毒之前接种。

（2）治疗性疫苗是在接触病毒后接种的，以防止感染的进展。例如：狂犬病疫苗和炭疽疫苗。

（二）毒株覆盖

单次注射可接种多种病毒或毒株。单价疫苗包含一种病毒或抗原，而多价疫苗包含多种病毒或抗原。

（三）佐剂

佐剂是具有高度抗原性并有助于激活免疫应答的物质。佐剂通常是化学物质或其他抗原蛋白，如果目标物本身的抗原性不够，就将佐剂与目标物一起接种。最常用的化学佐剂含有铝。

（四）常用给药途径
肌内、皮内、皮下和鼻内（图18-3）。

（五）禁忌证
以下情况下不应接种疫苗。

对疫苗成分（鸡蛋、新霉素或乳胶）有过敏性反应。非过敏性反应不是禁忌证。

（1）活疫苗的免疫抑制情况，包括妊娠。

（2）当前患有中度至重度疾病。通常应将疫苗接种推迟到已有的急性疾病消退之后。

（六）疫苗接种时间表
（1）初次免疫接种是首次或初级接种剂量，可用于暴露免疫系统，产生针对目标抗原的抗体，并发展免疫记忆。

（2）针对同一目标的任何重复免疫接种都是一种加强免疫。"加强针"可用于唤起和增强最初的免疫应答。

（3）抗体应答测试可以通过血清学检测进行。除非医师担心患者没有产生强大的抗体应答（例如，患者处于免疫抑制状态），否则没有必要进行该测试。若之前的疫苗接种没有记录，该测试也可以用来对其进行确认。

（4）许多国家依据该地区流行的病毒、疫苗剂型和接种者的年龄（如儿童或老年患者）推荐常规接种疫苗。图18-4描述了美国典型的疫苗接种程序。

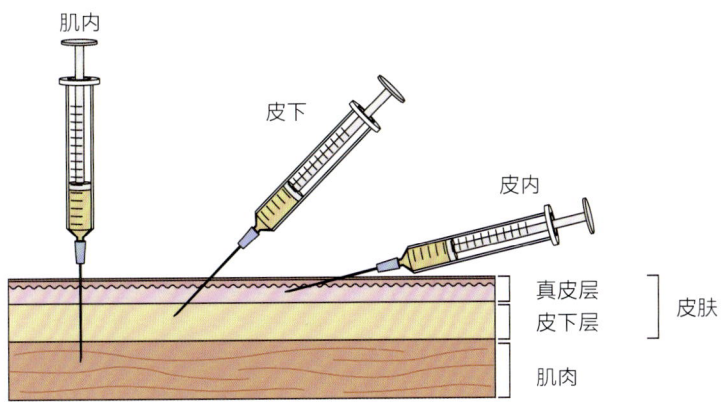

图18-3 疫苗给药途径

疫苗名称	年龄	1	2	4	6	9	12	15	18	19-23	2-3	4-6	7-8	9-10	11-12	13-15	16-18	19-21	21-26	27-49	50-60	>60
乙型肝炎疫苗	HBV1	HBV2					HBV3															
轮状病毒活疫苗			Rota1	Rota 2	Rota*																	
白喉、百日咳和破伤风混合疫苗			DTaP 1	DTaP 2	DTaP 3				DTaP 4			DTaP5			Td#							
流感嗜血杆菌b多糖疫苗			H.flu 1	H.flu 2	H.flu*		H.flu 3															
肺炎球菌多糖疫苗			S.pne 1	S.pne 2	S.pne 3		S.pne 4															
脊髓灰质炎灭活疫苗			Polio 1	Polio 2			Polio 3					Polio 4										
麻疹-流行性腮腺炎-风疹活疫苗							MMR1					MMR2										
水痘灭活疫苗							VZV1					VZV2										
带状疱疹疫苗																					VZV1, 2	
甲型肝炎疫苗								HAV1, 2														
脑膜炎奈瑟菌疫苗															N.men 1		N.men 2					
人乳头瘤病毒疫苗																	HPV1, 2, 3					
流感疫苗													Flu, 每年									

图 18-4 美国常规疫苗接种的典型时间表

*额外剂量，如适用；# 每 10 年。

（七）疫苗组合

某些疫苗剂型将几种传统疫苗组合在一起（例如 MMR+VZV 或甲型肝炎＋乙型肝炎），有助于减少总注射次数。

四、接种疫苗的其他后果

（一）并发症

（1）副作用小，且罕见。最常见的是注射部位出现轻微红肿。

（2）减毒活疫苗极少情况下会引发疾病，但其他疫苗则不会。

（3）模仿感染：接种疫苗后因机体产生免疫应答而出现类似感染的症状（如发热）。

（4）通过疫苗不良反应报告系统主动向 CDC 和 FDA 报告不良事件。

（二）群体免疫

指接种疫苗的人数足够多，以致一种传染因子无法在群体中有效传播。结果如下。

（1）其余人口也受到保护，其包括无法接种疫苗的高危人群，如非常年幼的婴儿、孕妇、免疫低下者或老年人等。

（2）该群体暴发疫情的风险较低。

（三）原始抗原痕迹

一种特殊的现象，当对最初的感染病毒株产生强烈的免疫应答时，但对类似病毒株的记忆应答却无法产生中和作用。该现象会导致抗体依赖性增强（anti-dependent enhancement，ADE），即非中和性抗体增强了病毒的传染性，使继发感染的疾病比初次感染更严重。ADE 在某些病毒中发生，如登革病毒和流感病毒。例如，不同的登革病毒血清型引发的继发感染将导致患者产生比第一次感染更严重的感染。事实上，患者更有可能在继发感染后出现出血性疾病。因此，由于可能导致 ADE，登革疫苗的研发非常复杂。

> ADE 是一种不寻常的现象，在这种情况下，一种稍有不同的病毒株的继发感染不会引起更轻微的疾病，而是可能导致更严重的疾病。该现象可以在流感病毒和登革病毒中见到。

多项选择题

1. 下列哪一组应常规接种 MMR 疫苗？

    a. 1 岁的婴儿

    b. 移植患者

c. 孕妇

d. >65 岁的人

2. 以下哪种疫苗可以预防 HCV？

   a. 甲型肝炎疫苗

   b. 乙型肝炎疫苗

   c. 丁型肝炎疫苗

   d. 目前还没有抗 HCV 的疫苗

3. 下列哪种疫苗可以预防 HDV？

   a. 甲型肝炎疫苗

   b. 乙型肝炎疫苗

   c. 丁型肝炎疫苗

   d. 目前还没有抗 HDV 的疫苗

4. 水痘疫苗和带状疱疹疫苗有什么区别？

   a. 它们完全一样

   b. 它们含有不同的 VZV 菌株

   c. 带状疱疹疫苗含有 VZV 亚单位或不同剂量的 VZV

   d. 水痘疫苗为灭活疫苗，而带状疱疹疫苗为减毒活疫苗

5. 一名 36 岁男性在 11 月接受了肌内注射季节性流感疫苗。两天后出现发热、乏力和肌痛。下面哪个选项最有可能？

   a. 他接种了减毒活疫苗，这种疫苗能引起轻度疾病

   b. 这是一种模拟感染

   c. 他感染了副流感病毒，这种病毒也在这个时候传播

   d. 这是鸡蛋过敏

6. 妊娠期接种灭活疫苗

   a. 由于可能将病毒传染给婴儿，禁用

   b. 由于母亲不能产生抗体，所以禁用

   c. 是必要的，因为母亲的免疫系统受到抑制

   d. 为增加母体抗体传递给胎儿，所以是必要的

7. 妊娠期接种减毒活疫苗

   a. 由于可能将病毒传染给婴儿，禁用

   b. 由于母亲不能产生抗体，所以禁用

   c. 是必要的，因为母亲的免疫系统受到抑制

   d. 为增加母体抗体传递给胎儿，所以是必要的

8. 目前只有一种针对以下人类疱疹病毒的疫苗，是哪一个（可能需要阅读本章以外的内容）？

   a. HHV-1

   b. HHV-2

   c. HHV-3

d. HHV-4

e. HHV-5

f. HHV-6

g. HHV-7

h. HHV-8

9. 以下哪种疫苗在美国不再常规使用？

　　a. 天花

　　b. 脊髓灰质炎

　　c. 甲型肝炎

　　d. 轮状病毒

10. 抗体依赖性增强（ADE）是一种现象，该现象是

　　a. 二次接触后抗体水平增加 4 倍

　　b. 二次接触后疾病更为严重

　　c. 病毒水平增加是有毒的

　　d. 抗体水平升高增加了传播的可能性

11. 即使不是每个人都接种了疫苗，疫苗也有助于预防人群疫情的暴发。这是一个关于什么的例子？

　　a. 疫苗株的传播能力

　　b. 反疫苗接种现象

　　c. 群体免疫

　　d. 以上都不是。疫苗只能保护个人，不能预防疾病暴发

判断对错

12. 脊髓灰质炎疫苗的某些剂型可导致脊髓灰质炎。　　T　F
13. 绝不应在接触后接种狂犬病疫苗。　　T　F
14. 1 岁以下儿童不应接种流感疫苗。　　T　F
15. 流行性感冒减毒活疫苗（吸入式）可引起小儿肠套叠。　　T　F

第十九章

抗病毒药

一、概述

大多数病毒感染是自限性的,不需要抗病毒药。一些常见感染(如流感病毒、疱疹病毒或 RSV 引起的感染)可能会变得严重,尤其是在高危人群,如新生儿和免疫缺陷宿主中,可能需要使用抗病毒药。一些病毒感染应进行监测,以便进行潜在治疗(例如 HBV 和 HCV),而只有少数病毒感染需要经常治疗(例如 HIV)。抗病毒药很难开发,因为病毒高度易变,能够产生耐药性。此外,病毒种类繁多(见第一章),不具有可作为通用药物靶点的共同特征。然而,已开发出抗病毒药对抗一些类似的病毒。抗病毒药最常见的作用机制包括干扰病毒生命周期中的基本步骤,如下所述(表 19-11)。

(一)病毒附着和进入

抗病毒药可以阻断病毒用来与宿主细胞结合或融合的受体,以防止病毒附着和进入。

(二)整合(如适用)

抗病毒药可阻止整合(如 HIV),以抑制持续感染(图 19-5)。

(三)病毒复制

抗病毒药干扰病毒复制的主要方式有 3 种(图 19-1)。

(1)直接与复制酶结合,如聚合酶。这是一个高度特异性的药物靶点,因为很多病毒需要病毒特异性酶进行复制。

(2)核苷酸或核苷类似物:核苷酸是聚合酶的底物,因此用模拟物阻止或破坏核酸合成,防止进一步添加核苷酸。

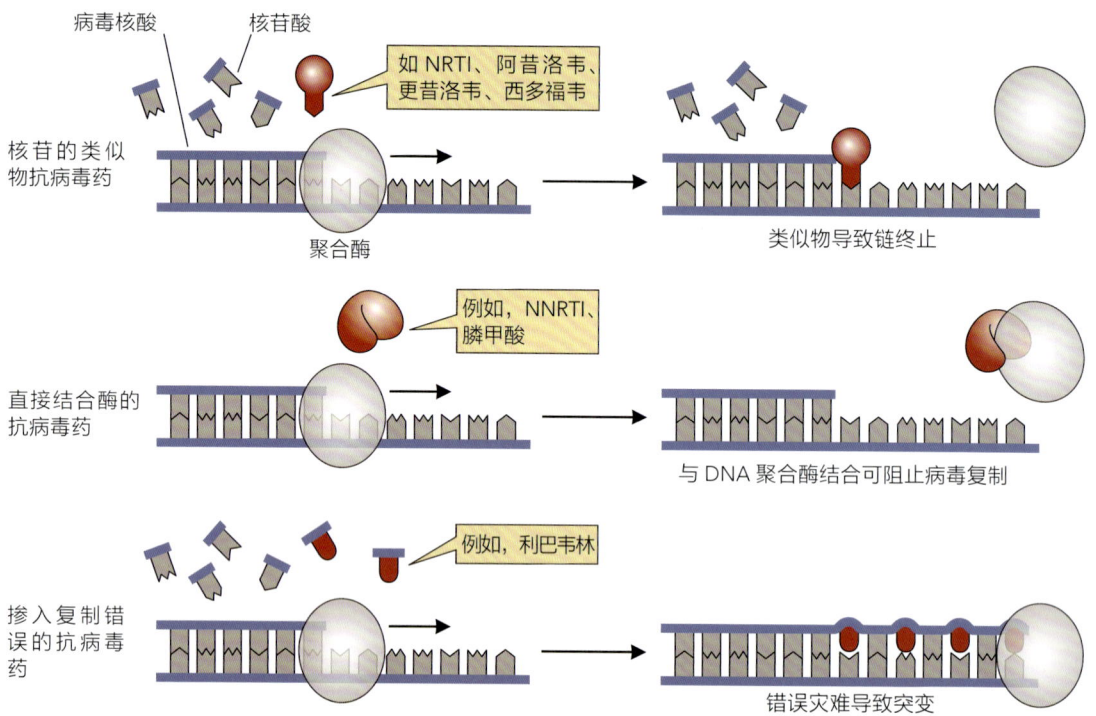

图 19-1　抗病毒药对抗病毒复制的机制

（3）引入突变：病毒复制过程中掺入大量错误会导致病毒种群衰退。

（四）病毒蛋白和组装

干扰病毒组装的抗病毒药会增加非活性（非传染性）病毒粒子的比例。例如，病毒蛋白酶是一种重要的药物靶点，因为它可以将多聚蛋白裂解成单独的蛋白质以进行结构重组和复制。增强剂（例如，利托那韦）可与 HIV 蛋白酶抑制剂一起使用，以减少蛋白酶抑制剂的清除，延长其半衰期。

（五）病毒颗粒的释放

被阻止从细胞中释放出来的病毒不能继续感染新的细胞（图 19-4）。

（六）激活免疫应答（免疫调节剂）

一些疗法（如干扰素）触发免疫系统对病毒的自然防御。

二、可以覆盖几种病毒类型的抗病毒药

（一）干扰素（表 19-1）

固有免疫应答过程中自然产生的一类细胞因子，能干扰病毒复制。

> 细胞因子：用于细胞内信号转导的小蛋白。

1. 机制

干扰素具有抗病毒、抗增殖和免疫调节作用，并触发信号级联反应激活其他免疫系统成分（图 19-2）。

2. Ⅰ型重组干扰素

用来进行对抗某些 DNA 和 RNA 病毒的抗病毒治疗。

（1）它们有两种形式：标准形式或附加在聚乙二醇（PEG）上。聚乙二醇化干扰素更为常见，因为其清除能力较差，半衰期较长。

（2）在美国采用干扰素 α-2a，但在其他国家也采用干扰素 α-2b（不同类型有不同的剂量方案）。

3. 副作用

很多，因为它触发了免疫反应，而不是作用于特定的病毒成分。

（1）流感样症状（例如，头痛、发热和疼痛）。

（2）骨髓抑制。

（3）神经精神障碍。

（4）自身免疫性疾病。

（二）利巴韦林（表 19-1）

可用于治疗 DNA 和 RNA 病毒。

表 19-1 可以覆盖几种病毒类型的抗病毒药

药物类别	药物	作用机制	给药途径	不良反应	注意事项
核苷类似物	西多福韦	当掺入时引起链终止	静脉注射	肾毒性、嗜中性粒细胞减少症	DNA 聚合酶基因（如 UL54）的突变会引起耐药性
	利巴韦林	掺入时引起突变	口服、吸入	胎儿缺陷，溶血性贫血	RNA 病毒（与其他药物联合用于治疗 HCV）。也可以对抗 DNA 病毒
免疫调节剂	干扰素 α-2a 和干扰素 α-2b，聚乙二醇化有或无	触发抗病毒固有免疫应答	皮下	流感样症状，骨髓抑制，自体免疫和神经精神障碍	

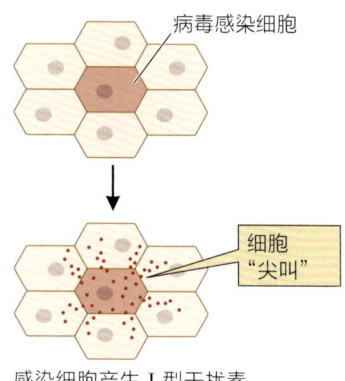

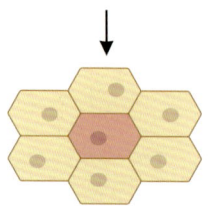

感染细胞产生 I 型干扰素（IFNα 和 IFNβ）

I 型干扰素在被感染细胞和邻近细胞中触发信号级联反应并干扰病毒复制

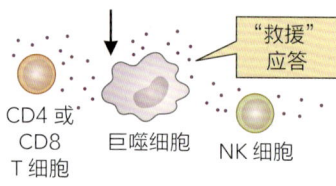

免疫细胞产生 II 型干扰素（IFNγ）。该干扰素触发了信号传导和细胞因子级联反应，以聚集更多的免疫细胞，诱导抗体的产生，杀死感染的细胞。

图 19-2　抗病毒病原体的干扰素应答

阿昔洛韦被疱疹病毒胸苷激酶激活。
更昔洛韦被疱疹病毒激酶激活。

（1）机制。① RNA 病毒：其作为核苷类似物起作用。其被整合到生长链中，但其并非导致链终止，而是引入了大量病毒致命性突变，称之为"错误灾难"。② DNA 病毒：不清楚。

（2）主要用于 RSV、出血热病毒和 HCV。① RSV：儿科患者采用雾化配方。② HCV：口服制剂。其作为单一疗法是无效的，应始终与其他药物联合使用。③ 出血热病毒：静脉或口服制剂对许多类型的出血热病毒都有效，埃博拉病毒除外。

（3）可引起溶血性贫血和骨髓抑制。它也是致畸的，如果父母任何一方服用会导致婴儿出生缺陷（孕妇和孕妇的男性伴侣禁用）。其雾化形式可能对医护人员构成风险。

（三）西多福韦（表 19-1）

对几种 DNA 病毒有活性。

（1）机制：作为核苷酸类似物起作用，如果其掺入生长链能终止 DNA 合成。

（2）主要用于 CMV（特别是 AIDS 患者的视网膜炎）。它还可以对抗阿昔洛韦耐药的疱疹病毒和腺病毒。

（3）耐药性是由于病毒 DNA 聚合酶基因（CMV 中 *UL54*）的突变。

（4）导致中性粒细胞减少和肾毒性。为了降低风险，静脉水化治疗并同时使用丙磺舒。

三、抗疱疹病毒药

（一）阿昔洛韦（图 19-3、表 19-2）

对 HSV、VZV 和 EBV 有效，但对 CMV 无效。

（1）机制：当病毒胸苷激酶磷酸化时被激活。然后，它像鸟苷类似物一样被整合到不断增长的 DNA 链中，但是它终止了后续的延伸。

（2）对 CMV 没有活性，因为 CMV 没有胸苷激酶。

（3）由于生物利用度较低，通常采用静脉给药。口服前药是伐昔洛韦。

（4）喷昔洛韦具有类似的机制，是局部用药。它的口服前药是泛昔洛韦。

（5）耐药性较为罕见，是由于编码病毒胸苷激酶和 DNA 聚合酶的基因 *UL23* 和 *UL30* 的突变。

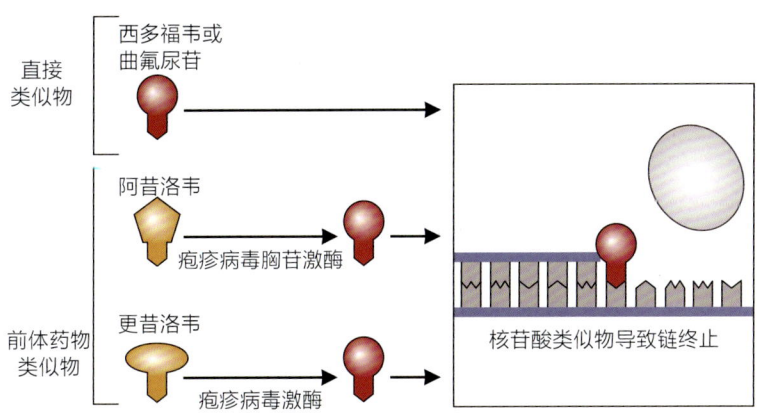

图 19-3　用于治疗疱疹病毒的核苷酸类似物的作用机制

（二）更昔洛韦（图 19-3、表 19-2）

对疱疹病毒（包括 CMV）有活性。

（1）机制：当病毒激酶磷酸化时被激活。一旦被激活，它也作为鸟苷类似物终止延伸。

阿昔洛韦对 CMV 无效（CMV 没有胸苷激酶）。更昔洛韦对 CMV 有效（CMV 有病毒激酶）。

表 19-2　抗疱疹病毒药

药物类别	药物	作用机制	给药途径	不良反应	注意事项
核苷酸类似物（鸟嘌呤核苷）	阿昔洛韦	被病毒胸苷酶激活。当与DNA 结合时导致链终止	静脉注射	不良反应很小，因为其需要病毒激活 静脉注射：肾毒性骨髓抑制，中性粒细胞减少，血小板减少	UL23 和 UL30 的突变会引起耐药性 CMV 本身具有耐药性
	伐昔洛韦		口服		
	喷昔洛韦		局部给药		
	泛昔洛韦		口服		
	更昔洛韦	被病毒激酶激活。当与DNA 结合时导致链终止	静脉注射		CMV UL97 和 UL54 突变引起耐药性
	缬更昔洛韦		口服		
核苷酸类似物（其他）	曲氟尿苷	当与DNA结合时导致链终止	局部给药	比抗疱疹鸟苷类似物毒性更强	用于眼部感染（如角膜炎）
直接与病毒聚合酶结合	膦甲酸	与DNA聚合酶和逆转录酶结合，阻止其从核苷酸上裂解焦磷酸	静脉注射	肾毒性、癫痫	可用于抗阿昔洛韦的HSV。然而，CMV UL54 基因的突变也可能导致对更昔洛韦、西多福韦和膦甲酸的交叉耐药性
抑制组装	莱特莫韦	结合病毒末端酶复合物，阻止其将多聚蛋白和包装病毒DNA 裂解	口服、静脉注射		用于 CMV 预防。UL56 和 UL89 的突变可引起耐药性

（2）由于生物利用度较低，通常采用静脉给药。口服前药是缬更昔洛韦。

（3）在 CMV 中，病毒激酶由 *UL97* 基因编码，病毒 DNA 聚合酶由 *UL54* 基因编码。这两种基因的突变与耐药性有关。

（三）莱特莫韦（表 19-2）

一种用于预防 CMV 的新型抗病毒药。

（1）机制：抑制病毒终止酶复合物，该复合物通常参与 CMV 多聚蛋白的裂解，将病毒 DNA 包装入衣壳。

（2）该药物没有表现出与其他抗病毒药的交叉耐药性。*UL56* 和 *UL89* 的突变可引起耐药性。

（四）膦甲酸（表 19-2）

主要用于治疗疱疹病毒，特别是 CMV。

（1）机制：这是一种焦磷酸盐类似物。它结合在 DNA 聚合酶和逆转录酶上阻止其从核苷酸上分解焦磷酸盐。因此，核苷酸的添加停止了。

（2）由于病毒 DNA 聚合酶基因（*UL54*）突变产生耐药性。它无法被病毒激酶激活，因此用于具有阿昔洛韦/更昔洛韦抗性病毒的感染。

（3）引起肾毒性，并可能由于矿物质和电解质的改变引发癫痫。

（五）西多福韦（图 19-3、表 19-2）

对包括 CMV 在内的所有疱疹病毒都有活性。它用于治疗具有阿昔洛韦抗性的菌株（*UL97* 突变）。

四、抗人乳头瘤病毒药

（一）咪喹莫特（表 19-3）

（1）机制：触发先天免疫反应。①结合 toll 样受体 7，触发促炎信号级联反应。②也会引发细胞凋亡。

（2）咪喹莫特是一种局部抗病毒药，用于治疗尖锐湿疣（生殖器疣）。

表 19-3 抗 HPV 药

药物类别	药物	作用机制	给药途径	不良反应	注意事项
免疫调节剂	咪喹莫特	引发炎症和细胞凋亡	局部给药		
	干扰素		病灶给药、局部给药、全身给药		全身给药不一定起效
细胞毒性药物	盾叶鬼臼树脂、鬼臼毒素	通过结合微管蛋白抑制细胞分裂	局部给药		

（二）鬼臼毒素（普达非洛）和盾叶鬼臼树脂（表 19-3）

（1）机制：通过与微管蛋白结合，抑制增殖细胞的分裂和生长。

（2）外用于生殖器疣。

（三）干扰素

局部用药或静脉给药或注射到病变部位。可能需要几星期才能产生效果。

五、抗流感病毒药

（一）奥司他韦、扎那米韦和帕拉米韦（表 19-4）

（1）机制：与神经氨酸酶结合，防止其将病毒从受感染的宿主细胞上分离。因此，病毒无法传播到其他细胞（图 19-4）。

（2）对甲型流感和乙型流感均有效。

（3）必须在出现症状 48 小时内服用。

（4）适用于病情严重、有进行性疾病或有并发症风险的患者。

（5）奥司他韦为口服用药，扎那米韦为口服吸入用药，帕拉米韦为静脉注射用药。

（6）耐药性很少见，而且大多是对奥司他韦的耐药性。当神经氨酸酶基因发生突变时，就会出现耐药性。最常见的突变有：①季节性 H1N1 株 H275Y 突变以及 H3N2 株 E119V、R292K 和 N294S 突变；②乙型流感病毒 E117、D197、H273 和 R374 位点突变。

奥司他韦（**O**seltamivir）= 口（**o**ral）
扎那米韦（**Z**anamivir）= 鼻（no**z**e）
帕拉米韦（**P**eramivir）= 肠外（**p**arenteral）

表 19-4 抗流感药物

药物类别	药物	作用机制	给药途径	不良反应	注意事项
抑制组装	金刚烷胺、金刚乙胺	抑制病毒的组装。同时阻断 M2 离子通道，防止病毒 RNA 进入宿主细胞	口服		只有甲型流感病毒由于高水平的耐药性，已经不再使用了
神经氨酸酶抑制剂	奥司他韦		口服		
	扎那米韦	与神经氨酸酶结合，防止病毒粒子释放	吸入	支气管痉挛（哮喘或 COPD 患者）	症状出现 48 小时后不活跃
	帕拉米韦		静脉给药		
病毒转录抑制剂	巴洛沙韦玛波西酯	结合帽状核酸内切酶，以防止病毒从宿主 mRNA 上"夺取"帽状核酸，并将其用于自己的 RNA 转录	口服	头痛和腹泻	出现症状后 48 小时内给药。只需要 1 剂

（二）巴洛沙韦玛波西酯

（1）机制：通过结合帽状依赖内切酶抑制病毒转录，阻止了流感病毒利用内切酶从宿主 mRNA 上"夺取"转录引物（称为帽），使病毒基因组得以转录。

（2）在感染 48 小时内给予单次口服剂量。

（3）一种最近批准的抗病毒药，目前用于 12 岁以上人群。

（三）金刚烷胺和金刚乙胺

（1）机制：干扰病毒组装。它们还能抑制甲型流感病毒的 M2 离子通道，防止病毒 RNA 释放到宿主细胞。

（2）仅适用于甲型流感病毒；对 B 型流感病毒没有活性，因为后者没有 M2 蛋白。

（3）不再使用，因为流感病毒对其产生了显著的耐药性。

六、抗呼吸道合胞病毒药

（一）帕利珠单抗（表 19-5）

一种防止 RSV 感染的抗体。

（1）机制：一种单克隆抗体，它能与 RSV 包膜上的 F 蛋白结合，抑制病毒与细胞之间的融合。它还能阻止细胞相互融合（合胞体的形成通常是 RSV 感染的标志）。

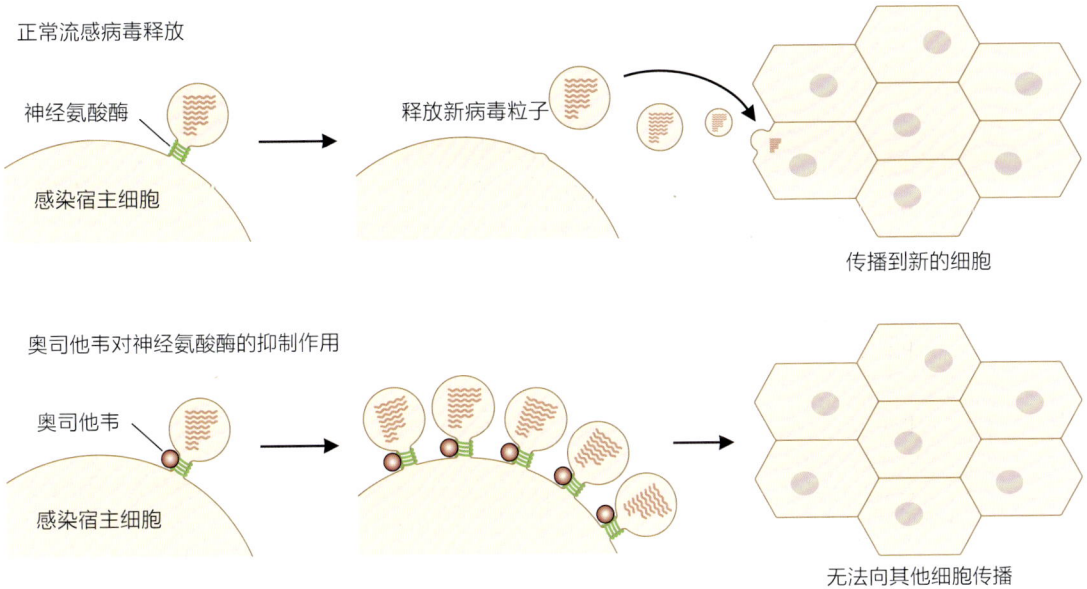

图 19-4 用于治疗流感的神经氨酸酶抑制剂的作用机制

（2）因其可以防止感染，应预防性使用。无法用于治疗已发生的感染。

（3）仅用于 RSV 住院风险高的婴儿。

帕利珠单抗就像一种疫苗，因为它是用于预防感染的；无法治疗已发生的感染。

（二）利巴韦林

通常仅用于极端严重的 RSV 感染（例如，病重到需要住院的幼儿）。它是通过吸入用药的，因此可能对卫生保健工作者存在职业危害。

七、抗 HIV 的抗逆转录病毒药

有 6 类作用机制不同的药物（表 19-6、表 19-7）。

表 19-5　抗 RSV 药物

药物类别	药物	作用机制	给药途径	不良反应	注意事项
融合抑制剂	帕利珠单抗	结合 RSV 的 F 蛋白，防止病毒 – 细胞融合以及细胞 – 细胞融合	肌内注射		用于高危婴儿的预防；不用于治疗
核苷酸类似物	利巴韦林	合并时引起突变	吸入给药	呼吸功能突然恶化，溶血性贫血	成本高, 对医护人员有潜在毒性

（一）CCR5 拮抗剂（入胞抑制剂）

（1）防止 HIV 病毒与细胞结合。

（2）拮抗剂附着在 T 细胞和巨噬细胞上的 CCR5 上，大多数 HIV 株将其作为一种辅助受体与细胞结合。

（3）在大约 10% 的感染中，HIV 用 CXCR4 辅助受体代替。这些菌株对 CCR5 拮抗剂没有反应。

表 19-6　抗 HIV 的抗逆转录病毒药

药物类别	药物（缩写）	作用机制	给药途径	不良反应	注意事项
NRTI	阿巴卡韦（ABC）、去羟肌苷（DDI）、恩曲他滨（FTC）[a]司他夫定（D4T）	当结合到 cDNA 时引起链终止	口服	乳酸酸中毒，严重肝大伴脂肪变性，线粒体毒性	大多数都以"-ine（定）"结尾。阿巴卡韦不能用于 HLA-B*5701 患者，因为它有导致致命超敏反应的高风险
	齐多夫定（AZT）		口服、静脉注射	乳酸酸中毒，血液毒性（中性粒细胞减少，贫血，肌病）	
	拉米夫定（3TC）[a]		口服	乳酸酸中毒、肝大	
	富马酸替诺福韦酯（TDF）[a]		口服	肾和骨毒性	核苷酸类似物
	替诺福韦艾拉酚胺（TAF）		口服	弱肾和骨毒性	
NNRTI	地拉韦定、多拉韦林、依非韦伦、依曲韦林、奈韦拉平、利匹韦林	直接结合并灭活逆转录酶	口服	肝毒性皮疹，包括史-约综合征和中毒性表皮坏死松解症	中间有"-vir-（韦）"
蛋白酶抑制剂	阿扎那韦、达芦那韦、福沙那韦、茚地那韦、奈非那韦、沙奎那韦、替拉那韦、洛匹那韦	抑制 HIV 蛋白酶	口服	高血糖、新发糖尿病、脂肪增生、高脂血症	以"-navir（那韦）"结尾。所有药物都需要加强。高抗性遗传障碍
整合酶链转移抑制剂	拉替拉韦、度鲁特韦、埃替格韦	抑制 HIV 整合酶	口服	失眠	中间有"-tegra-（替）"
进入抑制剂	马拉韦罗	CCR5 拮抗剂	口服	上呼吸道感染	
融合抑制剂	恩夫韦肽	抑制病毒粒子与宿主细胞的融合	皮下	注射部位反应	中间有"-fu-（夫）"
增强剂（药代动力学）	可比司他	延长蛋白酶抑制剂的半衰期	口服		与阿扎那韦或达芦那韦一起使用
	利托那韦[b]	延长其他蛋白酶抑制剂的半衰期。具有一定的蛋白酶抑制剂活性	口服		

[a] 也可用于乙型肝炎，但剂量不同。
[b] 也可用于丙型肝炎。

表 19-7　抗 HIV 逆转录复方药

复方药物品牌名称	成分 [a]
Atripla	依非韦伦、恩曲他滨、替诺福韦
Biktarvy	比特拉韦、恩曲他滨、替诺福韦
Cimduo	拉米夫定、替诺福韦
Combivir	拉米夫定、齐多夫定
Complera	恩曲他滨、利匹韦林、替诺福韦
Delstrigo	多拉韦林、拉米夫定、替诺福韦
Epzicom	阿巴卡韦、拉米夫定
Evotaz	阿扎那韦、可比司他
Genvoya	可比司他、埃替格韦、恩曲他滨、替诺福韦
Juluca	多替拉韦、利匹韦林
Odefsey	恩曲他滨、利匹韦林、替诺福韦
Prezcobix	可比司他、达芦那韦
Stribild	可比司他、埃替格韦、恩曲他滨、替诺福韦
Symfi 或 Symfi Lo	依非韦伦、拉米夫定、替诺福韦
Symtuza	达芦那韦、可比司他、恩曲他滨、替诺福韦
Triumeq	阿巴卡韦、多替拉韦、拉米夫定
Trizivir	阿巴卡韦、拉米夫定、齐多夫定
Truvada	恩曲他滨、替诺福韦

[a] 替诺福韦的旧组合可能含有 TDF，而新组合可能使用 TAF。

（二）融合抑制剂

（1）通过与病毒包膜上的 gp41 结合，防止 HIV 与细胞膜融合。

（2）融合抑制剂的名字中间有"-fu-（夫）"。

（三）核苷类逆转录酶抑制剂（NRTI）

（1）这是核苷（或核苷酸）类似物，在逆转录酶的作用下结合到生长的 cDNA 中导致链终止。

（2）NRTI 是前药，必须磷酸化才能有活性。

（3）大多数在肾脏被清除（阿巴卡韦除外）。

（4）大多数的名字以"-ine"结尾（例外：阿巴卡韦和替诺福韦）。

（四）非核苷类逆转录酶抑制剂（NNRTI）

（1）这类药物直接与逆转录酶结合，阻止逆转录酶生成

cDNA。

（2）大多数名字中间有"-vir-（韦）"。

（3）全部通过CYP酶代谢。

（五）整合酶抑制剂（图19-5）

（1）与HIV整合酶结合，防止病毒整合。

（2）整合酶抑制剂的名字中间有"-tegra-（替）"。

（六）蛋白酶抑制剂（protease inhibitors，PI）

（1）与HIV蛋白酶结合。这种蛋白质是将HIV多聚蛋白裂解成单个蛋白质所必需的，这样病毒就无法进行组装（图19-6）。

（2）与增强剂一起使用。

（3）名字以"-navir（那韦）"结尾。

（4）只有在HIV发生许多突变（抗药性的高遗传障碍）时才会出现耐药性。

八、抗乙型肝炎病毒药

（一）NRTI（表19-8）

尽管有很多不同之处，HBV和HIV都有逆转录酶，所以一些对HBV起作用的NRTI同时也作为抗逆转录病毒药。

（二）干扰素（表19-8）

干扰素能修饰和降解HBV的DNA。聚乙二醇化干扰素通常优于传统的干扰素。它用于慢性乙型肝炎。

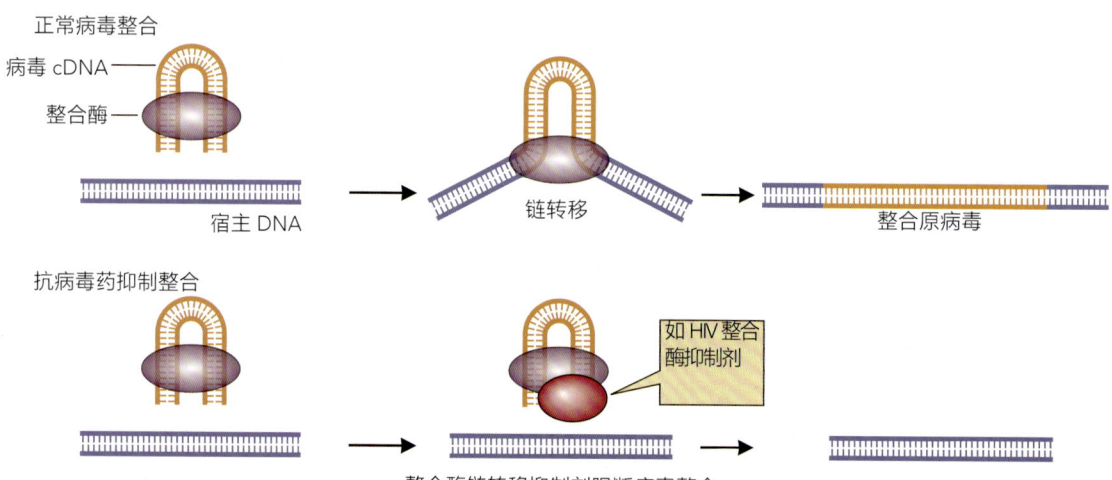

图19-5　用于治疗HIV的整合酶抑制剂的作用机制

表 19-8　抗 HBV 病毒药

药物类别	药物（简称）	作用机制	给药途径	不良反应	注意事项
NRTI	拉米夫定（3TC）[a]	当结合到 cDNA 时引起链终止	口服	乳酸性酸中毒、肝大	
	富马酸替诺福韦酯（TDF）、替诺福韦艾拉酚胺（TAF）[a]		口服	肾和骨毒性	核苷酸类似物
	阿德福韦		口服	肾毒性	核苷酸类似物
	替比夫定、恩替卡韦		口服	肌酸磷酸激酶增加，外周水肿	
免疫调节剂	聚乙二醇化干扰素 α-2a 或 α-2b	修饰和降解病毒 DNA，干扰蛋白质合成	皮下	流感样症状，骨髓抑制，自体免疫和神经精神障碍	通常与利巴韦林联合使用

[a] 更高的剂量用于治疗 HIV。

九、抗丙型肝炎病毒药

治疗 HCV 的抗病毒药的选择取决于患者因素和病毒基因型（表 19-9 至表 19-11；见表 8-3）。

（一）直接抗病毒药（DAA）

直接抑制 HCV。主要有 4 种类型对 HCV 有效，尽管它们可能导致 HBV 的重新激活。

1. 蛋白酶抑制剂（PI）

结合 NS3/4A 蛋白酶，用于裂解 HCV 的多聚蛋白。没有蛋白酶，病毒就不能组装新的病毒粒子，也不能制造病毒复制所需要的蛋白质。

2. NS5A 抑制剂

干扰 NS5A 病毒蛋白，该蛋白通常参与复制和组装。

3. 核苷（酸）聚合酶抑制剂（NPI）

间接抑制 NS5B 病毒 RNA 聚合酶的作用。核苷（酸）类似物掺入新的 RNA 链中并引起链终止。一种名为索非布韦的新型 NPI 可治愈 90% 的病例。它非常昂贵。

4. 非核苷聚合酶抑制剂（NNPI）

直接结合 NS5B RNA 聚合酶，防止其复制基因组。

（二）聚乙二醇化干扰素 α-2a

通过激发抗病毒固有免疫应答间接对抗 HCV 感染。它

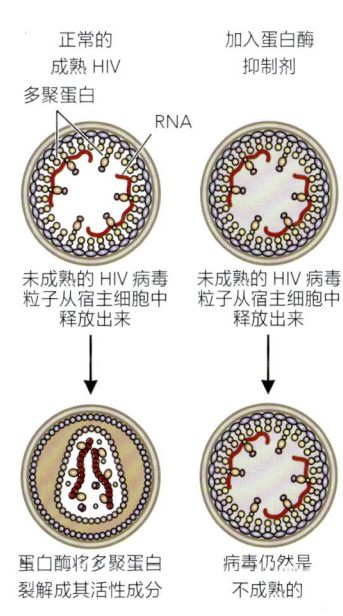

图 19-6　用于治疗 HIV 的蛋白酶抑制剂的作用机制

一些抗 HIV 的 NRTI 也能抗 HBV，因为它们都有逆转录酶。

表 19-9　抗 HCV 药

药物类别	药物	作用机制	给药途径	不良反应	注意事项
NPI	索非布韦	结合时引起链终止	口服		经常与其他 HCV 药物联合使用（如雷迪帕韦或利巴韦林和聚乙二醇化干扰素）
NNPI	达塞布韦	与 RNA 聚合酶 NS5B 结合，阻止其裂解 HCV 多聚蛋白	口服	可逆的肾毒性	
蛋白酶抑制剂	特拉匹韦、波普瑞韦、西咪匹韦、帕利瑞韦、格佐匹韦、阿舒瑞韦	抑制 HCV 蛋白酶，NS3/4A	口服	严重的皮肤反应，包括皮疹、瘙痒、重症多形性红斑和 DRESS[b]	
抑制组装	达卡他韦、艾尔巴韦、雷迪帕韦、奥比他韦、维帕他韦	与 NS5A 结合，干扰复制和组装	口服		
免疫反应修饰符	聚乙二醇化干扰素 α-2a 和 α-2b	修饰和降解病毒 DNA，干扰蛋白质合成	皮下	流感样症状，骨髓抑制，自体免疫和神经精神障碍	通常与利巴韦林联合使用
增强剂	利托那韦[a]	延长其他蛋白酶抑制剂的半衰期。具有一定的蛋白酶抑制剂活性	口服		

[a] 也可以用来对抗 HIV。
[b] 全称为药物反应伴嗜酸性粒细胞增多和全身性症状。

表 19-10　抗 HCV 复方药

复方药物品牌名称	成分	HCV 基因型靶点
Epclusa	索非布韦、维帕他韦	1、2、3、4、5 和 6
Harvoni	雷迪帕韦、索非布韦	1、4、5 和 6
Mavyret	格卡瑞韦、哌仑他韦	1、2、3、4、5 和 6
Technivie	奥比他韦、帕利瑞韦、利托那韦	4
Viekira Pak 或 Viekira XR	达塞布韦、奥比他韦、帕利瑞韦、利托那韦	1
Vosevi	索非布韦、维帕他韦、伏西瑞韦	1、2、3、4、5 和 6
Zepatier	艾尔巴韦、格佐匹韦	1、4

可以与利巴韦林联合用药，也可以单独使用。这是一种较陈旧的治疗方案，曾被广泛使用，但是正在逐渐被直接作用的抗病毒药取代。禁忌证：长期饮酒、肝硬化、器官移植。

表19-11　根据作用机制用于不同病毒组的抗病毒药类型

抗病毒药类型	抗HCV药	抗逆转录病毒药	抗HBV药	抗疱疹病毒药	抗乳头瘤病毒药	抗流感病毒药	抗RSV药	抗天花病毒药	抗其他病毒药
蛋白酶抑制剂	NS3/4A PI(如阿咪匹韦)	PI(如阿扎那韦)							
核苷(酸)类似物	NPI(如索非布韦)、利巴韦林	NRTI(如替诺福韦)	NRTI(如替诺福韦)	鸟苷类似物(如阿昔洛韦、更昔洛韦)、西多福韦、膦甲酸、曲氟尿苷					西多福韦、利巴韦林
直接与病毒聚合酶结合的药物	NNPI(如达塞布韦)	NNRTI(如依非韦伦)							
病毒转录抑制剂						博洛昔韦、万宝雷			
整合酶抑制剂		整合酶抑制剂(如雷特格韦)							
融合抑制剂		融合抑制剂(如恩夫韦地)					单克隆抗体(如帕利珠单抗)		
结合抑制剂		CCR5拮抗剂(如马拉韦罗)							
释放抑制剂						神经氨酸酶抑制剂(如奥司他韦)		特考韦瑞	
增强剂		如利托那韦							
病毒组装抑制剂	NS5A抑制剂(如雷迪帕韦)								
刺激抗病毒免疫的药物	干扰素α-2a和利巴韦林		干扰素α-2a		如咪喹莫特、干扰素				干扰素α-2a
细胞毒性药物					如鬼臼毒素				

多项选择题

1. 哪些药物可以同时治疗 HIV 和 HBV？
   a. 拉米夫定和替诺福韦
   b. 洛匹那韦和利托那韦
   c. 恩替卡韦和替诺福韦
   d. 恩替卡韦和聚乙二醇化干扰素

2. 下列哪项最可能引起皮疹（包括史－约综合征）？
   a. 利托那韦
   b. 阿扎那韦
   c. 奈韦拉平
   d. 阿昔洛韦

3. 以下哪种药物对甲型流感病毒 M2 蛋白起作用？
   a. 奥司他韦
   b. 扎那米韦
   c. 阿昔洛韦
   d. 金刚烷胺

4. 以下哪种药物对流感病毒仍有较低的耐药性？
   a. 阿昔洛韦
   b. 金刚烷胺
   c. 奥司他韦
   d. 金刚乙胺

5. 下列哪种不能用于治疗 CMV？
   a. 阿昔洛韦
   b. 西多福韦
   c. 更昔洛韦
   d. 膦甲酸

6. 下列哪种用于 CMV 的抗病毒药应与丙磺舒联合使用以降低肾毒性的风险？
   a. 西多福韦
   b. 奥司他韦
   c. 依非韦伦
   d. 利巴韦林

7. 下列哪种不是治疗 HCV 的直接抗病毒药？
   a. NS3/4A 抑制剂
   b. NS5A 抑制剂
   c. NS5B 抑制剂
   d. 聚乙二醇干扰素

8. 关于阿昔洛韦，下列哪项是正确的？

　　a. 不是前药，所以能立即起作用

　　b. 用于治疗 HPV

　　c. 需要被病毒激酶激活

　　d. 需要病毒胸苷激酶激活

9. 高度遗传障碍是哪一类抗病毒药的优势？

　　a. NNRTI

　　b. NRTI

　　c. 整合酶抑制剂

　　d. 蛋白酶抑制剂

10. 对于 HLA-B*5701 阳性的患者，哪些抗病毒药不应被使用？

　　a. 阿巴卡韦

　　b. 依非韦伦

　　c. 替诺福韦

　　d. 地拉夫定

11. NNRTI 和 NRTI 的区别是什么？

　　a. NRTI 直接与逆转录酶结合，而 NNRTI 是核苷（酸）类似物

　　b. NRTI 与 CCR5 结合，而 NNRTI 与逆转录酶结合

　　c. NNRTI 模拟聚合酶的底物，而 NNRTI 直接与聚合酶结合

　　d. NRTI 与 CD4 结合，而 NNRTI 是核苷（酸）类似物

判断对错

12. 奥司他韦应在出现症状 48 小时内使用。　　　　T　F
13. 严重肺炎 3 岁患儿肌内注射帕利珠单抗。　　　　T　F
14. 咪喹莫特不直接作用于 HPV。　　　　T　F
15. 奥司他韦不能用于对抗乙型流感病毒。　　　　T　F

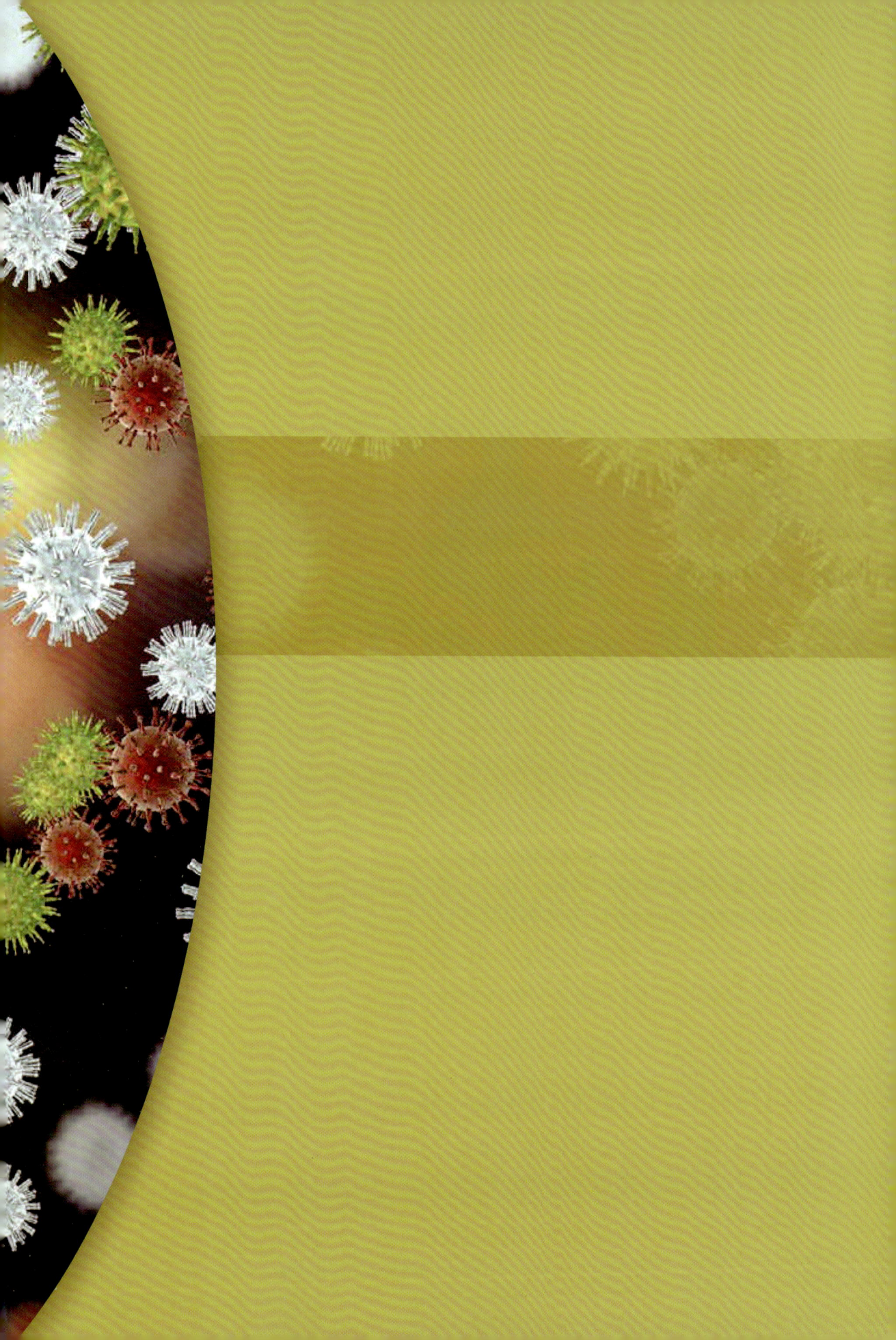

第五部分
实验室检测环境的管理

THE REGULATORY
ENVIRONMENT FOR
LABORATORY TESTING

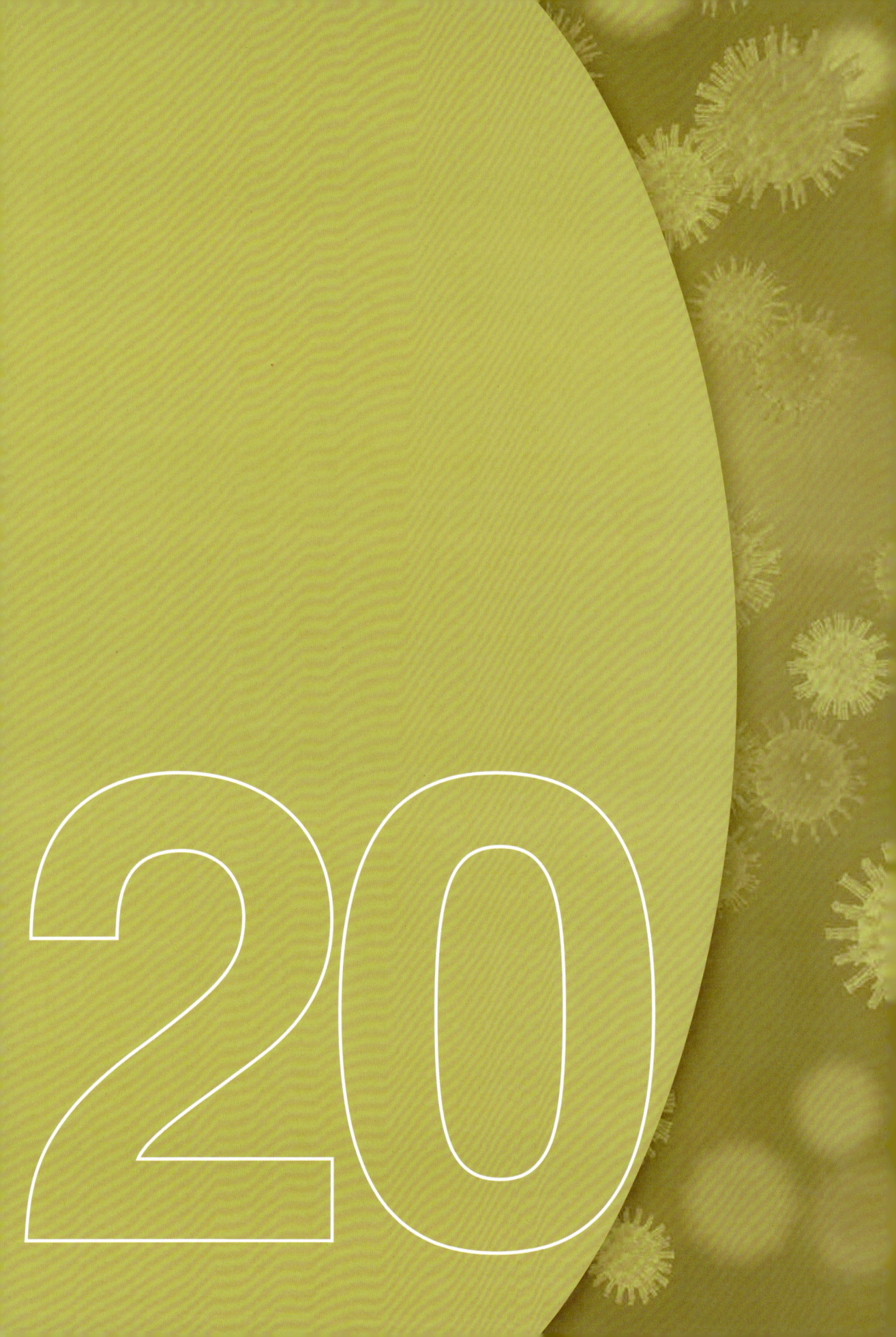

第二十章
管理规定

一、概述

对诊断实验室和检测进行监管,以确保它们产生准确、可靠和及时的患者结果。在美国,食品药品监督管理局(FDA)、医疗保险和医疗补助服务中心(CMS)以及疾病预防控制中心(CDC)都参与了实验室管理[47]。

二、诊断检测的分类

FDA 对用于疾病诊断和对人类样本进行的所有检测进行分类。对几种体外诊断(in vitro diagnostic,IVD)检测方法有不同的管理规定来确保其可靠性、有效性和安全性[48]。

(一)FDA 对检测方法的分类

1. 仅用于研究(research use only,RUO)的检测方法
这些检测方法在技术上仍处于研究开发阶段。

(1)它们没有被批准用于临床使用,也不能用于临床诊断。不过他们也不必遵循统一的良好生产规范。而且,不良事件(如误导检测结果)无须报告。

(2)检测必须有清晰的标注。例如,给结果贴上"仅供研究使用"的标签。

2. 仅用于研究性试验(investigational use only,IUO)
这通常是一个临时标签,用于产品开发检测阶段的试验。

(1)与 RUO 一样,这些方法没有作为完全批准的试验有严格统一的生产和报告标准,没有被批准用于临床,也不能用于临床诊断。

(2)检测必须有清晰的标注。例如,将结果标记为"仅供

研究使用"。

3.FDA 批准的检测方法

一种用于诊断的商业化生产的检测方法。为了获得 FDA 的批准，该检测方法必须通过 FDA 的上市前批准（premarket approval，PMA）程序，这是一个非常严格的过程，涉及一项关于临床样本数据收集的安全性和有效性的大型审理。

4.FDA 通过的检测方法

一种用于诊断的商业化生产的检测方法，但已经有一种类似的检测方法得到了 FDA 的批准。在这种情况下，制造商可以向 FDA 提交一份 510 k 的文件（稍微不那么严格），其中还包括临床样本的审核。

5.分析物特异性试剂（analyte specific reagents，ASR）

不是全面的诊断方法，但是用于检测目标或配体（如抗体）的成分检测。这些材料必须遵循良好的生产规范，但不具有既定的操作特点。因此，它们可以用作临床诊断检测的一部分，但不能作为"试剂盒"进行销售。

6.实验室开发的检测方法（laboratory-developed tests，LDT）

通常在某机构开发，以满足国家需求相对较小的特定需求（有时被称为"自制"或"内部开发的检测方法"）。

（1）LDT 没有拿到 FDA 的任何审查、批准或通过。

（2）这些检测结果必须在报告时附上一份免责声明，表明该检测未获 FDA 批准或通过，但已被内部验证可用于临床诊断。

（3）由于 LDT 习惯上在小范围内使用，FDA 并没有对其进行严格监管，但最近已经采取了一些措施来改变这一现状。不过，这些检测的质量和可靠性由 CMS 管理（见下文）。

7. FDA 批准/通过的改良版检测（modified FDA-approved/cleared tests，ModT）

这是 FDA 批准或通过的检测方法，已经过改良且能在实验室外使用。与 LDT 一样，报告结果也必须附有免责声明。实验室外使用包括对以下内容的更改。

（1）样品的来源或类型。

（2）原始步骤。

（3）使用试剂。

（4）如何解读检测（结果）。

CE 标志：这不是 FDA 的范畴，但是是符合欧洲执行标准指定的检测。其类似于 FDA 批准或通过，但其不能在美国销售。

（二）检测复杂性

FDA 将 FDA 批准或通过的检测进行复杂度级别分类。

1. 免除复杂度

检测只需要很少的培训和实验室知识，但几乎没有错误执行的风险。如果操作不当，对患者造成伤害的风险可以忽略不计。许多（但不是所有）即时检测属于低难度，因为其简单而快速。

2. 中等复杂度和高复杂度

中等复杂度和高复杂度是需要更多实验室培训的非免除检测。进行这类检测的实验室必须精通检测（见下文），以确保其正确进行。LDT 和 MODT 自动划归为高复杂度。

三、医疗保险和医疗补助服务中心

医疗保险和医疗补助服务中心（Centers for Medicare and Medicaid Services, CMS）是美国负责规范人体临床试验的机构。1988 年，它制定了名为《临床实验室改进修正案》（CLIA'88）的法律。这些标准根据所进行检测的复杂性确定了实验室的最低质量标准。

> CLIA 是一套确保实验室检测质量的法律。CMS 是负责执行的监管机构。

（一）CLIA

CLIA 适用于所有提供疾病诊断、预防或治疗信息的实验室。不包括研究实验室。

（1）实验室是否被要求遵循 CLIA 取决于它所做检测的类型，而不是它是否接受医疗保险/医疗补助支付。

（2）CLIA 豁免：遵循与 CLIA 相同或更严格法律的州实验室。其中包括华盛顿和纽约。

（二）对实验室进行检查

对实验室进行检查以确保它们符合其质量标准。CMS 可以亲自对实验室进行检查，也可以将检查外包给某些权威组织，例如：

（1）美国血库协会。

（2）美国实验室认证协会。

（3）美国骨科协会。

（4）美国组织相容性和免疫遗传学学会。

（5）美国病理学家学院（College of American Pathologists, CAP）。

（6）实验室认证委员会（Commission on Office Laboratory Accreditation, COLA）。

（7）联合委员会。

（三）CLIA 有不同的要求

根据检测操作的复杂性，CLIA 有不同的要求。实验室需要获得下列证书之一，以反映操作检测的复杂性。

1. 免除证书

只能进行豁免检测。

2. 提供者执行显微镜检查程序证书

某些显微镜检查（中等复杂程度）可由临床医师进行。

3. 合规证书

实验室可以执行中等复杂度和高复杂度检测，必须每两年由 CMS 或 CMS 代理进行检查。

4. 认证证书

实验室可以进行中等复杂度和高复杂度检测，每两年必须由认可的委派机构进行检查。

5. 注册证书

可以进行中等复杂度和高复杂度检测，直到颁发合格证书或许可证（即临时证书）。

FDA 对检测及其复杂度进行了分类。CMS 规范检测质量。

（四）核实或验证（见第二十一章）

CLIA 要求实验室核实或验证其实验室检测，以确保它们按预期工作。LDT 和 ModT 要求比 FDA 批准/通过的检测更高水平的评估。

（五）水平测试（proficiency testing，PT）

实验室使用标准化的 CMS 批准的样本进行"检测"，以证明他们能够正确地进行检测并产出准确的患者结果。必须像对待常规患者样本一样对待这些挑战[49]。

（1）所有检测都绝对要求 PT，但豁免检测除外。

（2）正式 PT：PT 中存在的一个正式的系统测试。挑战可以购买，通常包括每年 3 场测试，每个活动有 5 个挑战样品。正式的 PT 只能用于一定数量的检测。

（3）备选检测：必须在没有正式检测的其他检测中进行。每年至少有 2 场测试，每一场至少有 1 个挑战样本。

（4）记录至少需要保存 2 年。

（5）每个医疗体系的 CLIA 证书都需要进行 PT，但并不是每个地点都做。因此，如果某一卫生系统的多个地点进行同一种检测，但它们都在同一个 CLIA 证书下，那么卫生系统只需要参加一个 PT 项目。

（6）在报告日期结束前，PT 样品不能递送至其他实验室或与其他实验室讨论。其中包括实验室将送去检测的患者样本。这是为了确保实验室不会将他们的结果与另一个实验室"核对"。①同样地，即使在实验室里，实验室也不能将他们的结果与其他方法进行比较或"检查"（除非患者的标本是这样处理的）。②它们的检测次数不能超过或少于一个常规的患者样本。③它们必须由定期检测患者样本的人员进行检测（不仅仅是由"最好的技术人员"执行）。

（7）PT 失败的后果：PT 失败意味着存在与分析物检测有关的技术或操作问题。因此，对实验室有重大影响（表 20-1）。①测试的得分 < 80% 被认为是失败的 PT。②失败的 PT 可能是由于不正确的检测，但也可能是由于 PT 程序的错误，提交延迟，甚至文书错误。③ PT 失败不受时间的限制。

PT 通过分数为 80%。

PT 样本必须以与常规患者样本相同的方式处理（PT 样本绝不可转出）。

四、CLIA 的 CDC 支持

CDC 通过提供信息和科学技术专业知识来支持 CLIA。它分配教育资源，开展实验室质量改进的研究。它还开发和监督实验室的最佳工作，包括 PT 项目。

五、临床和实验室标准协会

临床和实验室标准协会（Clinical and Laboratory Standards Institute，CLSI）是一个志愿者组织，为实验室分析操作和开发检测制定一致准则。这些指导方针是根据政府、行业和卫生保健专业人士代表的意见制定的。因此，这些文件通常符合监管要求的标准。CLSI 文件每 3～5 年（或之前，如果需要）审查一次。

表 20-1　PT 失败

PT 失败类型	发生率	结果
不符合要求的表现	1 次 PT 失败	必须对故障进行调查
不成功的表现	PT 连续 2 次或 3 次中有 2 次失败	必须对失败进行调查，并向实验室的认证机构提交纠正措施
重复失败的表现	另一个不成功的表现，或在 6 次测试中有 3 次或 4 次失败	6 个月内实验室必须停止对患者样本进行该分析物的检测。应记录并提交失败和纠正措施计划。如果能够成功完成另外两个 PT，实验室可以恢复对分析物的检测

六、计费与编码

检测的成本和支付人愿意支付的金额都会影响实验室所能提供的分析方法和检测算法的种类。医疗机构可根据一套复杂的规则报销医疗和实验室服务费用。

（一）下列各方可以报销保健设施的医疗服务费用
（1）直接针对患者。
（2）私人保险公司。
（3）公共保险公司：主要是医疗保险和医疗补助。由于这些公司负责很大一部分医疗服务报销，他们可以推动偿还率。①医疗补助：针对低收入人群。②医疗保险：适用于65岁以上和65岁以下患有某些慢性疾病的人。

（二）医疗服务的报销主要有两种方式
1. 按人头支付（或预期支付）

当付款人为特定的临床情况支付预定金额时（"一次性支付"）。

（1）这些临床情况被归类为诊断相关组（DRG）。例如，常见的DRG有败血症、心力衰竭、关节置换和尿路感染。

（2）在该系统中，实验室检测有多昂贵或多便宜都没关系，因为医疗服务提供者收回的成本是相同的。

（3）这导致即使其可以提供更好的诊断，实验室也难以提供昂贵的检测。另一方面，它鼓励实验室和医院尽量减少不必要的检测。

2. 服务费用（或追溯付款）

当付款人为所执行的每个手续支付费用时。

（1）这意味着实验室检测越多，医护人员可以收取的费用越多，这可能导致不必要的检测。

（2）另一方面，这也意味着即使其更昂贵，医护人员能够提供比其他机构更好的检测。

（3）标准化代码可使医疗服务标准化，并使其在各机构之间具有可比性。可为服务提供文件和账单。编码系统有几种类型。

3. ICD-10

将诊断转换为7位字母数字编码系统。这是国际公认的制度。

> ICD-10 患者的疾病进行编码。

4. CPT

将医疗、外科和实验室程序等服务转换为5位数字代码。

（1）这是一个美国基础系统，由美国医学协会管理（私人）。

它是最常用的编码服务系统。

（2）当新型尖端检测被开发出来时，CPT 编辑小组需要花费 1 年以上的时间来创建一个相关的 CPT 代码。因此会导致计费和检测执行的延迟。

5.HCPCS（发音为"hicks-picks"）

（1）Ⅰ级：与 CPT 代码相同，但由 CMS（公共）管理，用于医疗保险、医疗补助和其他第三方支付。

（2）Ⅱ级：将不包括在 CPT 代码系统中的服务和用品转换为 5 位字母数字代码。进一步将类别细分为从 A 到 V 码。

6.LOINC

将临床或实验室检测结果转换为 3～7 位数字。它比 CPT 代码更细化，因此单个 CPT 代码可以映射到多个 LOINC 代码。它编码了 6 条关于检测的特定信息：

（1）标本类型（如脑脊液或血液）。

（2）分析物是什么（如 HBV 抗原或 HSV DNA）。

（3）所用方法（如 PCR、体征或发热）。

（4）量表（如定量与定性）。

（5）定时（如瞬间或 24 小时尿液）。

（6）测量的特征（如浓度或催化速率）。

7.SNOMED CT

与 ICD 系统相似，因为它也是诊断和其他临床信息的国际编码系统，但它更全面。此外，它是为电子系统和计算机算法而构建的，因此它可以被非人类系统读取。

> 一级 CPT 或 HCPCS 对向患者提供的医疗服务进行编码。

> Ⅱ级 HCPCS 对不包括在 CPT 或 HCPCS 内的医疗服务进行编码。

> LOINC 对检测信息细节进行编码。

> SNOMED CT 对患者的疾病进行编码，软件可读。

多项选择题

1. 验证样本应像临床样本一样对待。实验室应如何处理通常送至参比实验室的验证样本的检测要求？

    a. 送到参比实验室

    b. 发送回验证样本提供方

    c. 不要以"涉及参比实验室"的方式发送和报告

    d. 无论如何，采用任何可能的方法进行内部处理

2. 下列哪种编码系统采用计算机可读的数字医学术语？

    a. HCPCS Ⅰ级

    b. CPT

    c. LOINC

    d. SNOMED CT

3. 持有认证证书的实验室通常多久接受一次检查？

    a. 每年

b. 每 2 年

c. 每 5 年

d. 一年 2 次

4. 免除复杂度检测

a. 总是即时使用的工具

b. 无法通过医疗保险或医疗补助报销

c. 不需要熟练度检测

d. 始终需要随访检测

5. 以下哪种检测类别需要上市前批准？

a. FDA 批准

b. FDA 通过

c. 仅供研究使用

d. 仅供调查使用

判断对错

6. FDA 对实验室质量进行规范。　　　　　　　　　T　F
7. FDA 对所有诊断检测进行分类。　　　　　　　　T　F
8. CLIA 是一套规范实验室质量的法律。　　　　　　T　F
9. LDT 没有得到 FDA 的批准或通过。　　　　　　　T　F
10. 对未核准来源进行 FDA 批准的检测需要对该来源进行额外的验证。　　　　　　　　　　　　　　　T　F

21

第二十一章
检测表现和解读

一、概述

为了确保诊断检验产出准确且可靠的结果，要求实验室通过监测其表现特性来验证或确认其实验室检验。特定诊断分析的表现特性显示其预期目标检测的准确度和可靠性。一些用于定义表现特性的常用指标有精度、准确度、报告范围、参考范围、检测限度、试剂和标本的稳定性，以及因干扰物质而引起的交叉反应。

（一）评估检验性能的方法

术语验证（verification）和确认（validation）有几种不同的定义，可能会令人困惑。目前，CAP 和 CLSI（见第二十章）将其作为一次性检测，在诊断前进行检测，以确保其按照预期进行[50, 51]。一旦采用此检测，质量保证程序用来确保检测继续按照预期执行。

1. 验证

确认 FDA 批准或通过的检测方法的表现特性。包括相对基本的检验，以显示精度、准确度、可报告范围和参考范围（precision, accuracy, reportable range and reference range, PARR）。

2. 确认

建立和确认实验室开发的检测（lab-developed tests, LDT）的表现特性，包括 FDA 批准/通过的改良版检测（ModT）。这些检测需要通过更广泛的程序来证明其可靠和准确，如精度、准确度、报告范围、参考范围、分析灵敏度和分析特异性（PARR+AS+AS）。

P：Precision，精度。
A：Accuracy，准确度。
R：Reportable range，报告范围。
R：Reference range，参考范围。
AS：Analytic sensitivity，分析灵敏度。
AS：Analytic specificity，分析特异性。

验证/确认：为建立检验而执行一次。
质量保证：在持续的基础上执行，以监控和确保正确的检验。

验证：确认 FDA 批准 / 通过的表现特性。按照 PARR 规定实行。

确认：建立和确认非 FDA 批准 / 通过的检测（LDT 和改良版检验）。按照 PARR+AS+AS 规定实行。

通常诊断和临床灵敏度 / 特异性是相互关联的，因为检测目标通常意味着检测临床疾病。然而，这并不总是正确的。

3. 质量保证

后续的、持续的过程，用以确认检测在诊断检验条件下继续正确执行。

（二）何时进行验证 / 确认

（1）在实施新的非豁免检测或仪器之前。

（2）如果检验系统搬到一个全新的地点，因为环境的变化（例如，温度、人员或湿度）会影响表现。

（3）如果对 FDA 批准 / 通过的试验进行了实质性修改（改良版检验）。修改应进行验证。

（三）区别"临床"和"诊断"的表现特征

（1）临床灵敏度和特异性：检测和正确诊断临床感染的能力。

（2）诊断的灵敏度和特异性对检测的技术性能和正确检测目标的能力进行检测。实验室只能估量和控制其化验的诊断因素，因此，除非特别说明，实验室发布的数字通常是诊断评估。

（3）例1：血液 PCR 对 HSV-1 有很高的诊断灵敏度。这意味着如果血液中存在 HSV-1，PCR 将能够检测到它。然而，血液的 HSV-1 PCR 并不能很好地检测出实际的临床感染，因为 HSV-1 存在于神经细胞中，通常不存在于血液中。因此，血液 PCR 检测的临床灵敏度很低。

（4）例2：尿液样本中 JC 病毒的 PCR 检测具有较高的诊断特异性。因此，如果检测到 JC 病毒，则极有可能存在 JC 病毒。然而，由于无症状和有症状个体的尿液中均存在 JC 病毒，因此尿液中 JC 病毒的临床特异性非常低。因此，不应单独将其用于诊断进行性多灶性白质脑病。

（四）用于验证 / 确认研究的样品

（1）残留临床样本：尽可能采用这些样本，以便在活性临床试验中使用相同的样本进行检测。

（2）特征良好的样品：包括验证样本、质量控制材料、商业化生产的证明展板、公共卫生实验室的材料等。以上都是有用的，因为准确结果能得到确认。

（3）样品应涵盖分析物的全部范围及其检测水平。例如，检验应该包括分析物、阴性、高阳性和低阳性。

（4）确认每个表现特性所需的样品数量没有明确规定。一般准则见表 21-1。

表 21-1 验证或确认新检测方法的指南和常用方法 [a]

参数	未经 FDA 批准 / 通过的检验 定性	未经 FDA 批准 / 通过的检验 定量	FDA 批准 / 通过的改良版检验和 LDTS 定性	FDA 批准 / 通过的改良版检验和 LDTS 定量	可接受标准
精度（再现性）[53-55]	3 天或 20 天内 1 个或 2 个对照，或 2 个阴性和 2 个阳性在 2 次运行中重复运行	2 个阴性和 2 个阳性在不同浓度下重复运行 2 次，或 2 个阳性样本在不同浓度下重复运行 3~5 天，或使用可报告的范围数据	3 个不同浓度的阳性样本，每天 3 次/每次 3 天以上	与定性分析相同，或 3 个样品在 LOD 上下，一式两份，20 天以上	≥ 95% 同意
准确度（偏差）[51, 53, 55]	样本总数 ≥ 20 个，包括阳性和阴性	样本总数 ≥ 20 个，包括阳性和阴性	总样本 ≥ 20 个，或阳性 30 个、阴性 10 个，或阳性 50 个、阴性 100 个	与定性相同，但包括分析测量范围内的阳性结果	FDA 批准：≥ 90% 同意，非 FDA 批准：≥ 95% 同意
报告范围（分析测量范围）[53]	检验弱阳性和强阳性样本	在 3 个浓度范围内的阳性样品或在 5~7 个浓度范围内重复出现	不适用	3 个浓度范围内的阳性样品或在预期范围内的 7~9 个浓度重复 2 次或 3 次	定量检验的期望值在 0.5 log 以内
参考范围[53]	使用制造商的范围或检验 20 个预期的样品	使用制造商的范围或检验 20 个预期的样品	40~120 潜在样本	40~120 潜在样本	
分析灵敏度	不适用	在 LOD 上有 20 个重复	连续稀释建立范围。然后在 LOD 上重复 20 次	连续稀释建立范围（通常是 > 60 个样品）。然后在 LOD 上重复 20 次	LOD 检测 ≥ 95%
分析特异性（交叉反应）	不适用	不适用	没有具体的数量	没有具体的数量	≥ 90% 同意

[a] FDA 批准 / 通过的检测必须检测 PARR，LDT 必须检测 PARR + AS + AS。然而，目前对检测的精度、准确度、报告范围、参考范围、分析灵敏度和分析特异性没有具体要求。

二、精度

精度描述了试验的可重复性（图 21-1）。换句话说，如果检测在同一样本上重复多次，它会产生相同的结果吗？当首次验证或确认一项检测时，应同时测定检测内部和试验间的精度。

精度 = 再现性

（一）检测内精度

检测内精度是在同一仪器上、同一天或由同一操作人员重

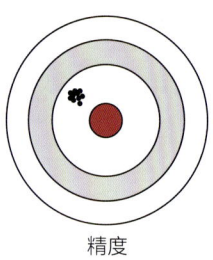 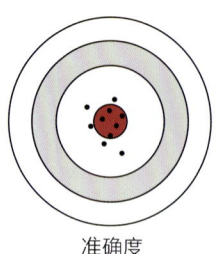 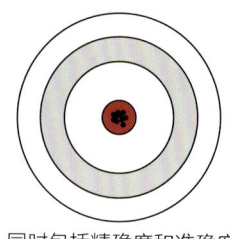

精度　　　　　　准确度　　　　同时包括精确度和准确度

图 21-1　精度和准确度的原理

复多次检测，来测定检测的可重复性。这一过程能检测检测是否存在某些自身问题导致其不精确，或者是否存在一些降低了再现性的内部因素（如理解的主观性）。

（二）检测间精度

检测间精度是检测在不同的天数、仪器和操作人员中重复进行，来测定检测的可重复性。这一过程能检测是否存在影响精度的一些外部因素（如湿度）或操作人员执行分析的能力。

三、准确度

准确度是检验检测结果"真实"或"实际正确"的可能性（图21-1）。换句话说，如果检测结果为 HIV 阳性，我们对检测结果的准确度有多大信心？为了测量这一点，对几个阳性和阴性的样品试验进行检测，其结果与标准参考办法进行对比。

准确度 = 真实度

（一）主要有两种测量准确度的方法：灵敏度和特异性（图21-3）

1. 灵敏度

灵敏度是指在目标存在的情况下，检测该目标的能力，换句话说，如果样本中存在目标，那么高灵敏度的检测方法比低灵敏度的检测方法更频繁检测到目标。

灵敏度是指检测感兴趣的目标（如果存在）的能力。

2. 特异性

特异性是衡量只检测目标而不检测其他物质的可能性。换句话说，高特异性的检测方法将只检测目标，而低特异性的检测方法将与其他物质发生交叉反应并导致假阳性。

特异性是指检测方法识别正确目标的频率，而不是其他物质。

（二）比较方法

检测的准确度只能通过将新检测的结果与另一种诊断方法进行比较来确定。参考标准（或比较方法）是假定能够产生真实、

"实际正确"结果的方法（图21-3）。参考标准有几种类型。

1. 临床诊断

对病原体鉴定具有高度特异性或诊断性的临床体征。大多数病毒病原体有重叠的症状，因此很难找到定义病毒感染的临床症状。一个例子是柯氏斑的存在，它与麻疹高度相关。但另一方面，并不是所有的麻疹病例都有柯氏斑。

2. 金标准检测

另一种过去被证明产生最准确结果的分析方法。需要注意的是，这些检测并非总是完全准确的，这可能会影响您对新检测的认识。例如，金标准在检测病原体方面做得不好(灵敏度差)，会使新检测像是检测到很多假阳性。当细胞培养被用作PCR的金标准时可能会出现这种情况。

3. 一致准则

同时采用多种检测，以产生最准确的结果。例如，腺病毒的培养、组织病理学和临床症状可以结合起来验证PCR结果。

4. 掺加

在检测样品之前，先将已知病原体放入样品中。这是确保病原体确实存在的最准确方法，但也是人工操作最多的方法。

将新的检查与参考标准进行比较，以确定它是否检测到真实的、实际正确的结果。比较方法可能会出错，所以选择最精确的比较方法是很重要的。

（三）一致性

除了灵敏度和特异性外，还将新方法和比较方法进行对比，以确定它们的一致性。

1. 一致度

一致度是指在新检测和参考标准之间给出相同答案（阳性或阴性）的样本的百分比。

2. 离散值

离散值是新方法和比较方法之间不匹配的结果。

3. 比较两种定量分析一致性的方法

（1）相关性：绘制两个检测结果对比图。皮尔逊相关系数（R值）是两种测定方法一致程度的指标。

（2）一致性：布兰德-奥特曼图能将分析结果之间的差异可视化。每个样本的平均值绘制在 x 轴上，差值绘制在 y 轴上。如果差异很小，则两种化验的一致性非常好（如果分析产生完全相同的结果，这些点将位于平均线上）。

（四）受试者-操作曲线（receiver-operator curve，ROC）分析

通常在灵敏度和特异性之间存在折中。如果你降低定义一

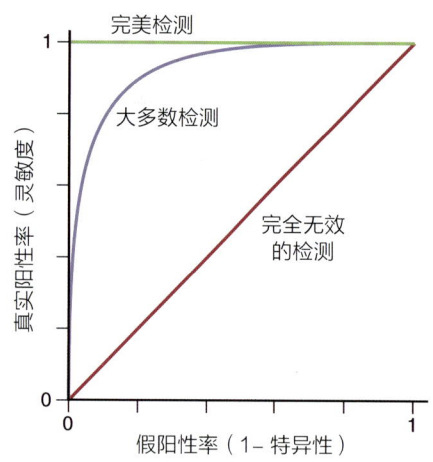

图 21-2　认识 ROC

ROC 曲线：完美试验无论采用何种截止值，均具有 100% 的灵敏度和 100% 的特异性。完全无效的检测就像掷硬币一样有用——不管使用什么截止值，灵敏度和特异性都是 50%。大多数诊断检测都介于两者之间。

个阳性结果（例如，检测变得更灵敏）的严格性（例如，降低截止值），它通常也会开始与其他事物发生交叉反应（例如，其特异性降低）。可以使用 ROC 曲线来绘制灵敏度和特异性之间的关系，从而选择最佳的截止值来使这两个参数最大化，从而使检测的总体准确度最大化（图 21-2）。

（1）曲线下面积 =1（该检测有 100% 的概率检测到病原体，并且每次都得到正确的答案）。

（2）曲线下面积 =0.5（该检测有 50% 的概率检测出病原体并得到正确答案）。

（五）使用的样本类型

1. 回顾性的患者样本

回顾性的患者样本是之前用另一种方法鉴定的样本。如果这种疾病很罕见，这种样本是有用的，因为阳性样本可以储存几天到几年。

2. 预期患者样本

预期患者样本是通过新方法和比较方法进行检测的样本，因此结果之前不知道。这种样本在显示检测地点疾病的实际流行率和阳性率方面很有用。注意，流行可能是季节性的。

3. 掺加样品

购买具有表征的已知材料"掺加"到检测矩阵中。这种样品是人为制造的，但它可以用于定量或者在疾病极见的情况下。

四、报告范围

可报告范围（或分析测量范围）是指分析能检测到的目标范围。

（一）定性分析

结果为阳性或阴性。通过检测阴性、弱阳性和强阳性来评估范围。

（二）定量分析

报告范围可能很广；检测应涵盖检测的全部范围。

五、参考范围

一般认为标准或基线的范围就是参考范围。注意，有时标准并不容易定义。例如，大多数人都有抗 HSV-1 的抗体，所以可能认为这种情况是标准，也可能不认为是标准。

（一）定性分析

结果可以是阳性或阴性。对于许多病毒来说，正常的结果是阴性的。例如，所有未受感染的人应具有阴性的 HIV 血清学检测结果和阴性的 HIV 载量。

（二）定量分析

标准值通常是一个范围。

六、分析灵敏度

分析灵敏度是通过分析检测到的定量范围的度量。

（一）检测限（limit of detection，LOD）

能够稳定检测到的最小目标值。
（1）LOD 需要至少 95% 的时间能检测到（例如，20 次中有 19 次）。
（2）LOD 受样品基质、分析物和方法的影响。

（二）定量下限（lower limit of quantification，LLOQ）

能够稳定量化的目标的最小数值。该值通常高于 LOD。例如，HIV PCR 可能能够将 HIV 量化到 30 拷贝数 /mL，并检测到 HIV 降到 10 拷贝数 /mL。
（1）LLOQ 是 95% 时间里可量化的最小值。
（2）线性范围是指可定量分析的范围。在这个范围之上和之下的值可以被检测到，但不能精确地量化。

七、分析特异性

分析特异性（或交叉反应性）识别可能导致假阳性或假阴性结果的物质或病原体。
（1）将分析特异性（PARR+AS+AS）称为"交叉反应性"或"干扰"可能更好，因为它可能与作为准确度组成部分的特异性（PARR+AS+AS）混淆[52]。

（2）这是通过对含有干扰物质或密切相关的分离物的样品来检测的。

八、预测价值

预测价值对临床医师非常重要，因为它总结了检测结果真正代表疾病存在或不存在的概率。与灵敏度和特异性不同，某种检测方法的预测值可以随疾病的流行程度而变化（图21-3）。

（一）流行率

流行率是根据参考方法确定的患病人口百分比。只有当参考方法检测的样本集具有总体代表性时，才能确定这个指标（例如，如果只检测阳性样本，就无法确定流行率）。某种疾病的流行率低，PPV降低，NPV增加，反之亦然。

> 阳性预测值（PPV）和阴性预测值（NPV）不是静态的。它们的变化取决于某种疾病在人群中的流行程度。
> 低流行率 = PPV 降低，NPV 增加
> 高患病率 = PPV 升高，NPV 降低

（二）阳性预测值（positive predictive value，PPV）

PPV是指检测得出的阳性结果是真实的概率；换句话说，检测到的真阳性与其阳性识别的数量的百分比（因此，突出了真阳性和假阳性）。注意，它与灵敏度不同，灵敏度是检测出阳性病例的概率（检测出的真阳性与参考标准阳性数量的百分比；这里突出的是真阳性和假阴性）。

（三）阴性预测值（negative predictive value，NPV）

NPV是指通过试验得出的阴性结果是真实的概率。换句话说，真阴性与检测到的阴性识别的百分比（因此这里突出的是真阴性和假阴性）。注意，这与特异性不同，特异性是指检测到阴性病例的概率（检测到的真阴性病例数与参考标准阴性病例数的比值；这里突出的是真阴性和假阳性）。

> 重要提示：如果在疾病流行率非常低的人群中使用，具有极好灵敏度和特异性的检测方法仍然会表现不佳（更多的假阳性和假阴性）。

九、检测结果解读

一种检测方法与另一种方法相比效果如何，可以通过测量值来量化。采用以下关键变量来描述其表现特性（图21-3）。

（一）真阳性

新检测法检测到的病例数，通过参考方法检测也呈阳性。

A

		参考标准			
		+	−	总	预测值
新型检测平台	+	真阳性（TP）	假阳性（FP）	新检验阳性（NtP）	阳性预测值 =TP/NtP
	−	假阴性（FN）	真阴性（TN）	新测阴性（NtN）	阴性预测值 =TN/NtN
	总量	阳性参考（RP）	阴性参考（RN）	总样本 = RP+RN = NtP+NtN	患病率 =RP/总样本
	准确度	灵敏度 =TP/RP	特异性 =TN/RN		一致度 =TP+TN/总样本

B

		参考标准			
		+	−	总	预测值
新型检测平台	+	95	99	194	PPV=49.0%
	−	5	9 801	9 806	NPV=99.9%
	总量	100	9 900	10 000	患病率 =1%
	准确度	灵敏度 =95%	特异性 =99%		一致度 =99%

图 21-3 （A）新检测法的表现特性与参考标准相对比和（B）在 10 000 个预期样本上测试的新检测法的表现特性示例

注意：尽管有很好的一致性，如果流行率低，新检测法的 PPV 是低的。

（二）真阴性

新方法检测到的阴性病例数，通过参考方法检测也呈阴性。

（三）假阳性

新方法检测到的阳性病例，通过参考方法检测呈阴性。

（四）假阴性

新方法检测到的阴性病例，通过参考方法检测呈阳性。

（五）精度

灵敏度 = 真阳性 / 所有参考标准阳性。

特异性 = 真阴性 / 所有参考标准阴性。

（六）预测价值

阳性预测值 = 真阳性 / 新方法检测的所有阳性。

阴性预测值 = 真阴性 / 新方法检测的所有阴性。

（七）总样本

新方法检测的所有阳性和阴性。其应该与通过参考标准检测的所有阳性和阴性相同。

（八）流行率

实际阳性病例总数（根据参考方法确定）/ 样本总数。

（九）一致度

具有相同结果的样本所占的百分比（一致）两种方法。

多项选择题

1. 实验室检验的验证是一个关于 _____ 的术语。
   a. FDA 批准或通过的检测
   b. 实验室开发的检测
   c. FDA 批准或通过的改良版检测
   d. 以上皆是

2. 什么是分析的灵敏度？
   a. 它能够预测某个兴趣目标在人群中的流行程度
   b. 它有识别正确目标的能力
   c. 它检测兴趣目标的能力，如果存在的话
   d. 以上皆不是

3. 什么是试验精度？
   a. 重复出现相同结果的能力
   b. 具有高灵敏度检测目标的能力
   c. 检测正确结果的能力
   d. 以上皆是

4. 当一种疾病的流行率下降时，下列哪一项会发生？
   a. PPV 增加
   b. 假阳性增加

c. 灵敏度增加
d. 特异性降低

5. 某检测的特异性通过将检测到的 _____ 的数值除以比较器试验检测到的 _____ 的总数值来计算的。

a. 真阳性，阳性
b. 真阴性，阴性
c. 假阳性，阳性
d. 假阴性，阴性

判断对错

6. 检测限是指目标可量化的最小数值。　　　　　T　F
7. 诊断灵敏度和临床灵敏度是一回事。　　　　　T　F
8. 对于需要检测准确性和精度的样品数量有具体的要求。T　F
9. 参考标准定义了"阳性"或"正确"的结果。　　T　F
10. 每年都需要进行一次检测验证。　　　　　　　T　F

参考文献

1. Drews SJ. 2016. The taxonomy, classification, and characterization of medically important viruses, p 5–6. In Loeffelholz MJ, Hodinka RL, Young SA, Pinsky BA (ed), Clinical Virology Manual, 5th ed. ASM Press, Washington, DC.
2. Bean B, Moore BM, Sterner B, Peterson LR, Gerding DN, Balfour HH Jr. 1982. Survival of influenza viruses on environmental surfaces. J Infect Dis 146:47–51.
3. Tamerius J, Nelson MI, Zhou SZ, Viboud C, Miller MA, Alonso WJ. 2011. Global influenza seasonality: reconciling patterns across temperate and tropical regions. Environ Health Perspect 119:439–445.
4. Robinson CC, Loeffelholz MJ, Pinsky BA. 2016. Respiratory viruses, p 262. In Loeffelholz MJ, Hodinka RL, Young SA, Pinsky BA (ed), Clinical Virology Manual, 5th ed. ASM Press, Washington, DC.
5. Centers for Disease Control and Prevention, National Center for Immunization and Respiratory Diseases (NCIRD). 2017. Types of influenza viruses. https://www.cdc.gov/flu/about/viruses/types.htm. Accessed 9 February 2018.
6. Kilbourne ED. 2006. Influenza pandemics of the 20th century. Emerg Infect Dis 12:9–14.
7. Centers for Disease Control and Prevention. 2009. 2009 H1N1 early outbreak and disease characteristics. https://www.cdc.gov/h1n1flu/surveillanceqa.htm. Accessed 9 February 2018.
8. Peiris JSM, de Jong MD, Guan Y. 2007. Avian influenza virus (H5N1): a threat to human health. Clin Microbiol Rev 20:243–267.
9. Centers for Disease Control and Prevention, National Center for Immunization and Respiratory Diseases (NCIRD). 2017. Rapid influenza diagnostic tests. https://www.cdc.gov/flu/professionals/diagnosis/clinician_guidance_ridt.htm. Accessed 9 February 2018.
10. Jafri HS, Wu X, Makari D, Henrickson KJ. 2013. Distribution of respiratory syncytial virus subtypes A and B among infants presenting to the emergency department with lower respiratory tract infection or apnea. Pediatr Infect Dis J 32:335–340.
11. Jacobs SE, Lamson DM, St George K, Walsh TJ. 2013. Human rhinoviruses.

Clin Microbiol Rev 26:135–162.

12. Richardson SE, Tellier R, Mahony J. 2004. The laboratory diagnosis of severe acute respiratory syndrome: emerging laboratory tests for an emerging pathogen. Clin Biochem Rev 25:133–141.

13. Wald A, Corey L. 2007. Persistence in the population: epidemiology, transmission. In Arvin A, Campadelli-Fiume G, Mocarski E, Moore PS, Roizman B, Whitley R, Yamanishi K (ed), Human Herpesviruses: Biology, Therapy, and Immunoprophylaxis. Cambridge University Press, Cambridge, United Kingdom.

14. World Health Organization. 2017. Herpes simplex virus. http:// www. who. int/ mediacen tre / factsheets/ fs400/ en/ . Accessed 9 February 2018.

15. Centers for Disease Control and Prevention, National Center for Immunization and Respiratory Diseases, Division of Viral Diseases. 2016. Preventing varicella- zoster virus (VZV) Transmission from zoster in healthcare settings. https:// www. cdc. gov/ shingles/ hcp /hc-settings. html. Accessed 9 February 2018.

16. Centers for Disease Control and Prevention. 2016. Smallpox: prevention and treatment. https:// www. cdc. gov/ smallpox/ prevention-treatment/ index. html. Accessed 9 February 2018.

17. Centers for Disease Control and Prevention. 2015. Hepatitis E FAQs for health professionals. https:// www. cdc. gov/ hepatitis/ hev/ hevfaq. htm. Accessed 9 February 2018.

18. Terrault NA, Bzowej NH, Chang K-M, Hwang JP, Jonas MM, Murad MH, American Association for the Study of Liver Diseases. 2016. AASLD guidelines for treatment of chronic hepatitis B. Hepatology 63:261–283.

19. Gaardbo JC, Hartling HJ, Gerstoft J, Nielsen SD. 2012. Thirty years with HIV infectionnonprogression is still puzzling: lessons to be learned from controllers and long-term nonprogressors. AIDS Res Treat 2012:161584.

20. Kapler R. 2016. Understanding the CDC's updated HIV test protocol. MLO Med Lab Obs 48:8, 10, 12–13, quiz 14.

21. McQuillan G, Kruszon-Moran D, Markowitz LE, Unger ER, Paulose-Ram R. 2017. Prevalence of HPV in adults aged 18–69: United States, 2011–2014. NCHS Data Brief 280:1–8.

22. Dow DE, Cunningham CK, Buchanan AM. 2014. A review of human herpesvirus 8, the Kaposi's sarcoma-associated herpesvirus, in the pediatric population. J Pediatric Infect Dis Soc 3:66–76.

23. World Health Organization. 2014. What we know about transmission of the Ebola virus among humans. http:// www. who. int/ mediacentre/ news/ ebola/ 06-october-2014/ en/ . Accessed 9 February 2018.

24. Jaax N, Jahrling P, Geisbert T, Geisbert J, Steele K, McKee K, Nagley D, Johnson E, Jaax G, Peters C. 1995. Transmission of Ebola virus (Zaire strain) to uninfected control monkeys in a biocontainment laboratory. Lancet 346:1669–1671.

25. World Health Organization. First antigen rapid tes T For Ebola through

emergency assessment and eligible for procurement. http:// www. who. int/ medicines/ ebola-treatment / 1st_ antigen_ RT_ Ebola/ en/ . Accessed 9 February 2018.

26. Landry ML, Leland D. 2016. Primary isolation of viruses, p 80. In Loeffelholz MJ, Hodinka RL, Young SA, Pinsky BA (ed), Clinical Virology Manual, 5th ed. ASM Press, Washington, DC.

27. Madej RM, Davis J, Holden MJ, Kwang S, Labourier E, Schneider GJ. 2010. International standards and reference materials for quantitative molecular infectious disease testing. J Mol Diagn 12:133–143.

28. WHO. 2016. 1st WHO International Standard for BK Virus DNA. National Institute for Biological Standards and Control, World Health Organization, Hertfordshire, United Kingdom.

29. Chosewood LC, Wilson DE (ed). 2009. Biosafety in Microbiological and Biomedical Laboratories. US Department of Health and Human Services, Washington, DC.

30. Centers for Disease Control and Prevention. 2016. Protecting healthcare personnel. https:// www. cdc. gov/ hai/ prevent/ ppe. html. Accessed 9 February 2018.

31. Siegel JD, Rhinehart E, Jackson M, Chiarello L. 2007. 2007 Guideline for Isolation Precautions: Preventing Transmission of Infectious Agents in Healthcare Settings. Centers for Disease Control and Prevention, Atlanta, GA.

32. Van de Perre P. 2003. Transfer of antibody via mother's milk. Vaccine 21:3374–3376 .

33. Palmeira P, Quinello C, Silveira-Lessa AL, Zago CA, Carneiro-Sampaio M. 2012. IgG placental transfer in healthy and pathological pregnancies. Clin Dev Immunol 2012:985646.

34. Waaijenborg S, Hahné SJ, Mollema L, Smits GP, Berbers GA, van der Klis FR, de Melker HE, Wallinga J. 2013. Waning of maternal antibodies against measles, mumps, rubella, and varicella in communities with contrasting vaccination coverage. J Infect Dis 208:10–16.

35. Centers for Disease Control and Prevention. 2015. General recommendations on immunization. In Epidemiology and Prevention of Vaccine-Preventable Diseases, 13th ed. Centers for Disease Control and Prevention, Atlanta, GA. https:// www. cdc. gov / vaccines / pubs/ pinkbook/ genrec. html. Accessed 9 February 2018.

36. Centers for Disease Control and Prevention. 2016. List of vaccines used in United States. https:// www. cdc. gov/ vaccines/ vpd/ vaccines-list. html. Accessed 9 February 2018.

37. Immunization Action Coalition. 2017. Administering vaccines: dose, route, site, and needle size. http:// immunize. org/ catg. d/ p3085. pdf. Accessed 9 February 2018.

38. Centers for Disease Control and Prevention. 2017. Recommended immunization schedule for children and adolescents aged 18 years or younger, United States, 2018. https:// www. cdc. gov/ vaccines/ schedules/ hcp/

child-adolescent. html. Accessed 9 February 2018.

39. Centers for Disease Control and Prevention. 2017. Recommended immunization schedules for adults aged 19 years or older, United States 2018. https:// www. cdc. gov /vaccines/ schedules/ hcp/ adult. html. Accessed 9 February 2018.

40. Barr Labs, Inc. 2014. Adenovirus type 4 and type 7 vaccine, live, oral. Package insert. Barr Labs, Inc, Montvale, NJ.

41. World Health Organization. 2016. Dengue vaccine: WHO position paper-July 2016. Wkly Epidemiol Rec 91:349–364.

42. Schmaljohn CS. 2012. Vaccines for hantaviruses: progress and issues. Expert Rev Vaccines 11:511–513.

43. World Health Organization. 2015. Hepatitis E vaccine: WHO position paper, May 2015. Wkly Epidemiol Rec 90:185–200.

44. Fischer M, Lindsey N, Staples JE, Hills S, Centers for Disease Control and Prevention (CDC). 2010. Japanese encephalitis vaccines: recommendations of the Advisory Committee on Immunization Practices (ACIP). MMWR Recomm Rep 59(RR01):1–27.

45. Fischer M, Rabe IB, Rollin PE. 2017. Tickborne encephalitis. In CDC Yellow Book 2018: Health Information for International Travel. Centers for Disease Control and Prevention, Atlanta, GA. https:// wwwnc. cdc. gov/ travel/ yellowbook/ 2018/ infectious-diseases-related -to-travel/ tickborne-encephalitis. Accessed 9 February 2018.

46. World Health Organization. 2017. Yellow fever. http:// www. who. int/ ith/ vaccines/ yf/ en/ . Accessed 9 February 2018.

47. Centers for Medicare and Medicaid Services. 2017. CLIA Program and Medicare Laboratory Services. Centers for Medicare and Medicaid Services, Baltimore, MD.

48. United States Food and Drug Administration. 2007. Guidance for industry and FDA staff—commercially distributed analyte specific reagents (ASRs): frequently asked questions. https:// www. fda. gov/ RegulatoryInformation/ Guidances/ ucm078423. htm. Accessed 9 February 2018.

49. Centers for Medicare and Medicaid Services. 2008. Proficiency Testing. Centers for Medicare and Medicaid Services, Baltimore, MD.

50. CLSI. 2011. Quality Management System: A Model for Laboratory Services. Approved guideline (QMS01-A4), 4th ed. Clinical and Laboratory Standards Institute, Wayne, PA.

51. CAP. 2017. All Common Checklist. College of American Pathologists, Northfield, IL.

52. Jennings L, Van Deerlin VM, Gulley ML, College of American Pathologists Molecular Pathology Resource Committee. 2009. Recommended principles and practices for validating clinical molecular pathology tests. Arch Pathol Lab Med 133:743–755.

53. Burd EM. 2010. Validation of laboratory- developed molecular assays for infectious diseases. Clin Microbiol Rev 23:550–576.

54. Clark RB, Lewinski MA, Loeffelholz MJ, Tibbetts RJ. 2009. Cumitech 31A, Verification and Validation of Procedures in the Clinical Microbiology Laboratory. Coordinating ed, Sharp SE. ASM Press, Washington, DC.
55. Wadsworth Center. 2011. Approval of Microbiology Nucleic Acid Amplification Assays, Microbiology Molecular Checklist. State of New York Department of Health, Wadsworth Center, Albany, NY.
56. Luca DC, August CZ, Weisenberg E. 2003. Adult T-cell leukemia/ lymphoma in a peripheral blood smear. Arch Pathol Lab Med 127:636.
57. Wright TC Jr. 2006. CHAPTER 3 Pathology of HPV infection at the cytologic and histologic levels: basis for a 2-tiered morphologic classification system. Int J Gynaecol Obstet 94(Suppl 1):S22–S31.
58. Leland DS, Ginocchio CC. 2007. Role of cell culture for virus detection in the age of technology. Clin Microbiol Rev 20:49–78.
59. Weiss LM, Chen YY. 2013. EBER in situ hybridization for Epstein- Barr virus. Methods Mol Biol 999:223–230.
60. American Society of Hematology. 2010. Flower cells of leukemia. Blood 115:1668.
61. Centers for Disease Control and Prevention. Direct Fluorescent antibody test. https:// www. cdc. gov/ rabies/ diagnosis/ direct_ fluorescent_ antibody. html.

参考答案

CHAPTER 1

1. c
2. d
3. b
4. a
5. b
6. c
7. a
8. d
9. c
10. a
11. d
12. c
13. C, D, A, B
14. F
15. T
16. T

CHAPTER 2

1. b
2. a
3. b
4. d
5. a
6. a
7. F
8. F
9. T
10. T

CHAPTER 3

1. a
2. a
3. e
4. c
5. a
6. b
7. b
8. a
9. a
10. d
11. T
12. F
13. T
14. F
15. T

CHAPTER 4

1. c
2. d
3. a
4. a
5. b
6. b
7. d
8. c
9. C, A, E, B, D
10. E, A, D, C, B
11. F
12. T
13. T
14. T
15. F

CHAPTER 5

1. b
2. a
3. c
4. c
5. a
6. a
7. d
8. b
9. b
10. D, C, B, A
11. F
12. T
13. T
14. F
15. F

CHAPTER 6

1. d
2. a
3. b
4. b
5. a
6. d
7. C, B, D, A
8. F
9. T
10. T
11. F

CHAPTER 7

1. d
2. a
3. a
4. b
5. c
6. d
7. a
8. T
9. T
10. T

CHAPTER 8

1. a
2. b
3. b
4. a
5. c
6. d
7. b
8. b
9. a
10. d
11. F
12. T
13. F
14. T
15. F

CHAPTER 9

1. b
2. c
3. a
4. c
5. a
6. a
7. d
8. b
9. c
10. c
11. A
12. T
13. T
14. F
15. F

CHAPTER 10

1. c
2. c
3. b
4. c
5. a
6. B, A, C, D
7. T
8. T
9. F
10. F

CHAPTER 11

1. b
2. c
3. d
4. a
5. c
6. a
7. c
8. B, E, C, A, D
9. C, D, B, E, A
10. T
11. F
12. F
13. T

CHAPTER 12

1. a
2. a
3. c
4. b
5. c
6. d
7. a
8. d
9. a
10. d
11. T
12. T
13. T
14. F
15. F

CHAPTER 13

1. c
2. b
3. a
4. d
5. B, C, D, A
6. D, C, A, B
7. A, D, B, C
8. F
9. T
10. T

CHAPTER 14

1. b
2. d
3. b
4. a
5. a
6. c
7. F
8. T
9. T
10. F
11. F

CHAPTER 15

1. a
2. b
3. b
4. d
5. a
6. b
7. c
8. a
9. c
10. F
11. T
12. T

chapter 16

1. c
2. c
3. a
4. a
5. d
6. b
7. c
8. d
9. b
10. c
11. F
12. T
13. F
14. F
15. F

CHAPTER 17

1. b
2. c
3. b
4. d
5. d
6. c
7. F
8. F
9. T
10. T

CHAPTER 18

1. a
2. d
3. b
4. c
5. b
6. d
7. a
8. c
9. a
10. b
11. c
12. T
13. F
14. F
15. F

CHAPTER 19

1. a
2. c
3. d
4. c
5. a
6. a
7. d
8. d
9. d
10. a
11. c
12. T
13. F
14. T
15. F

CHAPTER 20

1. c
2. d
3. b
4. c
5. a
6. F
7. T
8. T
9. T
10. T

CHAPTER 21

1. a
2. c
3. a
4. b
5. b
6. F
7. F
8. F
9. T
10. F

图书在版编目（CIP）数据

病毒学临床诊断指南 /（美）瑞蒂·哈雷著 ；庄学伟，徐素芝，黄宁主译. -- 长沙 ：湖南科学技术出版社，2025. 3. --（国际临床经典指南系列丛书）. -- ISBN 978-7-5710-3457-3

Ⅰ．R511.04-62

中国国家版本馆CIP数据核字第2025QT6403号

Title: Guide to Clinical and Diagnostic Virology by Reeti Khare, ISBN: 9781555819910
Copyright ©2019 American Society for Microbiology.
All Rights Reserved. This translation published under license. Authorized translation from the English language edition, Published by John Wiley & Sons. No part of this book may be reproduced in any form without the written permission of the original copyrights holder.
Copies of this book sold without a Wiley sticker on the cover are unauthorized and illegal.

本书中文简体版专有翻译出版权由 John Wiley & Sons, Inc. 公司授予北京医莱博克文化有限公司。未经许可，不得以任何手段和形式复制或抄袭本书内容。
本书封底贴有 Wiley 防伪标签，无标签者不得销售。版权所有，侵权必究。
著作权合同登记号：18-2025-092

BINGDUXUE LINCHUANG ZHENDUAN ZHINAN
病毒学临床诊断指南

著　　者：[美] 瑞蒂·哈雷（Reeti Khare）
主　　译：庄学伟　徐素芝　黄　宁
出 版 人：潘晓山
出版统筹：张忠丽
责任编辑：李　忠
文字编辑：白汀竹
特约编辑：王超萍
出版发行：湖南科学技术出版社
社　　址：长沙市芙蓉中路一段416号泊富国际金融中心
网　　址：http://www.hnstp.com
湖南科学技术出版社天猫旗舰店网址：http://hnkjcbs.tmall.com
邮购联系：0731-84375808
印　　刷：长沙鸿发印务实业有限公司
　　　　　（印装质量问题请直接与本厂联系）
厂　　址：长沙市长沙县黄花镇工业园3号
邮　　编：410137
版　　次：2025年3月第1版
印　　次：2025年3月第1次印刷
开　　本：787 mm×1092 mm　1/16
印　　张：22.5
字　　数：563 千字
书　　号：ISBN 978-7-5710-3457-3
定　　价：198.00 元

（版权所有·翻印必究）